ナースが症状をマネジメントする！

症状別アセスメント

SYMPTOM ASSESSMENT
FOR ADVANCED PRACTICE
NURSES

編著 塚本容子・石川倫子・福田広美

メヂカルフレンド社

●編　集

塚本　容子	北海道医療大学看護福祉学部教授	
石川　倫子	石川県立看護大学看護学部教授	
福田　広美	大分県立看護科学大学看護学部教授	

●執筆者（執筆順）

山中　克郎	諏訪中央病院総合診療科
石川　倫子	石川県立看護大学看護学部教授
藤内　美保	大分県立看護科学大学看護学部教授
渡辺　美和	日本赤十字北海道看護大学講師
那須　典政	医療法人社団 林下病院看護部長，精神看護専門看護師
須摩奈津子	江別市立病院訪問看護ステーションいたわり診療看護師
塩月　成則	社会医療法人小寺会 佐伯中央病院NPセンター長，診療看護師
小寺　隆元	社会医療法人小寺会 佐伯中央病院院長
田村　委子	国立病院機構別府医療センター診療看護師
福田　広美	大分県立看護科学大学看護学部教授
石原　夕子	国立病院機構九州医療センター診療看護師
齋藤　道子	獨協医科大学看護学部講師
廣瀬　福美	大分県立看護科学大学看護学部講師
小野　美喜	大分県立看護科学大学看護学部教授
小寺　　隆	社会福祉法人百徳会理事長，佐伯中央病院
光根　美保	中津胃腸病院診療看護師
石田佳代子	大分県立看護科学大学看護学部准教授
財前　博文	大分県厚生連鶴見病院副院長
吉田　弘毅	国立病院機構災害医療センター診療看護師
田村　浩美	国立病院機構東京医療センター診療看護師
原　　正範	ひまわり薬局診療看護師，薬剤師
石角　鈴華	北海道医療大学看護福祉学部講師
高井奈津子	社会福祉法人恩賜財団済生会支部北海道済生会小樽病院診療看護師
塚本　容子	北海道医療大学看護福祉学部教授
加藤美奈子	国立病院機構金沢医療センター診療看護師
冷水　　育	東京医科大学病院診療看護師
山口壽美枝	国立病院機構大阪医療センター診療看護師

序

　私たちが臨床現場で出会う患者の多くは，初めから診断名がついているわけではありません。そのため，患者の訴える症状から推測し対応していくことになります。特に，訪問看護や老人保健施設などの長期療養を要する場においては，看護師が症状の緊急性・重症度をアセスメントし，今すぐ病院に受診したほうがよいのか，様子を見ても問題ないのか判断を迫られることがあります。このようなとき，看護師には患者が訴える症状や身体所見に基づいた臨床推論能力が求められます。

　さらに，2014年6月に「地域における医療及び介護の総合的な確保を推進するための関係法律の整備等に関する法律」において，保健師助産師看護師法の一部が改正され，2015年10月から「特定行為に係る看護師の研修制度」が施行されました。特定行為を行うには，患者の訴える症状や身体所見から病状をアセスメントし，その行為が患者に必要か否かを判断し，患者に適した行為の方法を選択する必要があります。この際に最も重要な能力が，患者の訴える症状や身体所見に基づいた臨床推論能力です。

　そこで本書では，患者の症状をどのようにアセスメントしたらよいのか，医療面接から始まり，それに基づいてどのように身体所見を取っていったらよいのか一連の流れを示しました。また具体的なケースをあげながら，得られた情報をどのように記録に結びつけていけばよいのかも示し，臨床現場で活用できるようにしています。看護の書籍では，疾患について学ぶ本は多く存在しますが，症状から疾患を紐解く本はあまりありません。看護実践において重要なのは，まず「患者の症状」から「患者をみる」という症状アセスメントです。私たちの真の教師である患者への看護実践から得た経験知も含めた症状アセスメントを体系的にまとめました。

　本書が，臨床現場で働く第一線の看護職に広く活用され，患者のために役立つことを心から願っています。最後に，本書を発行するにあたり，ご執筆を賜りました診療看護師（一般社団法人日本NP教育大学院協議会）の皆様，および企画から出版に至るまでご尽力をいただいたメヂカルフレンド社編集部に感謝を申し上げます。

2015年12月

編者を代表して　塚本容子

目次

第Ⅰ章　症状アセスメントのための基礎知識　　1

1　攻める問診−症状・症候から診断する−　山中克郎　　2
- ① 心をつかむ …… 3
- ② snap diagnosis を生かす …… 3
- ③ キーワードからの展開 …… 4
- ④ パッケージで繰り出す質問 …… 5
- ⑤ Review of systems（ROS）…… 5
- ⑥ バイタルサイン …… 6
- ⑦ 鑑別診断から原因を推定する …… 6
- ⑧ 鑑別診断を2〜3個に絞り込む …… 6

2　症状アセスメントにおける患者へのアプローチ　石川倫子　　8
- ① 患者との関係性の構築 …… 8
- ② 患者への必要性の説明方法 …… 9
- ③ プライバシーの保護 …… 10

3　フィジカルアセスメントの基本技術　藤内美保　　11
- ① 看護師は何をアセスメントするか …… 11
- ② 医療面接 …… 12
- ③ バイタルサイン …… 16
- ④ 痛み …… 27
- ⑤ 基本的なフィジカルイグザミネーション …… 30

第Ⅱ章　症状別アセスメント　　37

1　意識障害　渡辺美和　　38
- ① 意識障害とは …… 38
- ② トリアージ …… 39
- ③ 意識障害を起こす疾患 …… 41
- ④ 意識障害のある患者の健康歴の聴取 …… 41
- ⑤ フィジカルアセスメント …… 44
- ⑥ 臨床推論トレーニング …… 50

2　うつ（抑うつ状態）　那須典政　　56
- ① うつ（抑うつ状態）とは …… 56
- ② トリアージ …… 57
- ③ 抑うつ状態を起こす疾患（状態）…… 58
- ④ 抑うつ状態の患者の健康歴の聴取 …… 58
- ⑤ フィジカルアセスメント …… 63
- ⑥ 臨床推論トレーニング …… 68

3 嚥下困難　須摩奈津子　73

- ① 嚥下困難とは ……………………… 73
- ② トリアージ ………………………… 73
- ③ 嚥下困難を起こす疾患 …………… 74
- ④ 嚥下困難のある患者の健康歴の聴取 …… 74
- ⑤ フィジカルアセスメント ………… 79
- ⑥ 臨床推論トレーニング …………… 80

4 悪心・嘔吐　塩月成則・小寺隆元　84

- ① 悪心・嘔吐とは …………………… 84
- ② トリアージ ………………………… 85
- ③ 悪心・嘔吐を起こす疾患 ………… 85
- ④ 悪心・嘔吐のある患者の健康歴の聴取 …… 86
- ⑤ フィジカルアセスメント ………… 93
- ⑥ 臨床推論トレーニング …………… 98

5 咳嗽　田村委子・福田広美　104

- ① 咳嗽とは …………………………… 104
- ② トリアージ ………………………… 104
- ③ 咳嗽を起こす疾患 ………………… 105
- ④ 咳嗽のある患者の健康歴の聴取 … 105
- ⑤ フィジカルアセスメント ………… 110
- ⑥ 臨床推論トレーニング …………… 114

6 胸痛　石原夕子　118

- ① 胸痛とは …………………………… 118
- ② トリアージ ………………………… 118
- ③ 胸痛を起こす疾患 ………………… 119
- ④ 胸痛のある患者の健康歴の聴取 … 119
- ⑤ フィジカルアセスメント ………… 124
- ⑥ 臨床推論トレーニング …………… 127

7 血便　齋藤道子　132

- ① 血便とは …………………………… 132
- ② トリアージ ………………………… 132
- ③ 血便を起こす疾患 ………………… 133
- ④ 血便のある患者の健康歴の聴取 … 133
- ⑤ フィジカルアセスメント ………… 137
- ⑥ 臨床推論トレーニング …………… 139

8 下痢・便秘　廣瀬福美・小野美喜・小寺 隆　143

- ① 下痢・便秘とは …………………… 143
- ② トリアージ ………………………… 144
- ③ 下痢・便秘を起こす疾患 ………… 144
- ④ 下痢・便秘のある患者の健康歴の聴取 …… 145
- ⑤ フィジカルアセスメント ………… 150
- ⑥ 臨床推論トレーニング …………… 151

9 高血圧症　光根美保・石田佳代子・財前博文　157

- ① 高血圧症とは ……………… 157
- ② トリアージ ………………… 158
- ③ 高血圧を起こす疾患 ……… 160
- ④ 高血圧症のある患者の健康歴の聴取 …… 161
- ⑤ フィジカルアセスメント ………… 165
- ⑥ 臨床推論トレーニング ……………… 169

10 ショック　吉田弘毅　174

- ① ショックとは ……………… 174
- ② トリアージ ………………… 175
- ③ ショックを起こす疾患 …… 175
- ④ ショックを呈している患者の健康歴の聴取 …… 176
- ⑤ フィジカルアセスメント ………… 178
- ⑥ 臨床推論トレーニング ……………… 182

11 頭　痛　田村浩美　186

- ① 頭痛とは …………………… 186
- ② トリアージ ………………… 187
- ③ 頭痛を起こす疾患 ………… 187
- ④ 頭痛のある患者の健康歴の聴取 …… 187
- ⑤ フィジカルアセスメント ………… 192
- ⑥ 臨床推論トレーニング ……………… 196

12 排尿障害　原　正範　201

- ① 排尿障害とは ……………… 201
- ② トリアージ ………………… 202
- ③ 排尿障害を起こす疾患 …… 202
- ④ 排尿障害のある患者の健康歴の聴取 …… 202
- ⑤ フィジカルアセスメント ………… 208
- ⑥ 臨床推論トレーニング ……………… 209

13 発　熱　石角鈴華　214

- ① 発熱とは …………………… 214
- ② トリアージ ………………… 214
- ③ 発熱を起こす疾患 ………… 215
- ④ 発熱のある患者の健康歴の聴取 …… 217
- ⑤ フィジカルアセスメント ………… 221
- ⑥ 臨床推論トレーニング ……………… 226

14 複　視　高井奈津子　230

- ① 複視とは …………………… 230
- ② トリアージ ………………… 231
- ③ 複視を起こす疾患 ………… 232
- ④ 複視のある患者の健康歴の聴取 …… 233
- ⑤ フィジカルアセスメント ………… 237
- ⑥ 臨床推論トレーニング ……………… 241

15 腹痛　塚本容子　245
- ① 腹痛とは　245
- ② トリアージ　245
- ③ 腹痛を起こす疾患　246
- ④ 腹痛のある患者の健康歴の聴取　246
- ⑤ フィジカルアセスメント　252
- ⑥ 臨床推論トレーニング　256

16 浮腫　加藤美奈子　261
- ① 浮腫とは　261
- ② トリアージ　263
- ③ 浮腫を起こす疾患　263
- ④ 浮腫のある患者の健康歴の聴取　263
- ⑤ フィジカルアセスメント　267
- ⑥ 臨床推論トレーニング　269

17 不整脈　冷水　育　273
- ① 不整脈とは　273
- ② トリアージ　273
- ③ 不整脈を起こす疾患　274
- ④ 不整脈のある患者の健康歴の聴取　275
- ⑤ フィジカルアセスメント　278
- ⑥ 臨床推論トレーニング　281

18 発疹　石角鈴華　285
- ① 発疹とは　285
- ② トリアージ　285
- ③ 発疹を起こす疾患　287
- ④ 発疹のある患者の健康歴の聴取　287
- ⑤ フィジカルアセスメント　293
- ⑥ 臨床推論トレーニング　296

19 めまい　山口壽美枝　301
- ① めまいとは　301
- ② トリアージ　301
- ③ めまいを起こす疾患　303
- ④ めまいのある患者の健康歴の聴取　304
- ⑤ フィジカルアセスメント　307
- ⑥ 臨床推論トレーニング　311

20 リンパ節腫脹　石角鈴華　315
- ① リンパ節腫脹とは　315
- ② トリアージ　315
- ③ リンパ節腫脹を起こす疾患　316
- ④ リンパ節腫脹のある患者の健康歴の聴取　316
- ⑤ フィジカルアセスメント　320
- ⑥ 臨床推論トレーニング　322

コラム

- ABCD² スコア ……………………………… 50
- セロトニン症候群 …………………………… 68
- 妊娠と悪心 …………………………………… 92
- 非消化器疾患が原因の嘔吐 ………………… 96
- 嘔吐後の合併症 ……………………………… 98
- 咳嗽初期診療時のポイント ………………… 113
- 下痢による体液減少を身体所見から得る … 151
- 収縮期血圧から脳卒中の確率を予測 ……… 169
- ショックを見逃さないために ……………… 181
- 導尿時の血圧低下に注意 …………………… 209
- 体温と脈との関係に注目する－比較的徐脈と比較的頻脈 ……… 225
- 複視を思い込みで判断しないために ……… 240
- 虫垂炎を思い込みで判断しないために …… 254
- モニター装着時のフィジカルアセスメント ……… 281

索　引　327

第 I 章

症状アセスメントのための基礎知識

1 攻める問診
―症状・症候から診断する―

　研修医の臨床教育に長年携わってきて感じることは，研修医に教えてきた診断推論が看護師の教育にも応用できるのではないかということである．本書で取り上げる**臨床推論**とは患者が訴える症状や身体所見から可能性が高い診断を絞り込む技術である．看護師がこれを身につけることができれば，検査を行う前に重症度を的確に把握し，診断を予想することができる．「診断はすべて医師にまかせればよい」という考えは間違っている．診断を予測できなければ，患者の正しいトリアージはできない．看護師のほうが医師よりはるかに人数が多いので，臨床推論のトレーニングを受けた看護師が増えれば，虚血性心疾患や敗血症など重症疾患の早期診断につながり，日本の医療は飛躍的にレベルアップするに違いない．

　筆者は，まだ診断がついていない患者を，医学生や研修医と一緒に診察するのが好きである．彼らと共に悩みながら診断するベッドサイド教育を大切にしている．教科書的な知識があっても，それをどう臨床の現場で生かすのかわからなければ意味がない．実際の症例に接しながら現場（on the job）で学ぶ意義は大きい．

　優秀な内科医は，80％の診断を問診だけでつける．残りの10％は身体所見，10％は血液・尿検査・画像などの検査が診断に寄与する（図1-1）[1]．医学教育の基礎を築いたオスラー（Osler W）は次のように述べている．

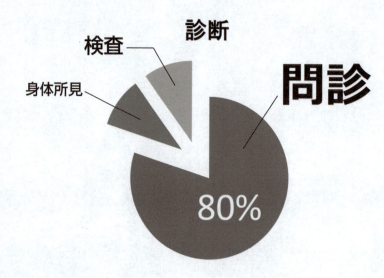

図1-1 診断における問診の重要性

If you listen carefully to the patient, they will tell you the diagnosis.
患者さんの言葉に耳を傾けなさい。そうすれば自ずと診断は見えてくる。

問診は大切だが，患者の話をそのまま聞いていてはだめだ。話を傾聴しているだけでは絶対に診断はできない。最初の3分間はじっと話に耳を傾けるが，その後は話を聞くのではなく，聞きたいことを質問するのである。どこが責任病巣でどのような疾患の可能性が高いのか，的確な質問によりどんどん絞り込んでいくことで鑑別診断をしていく。診断に必要なことをズバッと切り込み聞き込んでいく問診技術の習得が必要である。筆者はこれを「**攻める問診**」とよんでいる。

以下，攻める問診を行うためのポイントを紹介する。

1 心をつかむ

不安をもって病院を訪れる人に対しては「それは大変でしたね。今日来ていただいて本当によかったと思います」と心から共感をもって接し，手を握りしめよう。このステップが最も大切である。最初の1分間でグッと心をつかむことができなければ，重要な情報は聞き出せない。患者はすべてを医療者に話すわけではない。患者が重要と思っていない症状が，実は診断に重要なことがある。

ただ手を握るだけではなく，話しかけながら意識レベルをチェックする。普通に質問に答えることができれば，意識は清明で気道は開通している。橈骨動脈に触れながら血圧，心拍数（不整脈の有無），呼吸回数，体温を推定する。患者がプレショック状態なら，何ともいえない嫌な冷汗を，手をとおして感じるはずである。

2 snap diagnosis を生かす

> 82歳，女性。昨日から元気がなく食欲が低下している。頻尿と残尿感がある。今朝から腰を痛がり，2時間前に嘔吐があった。夕食後からガタガタと震え始めた。毛布をかけても寒いとガチガチ歯を鳴らしている。可能性の高い疾患は？

「**キーワード**」から瞬時に診断を思いつくことがある。これをsnap diagnosis（一発診断）とよぶ。筆者が研修医のときには「誤診するのでsnap diagnosisは絶対にしてはいけない」と教えられた。本当にそうだろうか。臨床経験の少ない看護師でも，特徴的な病歴や身体所見から疾患を瞬時に思いつくようにトレーニングを繰り返すことが，臨床推論能力を効果的に高めるために必要である。

毛布をかけてもガチガチと歯を鳴らしながら震える病態を悪寒戦慄という。悪寒戦慄は，

敗血症の重要なキーワードである。救急室では毎日のように敗血症患者が来院する。このケースでは頻尿，残尿感があることから尿路感染症が疑われ，腰痛や嘔吐があることから腎盂腎炎からの敗血症が疑われる。

キーワードからの展開

ベテランの内科医は，鑑別診断に重要なキーワードを問診，身体所見，または検査結果から上手に見つけ出し鑑別診断を展開していく。たとえ大切なキーワードでも，それを起こす原因疾患リストが長すぎてはいけない。たとえば，倦怠感や貧血は当てはまる疾患が多すぎて疾患を絞り込むことができない。キーワードから連想される疾患は，5つ以内が理想的である。

1）1分以内に最高に達する突然の頭痛

救急室で1分以内に最高に達する突然発症の頭痛（雷鳴頭痛）をみたら，くも膜下出血，内頸または椎骨脳底動脈解離，下垂体卒中（下垂体腺腫の出血性梗塞），脳静脈洞血栓症を考えなければならない。頭痛もちでない40歳以上の人に，いきなり片頭痛が起こることはない。痛みを感じるレセプターは，脳ではなく髄膜と血管にある。40歳以上の人が突然ひどい頭痛を起こし来院した場合，筆者は髄膜か脳の血管に何か重大なことが起こっていると，かなり心配になる。このような重要なキーワードからの鑑別診断の展開により，見逃してはいけない疾患についてすばやく考えることができる。

2）朝の頭痛

最も頻度が高いのは二日酔いだろう。ほかには睡眠時無呼吸症候群，一酸化炭素中毒，カフェイン依存症，糖尿病患者の夜間低血糖，脳腫瘍が考えられる。「朝の頭痛」というキーワードを拾うことができれば，これらの病気を想定することができ，どのような問診を追加すべきかがわかる。筆者なら「昨夜はお酒を飲みましたか（二日酔い）」「奥さんにいびきがうるさいと言われませんか（睡眠時無呼吸症候群）」「ご家族も朝の頭痛を訴えていませんか（一酸化炭素中毒）」「コーヒーは1日に何杯飲みますか（カフェイン依存症）」「最近，インスリンの量が増えませんでしたか（夜間低血糖）」「起床時に吐き気や嘔吐はありませんか（脳腫瘍）」と質問する。

身体所見からも「キーワードからの展開」が可能である。バイタルサインや身体所見の背後にある意味を読み解くことが大切である。

3）比較的徐脈

比較的徐脈とは，発熱に比べて脈拍の上昇が少ない状態である。体温1℃の上昇に対し脈拍は10回/分上昇するとされている。この予想値を大きく下回るときに比較的徐脈とよばれる。

原因としては，細胞内寄生菌感染症（レジオネラ，サルモネラ，ブルセラ，腸チフス，Q

熱）が有名である．それ以外にもβ遮断薬の服用や薬剤熱，腎細胞がんが思い浮かべば，すぐにこれらに的を絞り，「攻める問診」を行うことができる[2]．

4）徐脈＋ショック

「徐脈＋ショック」では，高カリウム血症，低体温，徐脈性不整脈，粘液水腫，副腎不全，脊髄損傷を考える[3]．腎不全の既往および非ステロイド性抗炎症薬（NSAIDs）の使用，カリウムを上昇させる薬剤の使用（スピロノラクトン，ACE阻害薬，アンジオテンシン受容体拮抗薬），血清カリウム測定，心電図，体温測定，甲状腺刺激ホルモン（TSH）とコルチゾールの測定，外傷の有無をすばやくチェックする必要がある．

検査所見からも，鑑別診断が絞り込める．

5）赤沈＞100mm/時

結核，悪性腫瘍，心内膜炎，骨髄炎，亜急性甲状腺炎，側頭動脈炎，リウマチ性多発筋痛症（polymyalgia rheumatica：PMR），多発性骨髄腫が疑われる．

6）持続する低血糖

敗血症，肝硬変，アルコール，副腎不全，下垂体機能不全，ダンピング症候群，インスリノーマが疑われる．

4 パッケージで繰り出す質問

snap diagnosisやキーワードからの展開でうまくいかない場合には，可能性がある疾患の様々な典型的症状をパッケージにして，それらが存在するかどうかを確認する．

たとえば，**虫垂炎**では，最初に心窩部または臍周囲の痛み，数時間して悪心・嘔吐，その後に右下腹部へ痛みが移動，そして発熱が生じてくるのが一般的である．悪心・嘔吐が心窩部（臍部）痛に先行する場合，虫垂炎は否定的であるといわれる[4]．さらに虫垂炎を支持する身体所見（右下腹部の限局した圧痛，振動で疼痛が増悪）が存在するかどうか，焦点を絞った診察をすばやく行う．

片頭痛では，日常生活の妨げ（頭痛時に家事や仕事ができない），光過敏，頭痛時の悪心が最も重要な症状である．まず，これらの症状があるかを確認する．3つの症状のうち2つ以上があれば，片頭痛の可能性はかなり高い．さらに視覚障害，拍動性頭痛，持続時間（4～72時間），家族歴，誘引（月経，ストレス，空腹，チョコレート・チーズ・赤ワインの摂取）など，これらをパッケージにしてすばやく攻めたてる．

5 Review of systems（ROS）

病歴の聞き逃しを防ぐために，ROSを用いることもできる．詳細は第Ⅰ章3の表3-2にあ

表1-1　全身性炎症反応症候群(SIRS)の診断基準

①体温＞38℃，または＜36℃
②心拍数＞90回/分
③呼吸数＞20回/分
④白血球数＞12,000/μL，または＜4,000/μL

るので，参照してほしい。

6　バイタルサイン

バイタルサインは，診察において最も重要な患者情報である。

1）バイタルサインの逆転[5]

「心拍数＞収縮期血圧」は，プレショック状態であることを意味する。敗血症，脱水，出血が原因であることが多い。

2）全身性炎症反応症候群（systemic inflammatory response syndrome：SIRS）

SIRSの4つの条件を理解しておく。表1-1の2つを満たせば敗血症の可能性が高くなる。呼吸数は，患者の重症度を知るうえで特に大切である。敗血症の初期サインが頻呼吸（＞20回/分）だけのこともある。

7　鑑別診断から原因を推定する

身体所見から心不全と診断したらその誘因を推定する。心不全は，感染症（多いのは肺炎），虚血性心疾患，心臓弁膜症，尿毒症，塩分過剰摂取，甲状腺疾患，貧血，不整脈，肺塞栓，薬の飲み忘れにより増悪する。これらの誘因がないか，問診や検査データで確認する。

敗血症では，原因となりやすい肺炎，腹腔内感染症（胆石・胆嚢炎，イレウス，虫垂炎），尿路感染症，褥瘡のチェックをすばやく行う。

8　鑑別診断を2～3個に絞り込む

鑑別診断を10個考えても診断にはあまり役に立たない。「見逃してはまずい疾患」はいつも頭の片隅においておかなければならないが，できるだけ早い段階で可能性が特に高い3個程度に鑑別診断を絞り込むようトレーニングする。

医療で最も大切なことは，患者や家族に対する「温かい思いやりの心」である。医療従事者と患者が切迫した状況で向き合う医療は，様々な誤解が生じやすい。そのような難しい環境だからこそ優しい気持ちをもち，患者や家族により近い視点で接することが重要である。**言葉にならない心の声を，微笑みをもって受け止める優しさは，どのような治療薬にもまさるのである。**

【文　献】
1) Orient JM著，須藤博・藤田芳郎・徳田安春・他監訳：サパイラ身体診察のアートとサイエンス，医学書院，2013，p.70.
2) Mangione S著，金城紀与史・前野哲博・岸本暢将監訳：身体診察シークレット＜シークレットシリーズ＞，メディカル・サイエンス・インターナショナル，2009，p.46.
3) 林　寛之：ステップビヨンドレジデント1　救急診療のキホン編，羊土社，2006，p.81.
4) Silen W：Cope's early diagnosis of the acute abdomen, 22th ed, Oxford University Press, 2010, p.73.
5) 徳田安春：バイタルサインでここまでわかる！OKとNG＜Generalist Masters 3＞，カイ書林，2010，p.15.

2 症状アセスメントにおける患者へのアプローチ

1 患者との関係性の構築

　看護師は患者の望む看護行為を行うために，まずは患者と信頼関係を築き，協力体制を構築していく。症状アセスメントを行う場合も，患者と看護師は対等な立場で協力し合いながら進めていかなければならない。

　症状アセスメントの目的は，患者に現れている症状を改善するために，健康状態を正確に査定することである。そのためには，患者から健康歴をていねいに聴取することが必要となる。患者との間で信頼関係に基づく協力体制が構築されている場合，患者は安心して自分の状況を詳細に話すことができる。また，患者にとっては「十分に聴いてもらえた」という満足感が得られれば，症状やこれからの生活に対する不安が和らぐという効果がある。

1) 患者との関係性を構築するために必要な看護師の能力

　看護師が患者との信頼関係を築くための第一歩は，患者を一人の対等な人間としてとらえ関心をもつことである。

　その次の段階として，正確な看護技術を迅速に実行することで，患者の信頼を深めていくことができる。症状アセスメントの場合，医療面接やフィジカルアセスメントを正確に迅速に行うことによって，患者から信頼と協力を得ることができる。

　一方で，看護師は自分の知識や技術の限界をわきまえ，自分の能力を伸ばす努力を続けなければならない。謙虚な思いで患者の声を聴き，患者に学ぶという姿勢を忘れてはならない。

2) 関係性構築の方法

　健康歴の聴取やフィジカルアセスメントは，「見る」「聴く」「触れる」技術を繰り返し実施することで，患者との関係が築かれ，患者の参加を促す。このことがより確かな症状アセスメントにつながる。

(1) 見る

　まず患者の全体の様子を見て，表情を見て，そして全身から発してくるものをとらえる。たとえば，腹痛を訴えている患者の場合，患者の姿勢など全体の様子を見て，顔の表情を見て，全身から発してくるものを読み取るのである。

(2) 聴く

　症状アセスメントの場合，患者が症状をどう感じているか，またその症状について何を考えているかを聴くことが重要である。看護師が患者の言葉に関心をもって耳を傾けるこ

とにより，患者は安心感をもって語ることができる。
（3）触れる
　看護師が患者に触れる場合に，患者のつらさや痛みを感じながら触れることで，患者と看護師との距離が近くなる。こうした看護師の共感しようとする思いや姿勢によって，患者はわかってもらえていると感じ，安心感をもつのである。

 ## 患者への必要性の説明方法

　健康歴の聴取とフィジカルアセスメントを実施する際，看護師は患者が実施の目的を十分に理解できるよう，その必要性を説明しなければならない。患者が実施を拒んだ場合には，その理由を聞き，解決法を提案し，患者が納得したうえで選択・決定できるように説明を繰り返す。

　健康歴の聴取とフィジカルアセスメントは，患者の協力があってこそ実りある行為となる。患者が自ら医療に参加する共同行為[1]であることが理解できるよう，必要性を説明する。

1）「健康歴の聴取」の必要性の説明方法
　患者は共に症状のアセスメントをしていくパートナーであり，対等で協力的な関係を築くように双方向のコミュニケーションをとることが重要である。そのためには，看護師は患者が健康歴の聴取の必要性や聴取内容，患者が話さなかった場合のリスクなどを十分に理解し，選択できるように説明する。

　具体例を以下に示す。

　「今，現れている症状の原因を知り，症状を緩和するために，この症状がいつ，どこで，どのように始まったのか，これまでどのような病気をしたことがあるかなどについて詳しくお聞きしたいと思います。お話をお聞きできない場合，症状の原因を正確に知ることができないことがあります。お話をうかがってもよろしいですか」

2）「フィジカルアセスメント」の必要性の説明方法
　同様に，フィジカルアセスメントの必要性，行為の内容，危険性，効果などを説明する。特に乳房や直腸をフィジカルアセスメントする際には，改めて患者に必要性を説明し，承諾を得る。

　説明の際はできるだけ医学用語を用いず，患者の理解できる言葉を用いる。患者がイメージできるように図を用いて説明してもよい。患者が内容を理解したかをそのつど確認する。確認方法は，患者の表情やしぐさから理解できているかを察するか，患者にどのように理解したかを話してもらうとよい。理解できていない場合は，ほかの方法を用いて患者が理解できるまで説明する。また，患者が説明を落ち着いて聞けるように静かな場所を設定し，安楽な姿勢がとれるよう配慮する。

プライバシーの保護

　症状アセスメントを行う際，看護師は守秘義務を遵守し，個人情報の保護を念頭において実施する。またフィジカルアセスメントでは，身体の露出を最小限にするよう配慮する。

1）守秘義務の遵守，個人情報の保護

　看護師には患者の秘密を守る義務があることを忘れてはいけない。また，個人情報の保護を念頭において健康歴の聴取やフィジカルアセスメントを行う。

　看護師は，患者が安心して話ができる場を確保する。2人部屋や救急外来の待合室などで話をせざるを得ない場合も，できる限り空き部屋に移動して話を聞いたり，カーテンを閉めたりするなど，周囲の人に話が聞こえないような場を確保する。

　家族や付添いの人がいる場合には，健康歴の聴取やフィジカルアセスメントのときに同席したほうがよいのか，患者本人に確認する。

2）身体の露出は最小限にする

　フィジカルアセスメントを実施する場合，着衣をたくし上げるだけでは正確なアセスメントができないので，本人の承諾を得てなるべく着衣をとるよう依頼する。アセスメントする部位以外の露出部分は，バスタオルで覆うなど配慮する。

【文　献】
1）清水哲郎：医療現場に臨む哲学，勁草書房，1997，p.76-77．

3 フィジカルアセスメントの基本技術

 1 看護師は何をアセスメントするか

　フィジカルアセスメントは，患者の身体的な健康状態を評価するために不可欠である。患者の訴えをよく聴き，視診をしつつ触診や打診，聴診していく。こうした患者の身体をていねいに診るプロセスをとおして，患者に満足感や安心感を与え，信頼関係の基盤を形成する。

　看護師は，医療チームのなかで，時間的・物理的・心理的に患者にとって身近な医療専門職者である。些細なことでも気兼ねなく患者が訴えられる存在であるからこそ，患者の変化をいち早く知る機会を得ることができる。

　看護師は，チーム医療のキーパーソンとしてリアルタイムに患者の変化をキャッチし，正常や異常の判断，重症性や緊急性の判断，日常の生活行動レベルの判断など，チームメンバーにタイムリーに情報提供し，チーム医療の活性化を促す役割をもつ。看護師の判断能力は医療サービスの質を決定づける重要な鍵になるともいえる。

1）何をアセスメントするか

　看護師が行うフィジカルアセスメントにおいてまず認識しておくことは，看護師の立場をしっかり自覚し，アセスメントするということである。医学的知識を活用したフィジカルアセスメントができ，医師への架け橋となる存在であることが求められる。また，臨床推論するプロセスで，「このような疾患が原因でこの症状が出現しているかもしれない」と考え，医師に必要な情報やアセスメントした内容を伝えたとしても，判断の最終目的は疾病の診断名を決定することではないことを認識しておく。

2）看護師が行うフィジカルアセスメントの判断ポイント

（1）正常・正常範囲内・異常の判断

　異常であれば，どの程度の異常かを判断する。正常範囲内かどうかの判断は，成長発達段階における標準値の違いや患者の日常生活，疾病の経過，合併症の存在などから，患者を包括的・総合的に評価し判断する能力が求められる。

（2）緊急性・重症性の判断，医師につなぐか否かの判断

　緊急性と重症性は異なる判断となるため，両者をあらゆる可能性からそれぞれ判断し臨床推論する。現在ある症状から鑑別診断を考え，矛盾する事実や妥当性を見きわめる。同時に自分の力量を認識し，医師との連絡・相談がスムーズに行われるように日頃から信頼

（3）生活行動レベルの判断

病気や症状が日常生活動作（ADL）にどのように影響しているのかアセスメントし，生活行動レベルの判断をする。入浴可能か，ベッド上での清拭がよいかなどの清潔方法の判断，トイレまでの歩行が可能か，ベッド上排泄がよいかなどの排泄行動レベルの判断，ベッド上での行動範囲か，ベッド周囲か，病棟内の行動範囲かなど生活行動範囲の判断，日常生活の行動レベルの判断をする。

フィジカルアセスメントをした結果，正常な部分，健康な部分を確認し，それを生かすアプローチの方法を検討する。全身を包括的にとらえ，健康な部分や良好な部分を引き出し強化することが，看護師によるアセスメントとアプローチの特徴である。

2 医療面接

患者や家族との会話をとおして情報を得る診療行為を，問診（history taking）あるいは医療面接（medical interview）というが，本項では医療面接の側面で解説する。

Coleら[1]は，医療面接は3つの役割軸を有していると提唱している。まず1つは患者を理解するための情報収集，次にラポールの構築と患者の感情面への対応，そして患者教育と治療への動機づけである。

従来の問診では，医療者が聞きたいことを質問し，患者が答えるという一方向の情報収集というニュアンスがあるが，医療面接は，"病"をもっている患者がどのような体験をしているのか，どう感じ，どのような要望をもっているのかなど，患者の思いや考えを語ってもらうという意味を含んでいる。

1）準備と場の設定

医療面接は，患者・家族との信頼関係をつくっていく最初の大切な導入の機会である。日常的な業務の流れととらえるのではなく，緊張感をもちつつ患者の思いを理解しようという姿勢で臨む。患者の状態によっては，自分自身で対応できるだろうかという不安を感じるかもしれない。しかし，患者や家族はもっと大きな不安や苦痛を抱えて受診しているということを念頭に置き，患者や家族に対応する。

必要な情報を得ることだけが目的ではなく，医療面接が終了した段階で，患者の今後の検査や治療・看護介入の方針がある程度定まっていることが望ましい。患者と対話しながら不明なことをすばやく調べるために，過去のデータや，手元に辞書などの資料があると心強い。

医療面接を良好に展開するには，患者がリラックスして，不安や心配ごとを話せる環境を整えることが必要である。プライバシーが確保でき，患者・家族が自由に話せる雰囲気，圧迫感を与えないような患者との位置関係を考慮する。

患者に，信頼がおける誠実な医療者であるという印象をもってもらうことが，関係性を

築くうえで重要になるため，第一印象に配慮し，和やかで温かい落ち着いた雰囲気，清潔感のある身だしなみで迎え入れる。

2）医療面接の目的

医療面接の目的は，前述したように，患者を理解するための情報収集，ラポールの構築と患者の感情面への対応，患者教育と治療への動機づけである。

これらの目的を達成するには，観察能力，コミュニケーション能力，情報収集能力，フィジカルアセスメント能力，臨床推論能力，倫理的判断能力，誠実で協調的な態度，問題解決能力など，様々な能力を総動員し，全力で患者と向き合わなければならない。

3）医療面接の構造

医療面接は，一般的に，①面接開始（導入），②主訴の把握，③現病歴，④既往歴，⑤家族歴，⑥個人歴・社会歴（患者のプロフィール），⑦Review of systems（ROS），で構成されている。看護師である立場を踏まえ医学的観点から問題を考えると同時に，収集した情報から患者の人間像をイメージし，健康問題との関係性をとらえていく。

（1）面接開始（導入）

医療面接では，患者が目に入った瞬間から視診が行われるが，患者や家族もその瞬間から医療者を見ていることを忘れてはならない。非言語的コミュニケーションを意識して視線を合わせ，温かさとリラックスできる雰囲気で挨拶する。まず自己紹介をしてから，患者の名前を確認し，医療面接の同意を得る。患者の緊張を解き，リラックスするように導くことで，これからスタートする医療面接がスムーズになる。また，患者の表情や姿勢などから苦痛や倦怠感などの状態を見きわめ，患者の安楽な体位についても配慮する。

（2）主訴の把握

まず主訴について尋ねるが，「今日はどうされましたか」といったオープンクエスチョンで主訴を把握する。患者に自由に話してもらうために，「その症状についてもう少し詳しく話してください」や，「なるほど」と相づちを打ったりうなずいたりして，話を促進する技術を使う。また，話を要約して正確に理解できているか確認することも重要な技法である。

主訴を聴取する際にもう1つ大切なことは，症状や生活の困りごとなどについて「つらかったですね」「それは大変だったでしょう」「苦しかったでしょうね」など感情面に共感する姿勢を忘れないことである。最初の導入で，単に主訴について淡々と聞くだけの場合と，感情面に気を配る場合とでは，今後患者から得られる情報や患者との関係形成に大きく影響することは間違いない。

（3）現病歴

①問題の掘り下げ・絞り込み

現病歴で重要なことは，主訴の発症から現在まで，ストーリーとしてていねいに聴くことである。いつから，どのような場面でどのように症状が発現し，その後どのような対応をしたのか，主訴はどう変化したのか，病院に来たきっかけは何かなど，時間的な経過を追いながら整理する。そのため，「その後どうなったのですか」「その後どうしたのですか」といった時間的な流れを意識した質問が有効である。

病態のアセスメントでは，これまでに得られた情報からアセスメントしつつ，不足部分の情報を直接的な質問で明確にする。たとえば「腹痛のほかに熱はなかったですか」「最近海外に行っていませんか」などの質問は，臨床推論の手がかりとなる。

表3-1に示した"OLDCARTS"や"OPQRST"などを活用して聞き出すことで，問題を掘り下げ，絞り込むことが可能となる。ていねいに患者から話を聴き，質問して情報を引き出すことは，症状の原因を推測するために非常に重要である。

たとえば，「腰痛」が主訴のときに，「どんな痛みですか？」との質問で「重いものを持つと一瞬ググッと差し込まれるような痛みがある」という情報を引き出すことで，「神経系か筋肉に関連した痛みではないか」と推測できる。このように推論を確かなものにするために「〜のようなことはありませんか」など直接的な質問を行うことは有用である。

また，現病歴を聞き取るなかで，どのような対処行動をとったのか，また健康に対する考え方や関心の程度を尋ねることで，日頃の健康管理や健康行動について知ることができる。

②患者の解釈モデル

米国の精神科医で医療人類学者でもあるクラインマン（Kleinman A）が提唱した患者の解釈モデルは，患者のもつ世界に近づいて病気への対処行動を知るためのモデルである。患者は，その症状がなぜ起こったと思っているのか，重大性や予後をどのように感じているのか，どうしてほしいのか，どんな気持ちなのか，どう困っているのかなどについて，自分の価値観をもっている。たとえば，がんになった患者に対して，医療者は医学的観点からのみ原因を考えがちである。しかし，患者は「自分ががんになったのは，神様が自分に与えた試練だ」「あのときの仕事の無理がたたったに違いない」などととらえているかもしれない。こうした患者の価値観・世界観に寄り添い，患者に教えてもらおうとする姿勢が必要である。

病気や治療が患者・家族にどのように影響を及ぼしているのか，どのような希望をもっ

表3-1 医療面接で主訴を掘り下げて聴くコツ

OLDCARTS

Onset（症状の始まり）：「いつ，その症状が始まりましたか？」「急にその症状は起こりましたか？ 徐々にですか？」
Location（部位）：「どこが痛いですか？ 痛い部位を触ってみてください」
Duration（持続時間）：「どれくらいの期間，その症状は続いていますか？」「症状は同じ程度続いていますか？」「どのくらいの頻度ですか？」
Characteristic（特徴）：「どんな性質の痛みですか？」「差し込まれるような痛みですか？」
Alleviating/Aggravating（寛解・増悪因子）：「どんなときその症状は治まりますか？」「どんなときその症状は強くなりますか？」「痛みと一緒にほかの症状が起こりますか？」
Radiation（放散痛）：「胸のほかに肩やのどが痛くなることはないですか？」
Timing（タイミング）：「その症状はいつ起こりますか？」「間欠的ですか？ 持続的な症状ですか？」
Severity（程度）：「最高に痛いのを10とすると，今はどれくらいの痛みですか？」

OPQRST

Onset（発症）：「その症状が起こったときの様子を教えてください」
Provocation（誘発）：「症状は食事の前ですか，後ですか？」「どんなときに和らぎますか？」
Quality（性状）：「ズキズキする痛みですか？」「押しつけられるような強い痛みですか？」
Radiation（放散痛）/Relief（改善）：「痛みが移動しますか？」「痛みが広がりますか？（胸痛では必須）」
Severity（つらさ，程度）/Signs and Symptom（徴候と随伴症状）：「痛くて眠れないほどですか？」「痛みで歩けないことはないですか？」
Timing（タイミング）：「その症状はどのようなときに起こりますか？」「1日のうちずっと痛みがありますか？」

ているのかを，患者・家族から引き出すことが重要である。「一番気がかりなことは何ですか」「どんなふうになったらよいと思いますか」など，治療方針や入院計画などについて患者と合意しながら進めることができれば，今後，患者の積極的な治療参画が得られやすい。

（4）既往歴

過去の病気や治療に関する情報を得ることは，現病歴の理解に役立つ。既往歴で疾患名を問う際は，高血圧，糖尿病，腎臓病，呼吸器疾患など具体的な病名をあげて病気を確認し，患者が言い漏らすことを防ぐ。そのほか，入院歴や手術歴，外傷や服薬歴，アレルギー，妊娠歴，粉じんなど危険な職場環境の有無などもクローズドクエスチョンで聞いていく。

（5）家族歴

患者の血縁の家族の健康問題については，遺伝的疾患や食生活などの生活習慣が影響する疾患などの可能性がある場合，重要な情報となる。家族に対して高血圧，糖尿病，虚血性心疾患，悪性新生物などについて尋ねる際は，自分も同様な病気になるのではないかという不安を与える場合もあるので，配慮が必要である。

（6）個人歴・社会歴（患者のプロフィール）

現病歴と生活様式との関連を考えるために，個人歴や社会歴など患者のプロフィール情報を得ておく。1日の過ごし方や仕事，休日の過ごし方，食事，排泄，清潔，睡眠状態，家族関係，地域での役割，宗教や人生観，ストレスコーピングなど，看護診断するうえで必要な情報を系統的に確認する。

症状が日常生活にどのような支障を与え，どのように影響しているのかを把握することは，生活を整えていくうえで必須なことである。

（7）Review of systems（ROS）

①ROSとは

ROSは系統的レビューと訳され，頭の上から足の先までの身体各部の症状について漏れなく確認していくことで，初めて診察する患者について系統的に効率的に情報収集することである。フィジカルイグザミネーション（身体診査）と併せてROSを行ってもよい。

ROSでは，その症状・徴候が「ない」ことが必要な情報であることも多い。記録用紙の「空欄」は，その症状・徴候が「ない」ことを意味しているのか，それとも確認していないのかが，曖昧になりやすい。症状・徴候が「ない」場合は，「無」であることを明示する。表3-2にROSの質問例を示す。

②サマリー（要約）とフィジカルイグザミネーション

医療面接で問題を洗い出し，それらの問題をさらに絞り込むためにフィジカルイグザミネーションを行う。フィジカルイグザミネーションの前に，経過と患者が抱えている問題を整理し要約することで，互いに確認し合える。たとえば「一通りのお話を伺いましたので，今まで話された内容をまとめてもよろしいですか」と前置きし，要約し確認する。

4）患者教育と治療参画への動機づけ

医療面接とフィジカルイグザミネーションの結果を踏まえて，現段階で考えられる範囲で症状に対する説明をする。また，今後の検査計画・治療計画について医師と連絡・相談

表3-2 Review of systems (ROS) の質問例

全身状態	身体の不調はないか，体重の変化はないか，発熱はないか，倦怠感・脱力感はないか，疲れやすくないか，食欲はあるか，不眠はないか
皮膚・爪	皮疹・発疹・瘙痒感はないか，爪に変化はないか
頭頸部	頭痛はないか，外傷はないか
眼	視力に変化はないか，羞明・複視はないか，眼痛はないか，眼の炎症・充血はないか
耳	聴力に変化はないか，耳鳴・耳痛はないか，耳垢の性状はどうか，耳漏はないか
鼻	鼻汁・鼻閉はないか，鼻出血はないか
口・のど	口・咽頭・喉頭の痛みはないか，舌・歯肉・歯・粘膜に変化や異常はないか，味覚・口臭に変化はないか
頸部	痛み・腫脹はないか，甲状腺の異常はないか
乳房	しこり・圧痛はないか，分泌物はないか
胸部（呼吸器系）	呼吸困難・喘鳴はないか，胸痛はないか，咳嗽・喀痰・喀血はないか，起坐呼吸・口すぼめ呼吸はないか
心血管系	胸痛はないか，動悸・不整脈はないか，間欠的跛行はないか，チアノーゼはないか，浮腫はないか
消化器系	腹痛はないか，食欲低下・胸やけ・嚥下困難はないか，便の変化（性状・色・形状・血便）はないか
腎・泌尿器	排尿時痛・排尿困難はないか，乏尿・多尿・頻尿など排尿障害はないか，血尿・尿の色に変化はないか，尿漏れ・失禁はないか
生殖器	性器の痛み・瘙痒感・気になることはないか，性器出血・分泌物の異常はないか，月経の異常（周期・期間・量・性状・随伴症状）はないか
骨・関節・筋	関節・筋肉の痛みはないか，からだをスムーズに動かせるか，屈曲・伸展に異常はないか，四肢に腫脹・熱感・発赤などの変化はないか
神経系	知覚鈍麻・麻痺はないか，けいれん・失神はないか，協調運動など歩行状態に異常はないか
精神	不安・興奮・緊張・集中力などの変化はないか，アルコール・薬剤に関する問題はないか，性欲の減退はないか

しながら説明する。その際，患者教育と治療参画への動機づけをするための医療面接であることを意識する。一方的な説明にならないように患者自身が理解し健康行動をとるようになること，医療者はしっかりとそれを支援し協力すること，解釈モデルで聞き取った情報から患者が感じている不安や困りごとをなるべく解決できる方法を提案すること，心理面から受け入れられる段階であるかなども考慮した説明を心がける。障害受容のプロセスやフィンク（Fink SL）の危機モデル，ストレス対処理論，病者役割などの知識を活用し，患者理解を深めて，患者の状況に応じた対応に努める。

3 バイタルサイン

1）バイタルサインとは

　バイタルサインは，生命維持に直接関係する呼吸と循環の状態を示す生命徴候で，一般的には意識，脈拍，血圧，呼吸，体温のことである。ヒトの体は，生命維持のため外的・

内的刺激を受けながら常に一定条件に保つように恒常性維持（ホメオスタシス）のメカニズムを働かせている。運動，食事，心理的変化，環境変化などでバイタルサインは刻々と変化するが，ある一定範囲内に保たれるようにからだは常に働いている。看護師はバイタルサインの測定をルーチンで行っていることが多いが，この生きているという証を示すサインを受け取り，重要な判断をしていることの責任を自覚しなければならない。一定の範囲を逸脱した場合は，重要かつ緊急な対応が迫られている場合があることを認識すべきである。

2）意　　識
（1）意識とは
　意識は，客観的な数値として測ることができないため，患者の反応や行動から推測して判断する。意識レベルをみる要素として，覚醒状態と意識内容もしくは認知機能の2つに分けて評価する。意識レベルが清明でなければ，何らかの病的な障害があると考える。

　意識の清明度は，清明，傾眠，昏迷，半昏睡，昏睡と低下し，より重度の意識障害を示す（表3-3）。

　意識レベルの評価は，スケールを用いて表現することが多く，わが国ではジャパンコーマスケール（Japan Coma Scale：JCS，3-3-9度方式）やグラスゴーコーマスケール（Glasgow Coma Scale：GCS）などが広く用いられている（表3-4）。

（2）意識レベルの観察
　意識レベルの測定では，まず音による聴覚刺激を与える。普通の声の大きさで声をかけ，反応がなければ耳元で大きな声で呼びかける。聴覚刺激で反応がなければ腕を揺さぶってみるなど触覚刺激を与える。触覚刺激で反応がなければ，最終的な判断をするために痛覚刺激を与える。痛みは，意識の覚醒を司る脳幹網様体や視床などの下位中枢で自覚され，大脳皮質は痛みの内容を解釈する機能をもつといわれている。痛み刺激で払いのけるなど不穏な動きをする場合は，脳幹網様体や視床が刺激されていることを意味するため，覚醒度を判断できる。痛み刺激を与える方法として，爪をペンなどで圧迫する，胸骨を拳で圧迫するなどの方法もあるが，図3-1のように，皮下出血斑を起こしにくい腋窩に手を挿入し大胸筋をつまむ方法が推奨される。

表3-3　意識レベルの表現

傾眠	すぐにうとうとしてしまう，意識障害が軽度の状態 簡単な質問や検査には応じられるが，呼びかけを止めるとすぐに眠ってしまう
昏迷	軽い刺激に対しての覚醒は困難な状態 皮膚をつまむような中等度の痛み刺激や，大きな音，強い光などで反応がみられる
半昏睡	針で刺激したり，激しくからだを揺り動かすなどの強い痛み刺激に対して，顔をしかめたり手を引っ込めたりするなどの反応を示す状態
昏睡	外部からのいかなる刺激に対しても無反応である，最も高度な意識障害の状態

表3-4 ジャパンコーマスケール（JCS）とグラスゴーコーマスケール（GCS）

ジャパンコーマスケール（JCS）		
Ⅲ	刺激をしても覚醒しない状態	300．痛み刺激にまったく反応しない 200．痛み刺激で少し手足を動かしたり顔をしかめる 100．痛み刺激に対し，払いのけるような動作をする
Ⅱ	刺激すると覚醒する状態	30．痛み刺激を加えつつ呼びかけを繰り返すとかろうじて開眼する 20．大きな声またはからだを揺さぶることにより開眼する 10．普通の呼びかけで容易に開眼する
Ⅰ	刺激しなくても覚醒している状態	3．自分の名前，生年月日が言えない 2．見当識障害がある 1．だいたい清明だが，今ひとつはっきりしない

グラスゴーコーマスケール（GCS）		
開眼の状態 （E：eye opening）	自発的に 呼びかけにより 痛み刺激により 開眼しない	4点 3点 2点 1点
言語による反応 （V：verbal response）	見当識あり 錯乱状態 不適当な言葉 理解できない声 発語がみられない	5点 4点 3点 2点 1点
運動による応答 （M：motor response）	命令に従う 痛み刺激部位に手足をもってくる 四肢屈曲反応：逃避 四肢屈曲反応：異常屈曲（除皮質硬直） 四肢伸展反応（除脳硬直） まったく動かさない	6点 5点 4点 3点 2点 1点
E（　）点＋V（　）点＋M（　）点＝　合計【　　】点		

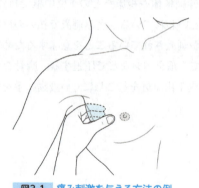

図3-1 痛み刺激を与える方法の例

3）脈　　拍

（1）脈拍とは

　脈拍は，心周期によって生じる動脈の拍動で，体表面の近くを走る動脈を拍動として触れることで測定する。ヒトのからだでは，図3-2のように通常10か所で動脈触知が可能である。脈拍測定により，心血管系を評価する重要な情報を得ることができる。

　周期的な心臓の興奮は，刺激伝導系によるもので，ペースメーカーである洞房結節は自発的に電気を発生し，自律神経系の支配を受けている。心拍数に規則性があれば心拍数と

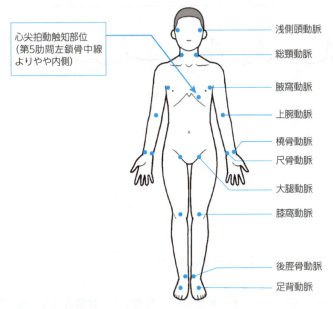

図3-2 脈拍の触知部位

表3-5 年齢による脈拍数の変化

新生児	乳幼児	学童	成人	高齢者
120〜140回/分	100〜120回/分	80〜110回/分	60〜80回/分	50〜70回/分

脈拍数は同数となる。心室の収縮が有効な脈拍となって伝わらない場合は，心拍数と脈拍数が異なり，脈の欠損（結滞）として触知される。

（2）脈拍の観察

通常は，橈骨動脈で触診する。動脈の走行に沿って，示指，中指，環指の3本で，徐々に圧迫しながら最も拍動を感じる深さで触知する。リズムや大きさなど脈の性状を確認し，脈拍数を計測する。脈拍数は年齢によって標準値が異なり，新生児は1分間に120〜140回/分で，成長するにつれて減少し，成人では新生児の約半分の60〜80回/分となる（表3-5）。

測定する場合，30秒間測定して，微弱，不整，頻脈，徐脈など異常がなければ2倍するなど，最初の30秒間で1分間の測定が必要か判断する。脈拍欠損やリズムが不規則な場合は1分間測定する。

①脈拍数の異常

頻脈は成人では100回/分以上で，運動時などの生理的変動のほか，発熱，貧血，心不全，甲状腺機能亢進症などでみられる。脈拍数が150回/分前後では，発作性上室性頻脈，2：1の房室伝導を伴う心房粗動の可能性がある。

徐脈は，50〜60回/分以下をいい，運動選手や甲状腺機能低下，頭蓋内圧亢進，洞性徐脈，房室ブロック，脚ブロック，洞機能不全症候群などで認められる。また，β遮断薬やジギタリス製剤などの薬物による徐脈の可能性もある。頭蓋内圧亢進では，徐脈と血圧，

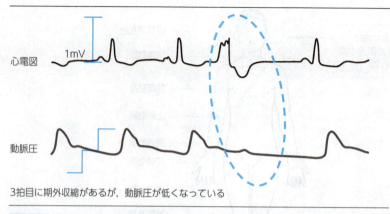

3拍目に期外収縮があるが，動脈圧が低くなっている

図3-3 期外収縮の心電図波形と脈拍の結滞

脈圧の上昇とが同時に起こるクッシング現象に注意する。

②リズムの異常

　リズムは整（regular）が正常で，不整脈がないか触知する。健常者でも，吸気時に速く呼気時に遅くなる生理的な呼吸性不整脈がある。洞房結節以外から興奮が起こり，基本の洞調律よりも早く興奮が起こる期外収縮や，不規則な興奮の結果起こる心房細動などで，リズムの異常が起こる。

　期外収縮による脈拍欠損は，規則的に脈が触れているところに脈が抜けるもので，脈拍数が心拍数より少なくなる現象である（図3-3）。患者の「脈が飛ぶ感じがする」「動悸がする」の訴えに注意する。このような場合は，心電図をとって詳しく調べる必要がある。

③左右差，上・下肢差

　左右差や上・下肢差は，初めて診察する患者などは特に注意深く触知する（図3-4）。動脈のどこかに狭窄や閉塞があれば，上肢や下肢の動脈の左右差，上・下肢差を感じ取ることができる。

　より末梢の動脈触知で異常がなければ，体幹に近い動脈は問題ないと予測できる。そのため，橈骨動脈や足背動脈，後脛骨動脈などの末梢動脈をまず触知して，拍動の大きさや左右差を確認する。

　足背動脈は，内果と第3趾の起始部を結んだ線の中点（図3-5）で触知でき，後脛骨動脈は内果の踵側直下（図3-6）で触知できる。末梢の動脈触知をする際は，同時に末梢の循環状態をみるため，冷感や毛細血管再充満時間（capillary refilling time：CRT）の左右差を同時に観察する。左右差を確認することで，正常か否かの判断が容易となる。

④速脈・遅脈・交互脈

　大動脈弁閉鎖不全では，速脈もしくは反跳脈（コリガン脈）（図3-7a）といわれる特徴的な脈を触知する。大動脈に押し出された血液の一部はすぐに逆流するため，立ち上がりが早くすぐに引く脈である。一方，大動脈弁狭窄症では，弁狭窄のため，大動脈に血液が押し出されにくいので，ゆっくりした立ち上がりの脈として触れる遅脈（図3-7b）となる。また，高血圧性心疾患や虚血性心疾患で心筋障害があると，大脈と小脈が交互に現れる交互脈となる。

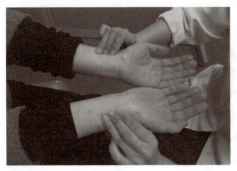
図3-4 両側の橈骨動脈触知による左右差の観察

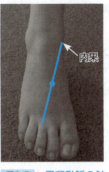
図3-5 足背動脈の触知部位(●)

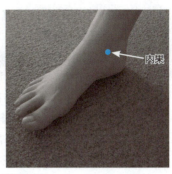
図3-6 後脛骨動脈の触知部位(●)

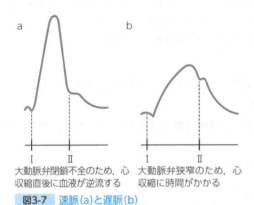

a 大動脈弁閉鎖不全のため，心収縮直後に血液が逆流する

b 大動脈弁狭窄のため，心収縮に時間がかかる

図3-7 速脈(a)と遅脈(b)

4）血　圧

(1) 血圧とは

　血圧は，心臓から駆出される血流が血管壁に及ぼす圧力のことで，心血管の機能を知る手がかりとなる。心臓の収縮期の血圧は，収縮期血圧（systolic blood pressure：SBP）または最大血圧といい，拡張期の血圧は拡張期血圧（diastolic blood pressure：DBP）または最小血圧といい，その差を脈圧という。

　血圧を規定する主な因子は，心拍出量と末梢血管抵抗で，電気回路のオームの法則にたとえられ，電気回路の電圧（＝電流×抵抗）は，血圧（＝心拍出量×末梢血管抵抗）となる。動脈硬化などによる末梢血管の抵抗が高まれば，当然血圧は高くなる。

　血圧の低下は死を意味するため，何重にも血圧維持機構が働いている。心臓は自律神経系に支配され，交感神経と副交感神経で血圧を調整している。血圧が低下すると頸動脈洞や大動脈弓にある圧受容器が感知し，血圧を上昇させるため心拍数や心拍出量を増加させる。頸動脈や大動脈の血管壁には化学受容器（頸動脈小体，大動脈小体）があり，酸素や二酸化炭素，pHなどの化学的変化に応じて血圧を調節している。腎臓による水の再吸収により循環血液量を増やして血圧を上げたり，血圧の長期的な調整ではレニン-アンジオテンシン-アルドステロン系で水とNaの再吸収を亢進させ血圧を上昇させる。さらに末梢血管抵抗を上昇させる血管収縮作用（α作用）やカテコラミン，レニン-アンジオテンシン-アルドステロン系，カリクレイン-キニン系も血管の収縮・拡張に関与する。

（2）血圧測定と判断基準
①血圧計の種類

　日常的に測定する非観血的な血圧計には，水銀血圧計，アネロイド（タイコス）式血圧計，電子血圧計，オシロメトリック法の血圧計がある。

　水銀血圧計は構造が単純で誤差が小さいので標準血圧計として医療機関でよく用いられていたが，現在は，水銀の有害性の問題から水銀血圧計を使用しない医療現場も多い[*]。アネロイド式血圧計は携帯に便利であるが，圧力計に狂いが生じやすいといわれ，正確性を保つために水銀基準圧力計での年1回程度の定期的なキャリブレーションが必要である。電子血圧計は，簡便に使用でき経済的で，近年広く使われている。現在主流のオシロメトリック法の血圧計は，カフを減圧する際に血管壁に生じる振動（脈波）を用いる方法で，カフ自体がセンサーとなっているため誤差が少ないといわれている。

[*]：世界保健機関（WHO）は，水銀を使った血圧計と体温計の使用を2020年までに全廃する指針を表明した。

②測定法

　通常は，大動脈圧を反映する上腕動脈圧で測定する。上腕動脈で測定すれば，座位，仰臥位でも心臓の高さになるからである。

　測定法には，触診法と聴診法がある。具体的な測定手順は省略するが，測定時には以下の注意事項を念頭に置く。

・騒音のない静かな部屋で適切な室温で測定する。
・血圧値に影響が出ない安静時に測定する。
・マンシェットの幅（カフ幅）は，上腕周囲計の40％程度のものを選ぶ。
・上腕動脈の走行に沿って，カフの中心を合わせて巻く。
・マンシェットは，マンシェットの下縁が肘窩より3cm程度上にくるようにし，指が1〜2本入る程度で均等に圧がかかるように巻く。
・衣服による圧迫がないか注意する。
・初診では左右の上腕で測定することが望ましい。

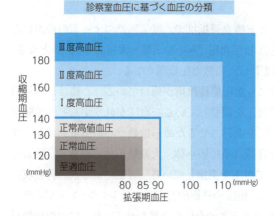
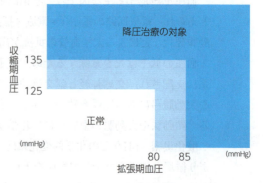

図3-8　診察室血圧および家庭血圧に基づく血圧の分類

③血圧の分類

日本高血圧学会による血圧の分類を図3-8[2]に示す。

血圧値の判断で注意が必要なことは，白衣高血圧（診察室高血圧）の可能性である。血圧は自律神経系の作用で変化するため，診察室に入ったり，白衣を見たことで緊張し，自律神経が興奮して血圧値が高くなることがある。そのため，自宅で血圧測定し，記録をつけてもらい，その値を参考にすることも必要である。

5）呼　吸
（1）呼吸とは

呼吸は，肺で酸素を取り入れ，炭酸ガスを排出するシステムである。ヒトの生体内では酸素の貯蔵ができないので，窒息すれば数分で心肺停止が起こる。呼吸の調節は，延髄の呼吸中枢でコントロールされ，吸気に必要な時間が調節されることで，呼吸の速度や深さ，リズムが調節される。

呼吸中枢からの指令は運動ニューロンを介して横隔膜や肋間筋の呼吸筋を刺激し，呼吸運動が起こる。呼吸運動に伴い肺が拡張することで空気が肺胞に達し，肺胞内の酸素は肺胞を取り巻く毛細血管をとおして拡散し全身の細胞に運搬される。一方，細胞で燃焼された酸素は二酸化炭素となって血液に拡散し体外に排出され，酸素と二酸化炭素のガス交換が行われる。

（2）呼吸の観察
①呼吸状態

まずは安静な呼吸か，努力性呼吸か，体位や姿勢はどうか，苦悶様表情はないか，チアノーゼはないかなどの全体の呼吸状態を観察する。

②呼　吸　数

健常成人の安静時の呼吸は12～20回/分，1回換気量は350～500mLで，規則正しい呼吸で呼気と吸気の間に数秒間の休止時間がある。呼吸数が1分間に25回以上では休止時間がとれないため，呼吸運動自体が消耗性疲労の要因となる。また，睡眠中を除き，休止時間は正常であれば10秒以上になることはない。

③胸郭の動き

胸郭の左右対称性も観察する。呼吸運動が少ない側に胸水貯留，気胸や横隔膜神経麻痺の可能性がある。努力性呼吸をしているかどうかは，肩呼吸，鎖骨上窩の陥凹，胸鎖乳突筋の収縮など頸部周辺を注意深く観察して判断する。

④呼吸の異常

数，深さ，リズム，体位などによる呼吸の異常がある。呼吸の様々な異常を表3-6[3]に示す。

頻呼吸と徐呼吸は数の異常であり，呼吸の深さに変化はない。頻呼吸は呼吸数が25回/分以上で，発熱，貧血，興奮時にみられ，徐呼吸は9～12回/分以下で，脳幹部の障害や睡眠薬中毒，代謝低下時に認められる。

深さの異常は過呼吸と無（減）呼吸である。

リズムの異常は，脳血管障害，脳腫瘍，脳挫傷，脳の低酸素状態，睡眠薬，麻薬中毒な

表3-6 呼吸の異常

	状態		呼吸のタイプ	症状出現時の状況・代表疾患
正常		成人：12～18回/分，1回換気量500mL程度，規則的 小児：20～30回/分 新生児：30～50回/分	吸気 呼気	
呼吸回数・深さの異常	頻呼吸	深さは変わらないが，呼吸数が増加する（25回/分以上）		発熱，肺炎，呼吸不全，代償性呼吸性アルカローシスなど
	徐呼吸	深さは変わらないが，呼吸数が減少する（12回/分以下）		頭蓋内圧亢進，麻酔・睡眠薬内服時など
	過呼吸	呼吸数は変わらないが，深さが増加する		神経症，過換気症候群
	無呼吸（減呼吸）	安静時呼気位で呼吸が一時的に停止した状態		睡眠時無呼吸症候群
	多呼吸	呼吸数，深さとも増加する		過換気症候群，肺塞栓など
	少呼吸	呼吸数，深さとも減少する		死亡直前，麻痺
	失調性呼吸	数，深さともまったく不規則		重症の中枢神経障害
	obstructive呼吸	呼気時間が異常に長い	呼気時間が長い	慢性閉塞性肺疾患（COPD）
周期性呼吸	チェーン-ストークス呼吸	呼吸の深さが周期的に変化する。数～十数秒の無呼吸の後，徐々に呼吸が深くなり，過呼吸からまた浅い呼吸を経て無呼吸へというサイクルを繰り返す	過呼吸　無呼吸	脳出血，脳腫瘍，尿毒症，重症心不全
	クスマウル大呼吸	深くゆっくりとした規則的な呼吸が発作性にみられる		糖尿病性ケトアシドーシス
	ビオー呼吸	深く速い呼吸が突然中断して無呼吸となったり，また元の呼吸に戻ったりする。周期性はなく不規則である		脳腫瘍，髄膜炎，脳外傷
努力呼吸	鼻翼呼吸	気道を少しでも広げようと鼻翼が張って鼻孔が大となり，喉頭を下に大きく動かすように呼吸する		重篤な呼吸不全
	下顎呼吸	口や下顎をパクパクして必死に気道を広げ，空気を体内に取り入れようと呼吸する		死亡直前，重篤な呼吸不全
	陥没呼吸	胸腔内が強い陰圧になるため，吸気時に（肋間腔，胸骨部など）がへこむ。胸壁が未完成な新生児や未熟児の呼吸障害を示す		特発性呼吸窮迫症候群（IRDS）

田中裕二編：わかって身につくバイタルサイン，学研メディカル秀潤社，2013, p.111. より引用

どでみられるチェーン-ストークス呼吸がある。
　クスマウル大呼吸は深い大きな呼吸で，数は減少するがリズムの異常はなく，糖尿病性ケトアシドーシスや尿毒症など代謝性アシドーシスで認められる。
　ビオー呼吸は脳，髄膜の器質的疾患でみられる。
　その他，体位性異常呼吸として，起座呼吸がある。これは，うっ血性心不全や上大静脈

症候群，気管支喘息，肺気腫などにより肺がうっ血している状態で，仰臥位では静脈血還流が増加するが，座位になることで肺うっ血が軽減されるため自然に起座の体位となる。偏側臥位呼吸は，胸水貯留，気胸，無気肺のある一側（患側）を下に側臥位をとる。健側肺の胸郭が動きやすくなる。

6）体　　温
（1）体温とは
　定温動物であるヒトは，外界の温度が変化しても，体温を一定に保つ体温調節機構が備わっている。一定の体温を維持できるからこそ，生命維持に必要な物質代謝を行うことができる。発熱は，病原菌の増殖を抑制する，白血球の機能を促進する，免疫力を高め代謝を亢進させることで治癒過程を促進するなど，一種の生体防御反応である。

①体温の変動
　何度を超えれば異常（高）体温となるのか，わが国では「37℃を超えると発熱している」という概念が根強く残っている。しかし，健康時の体温（平熱）には個人差があるため，37℃という絶対値を基準にするのではなく，個人の平熱の値が基準になることを念頭に置くべきである。
　また，体温は様々な要因で生理的に変動する。サーカディアンリズムによる変化では夜明けが最も低く夕方が最も高くなり，日常生活活動では食事，運動，入浴で高くなる。女性の性周期でも排卵後は高くなることが知られている。発達段階では，小児は成人よりも高い，高齢者は成人よりも低い，小児は外界温度の影響を受けやすい，という特徴をもつ。

②体温の異常
　体温の異常は，大きく分類すると，高体温（発熱，うつ熱）と低体温がある。
　発熱は，病原体の侵入などの何らかの原因によって，体温調節中枢がセットポイントを上昇させ，熱を産生し，熱の放散を減少することによって体温が上昇した状態をいう。うつ熱は，放熱が抑制され体内に熱がうっ積し，体温調整が障害されることによって体温が上昇した状態である。このように，発熱とうつ熱は体温上昇のメカニズムが異なることを理解し，発熱かうつ熱かを適切に判断する。
　低体温とは，寒冷環境に曝露され著しい熱の放散が起こり，自律的な体温調整の保持ができなくなったり，何らかの原因で体温の保持能力が支障をきたし，体温が低下した状態をいう。ショック時や低血糖，甲状腺機能低下症，末梢循環不全などで起こりやすい。

（2）体温の観察
　一般的には，口腔内，腋窩，直腸内，耳内による体温測定の方法がある。

①体温計の種類と測定法
　体温計は，水銀体温計，電子体温計，赤外線体温計などがある。また実測式と予測式に分類される。それぞれの測定方法は言及しないが，近年は耳内の体温測定が普及してきている。
　耳内の体温測定は，鼓膜とその周辺から放射される赤外線を測定し温度を数秒で求めている。鼓膜温を測定するため，耳介をやや後方に引っ張り外耳道が真っすぐになるようにし，プローブの向きも鼓膜の方向を向くようにやや前方（鼻側）に向けて挿入する（図

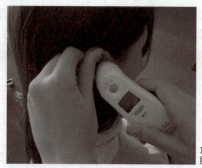

耳介をやや後方に引っ張り，プローブの向きが鼓膜の方向（やや鼻側）を向くように挿入する

図3-9 鼓膜温の測定方法

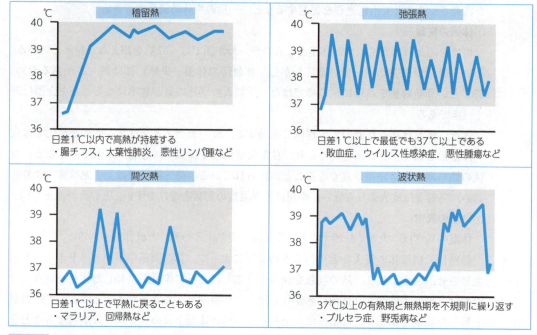

図3-10 熱型の主なパターン

3-9）。耳垢などによって測定値が変化する場合があるので注意する。

発汗していると腋窩温の測定値は正確さに欠けるため，直腸温を測定することが望ましい。

② 熱　型

熱型には，稽留熱，弛張熱，間欠熱，波状熱などがある（図3-10）。熱型によって病名が絞り込めるため，有用な情報となる。

稽留熱は日差が1℃以内で持続する高熱をいい，腸チフスや大葉性肺炎，粟粒結核などの場合にみられる。弛張熱は日差が1℃以上となり，熱が下がっても平熱にならない場合で，敗血症やウイルス性感染症，悪性腫瘍，化膿性疾患などの場合にみられる。間欠熱は日差が1℃以上で，平熱まで下がる場合があり，マラリア発作期や弛張熱と同様の疾患で認められる。波状熱は37℃以上の有熱期と無熱期を不規則に繰り返す熱型で，ブルセラ症

や野兎病などで認められる。
③随伴症状
　体温上昇の程度や熱型と同時に，頭痛の有無，口腔内炎症所見，発疹の有無，リンパ節腫脹，呼吸器症状や消化器症状などの感染や炎症症状なども念頭に置き，随伴症状の身体所見をとる。

4　痛み

1）痛みとは
　国際疼痛学会の痛みの定義は，「実際に何らかの組織損傷が起こったとき，または組織損傷を起こす可能性があるとき，あるいはそのような損傷の際に表現される，不快な感覚や不快な情動体験」とされている。
　痛みといえば，身体的な痛みをまず想定するが，認知，感情，行動などの要素が絡み合いながら，その人の主観的な訴えとして表現される。痛みは，侵害的刺激から身体を守る働きをする生体防御反応の一つと考えられている。痛みを感じることで，自分の身に異変が起こっているという警告を自覚し，回避しようとする。
　痛覚は，外的刺激や内部状況を感じる感覚器を介して認識する感覚である。感覚には，体性感覚，内臓感覚，特殊感覚があるが，痛覚は触覚，温覚，冷覚の感覚と同様に体性感覚の表在感覚に分類される。日本緩和医療学会によれば，痛みは原因によって，侵害受容性疼痛と神経障害性疼痛に分類され，侵害受容性疼痛はさらに体性痛と内臓痛に分けられる。痛みの神経学的分類において，痛みの部位や痛みを起こす刺激，痛みの特徴，随伴症状などを表3-7[4)]に示す。
　痛覚に対する受容器（侵害受容器）は，外界からの侵害刺激を一次知覚ニューロンの電気的興奮に変化するメカニズムをもつとされている。この侵害刺激には，機械的刺激，熱刺激，冷刺激，化学的刺激といった刺激のタイプがあり，これらの刺激の種類によって異なるメカニズムで変換されることがわかっている。

2）痛みと痛みが及ぼす影響
　痛みの評価は，①痛みの原因と身体所見の評価，②痛みが心理面に及ぼす影響，③痛みが生活面に及ぼす影響，④痛みが社会生活に及ぼす影響などから包括的にとらえる必要がある。
（1）痛みの原因と身体所見
　医療面接，視診や触診，画像所見，血液検査などによって明らかにしていく。局所的な痛みか，全身的な痛みか，体重減少や全身の衰弱など全身状態に影響を及ぼしていないか，皮膚の色や筋力低下はないかなど観察する。
（2）痛みが心理面に及ぼす影響
　痛みによって不安や恐怖などがないか，抑うつ症状がないかなどを注意深く観察する。
（3）痛みが生活面に及ぼす影響

表3-7 痛みの神経学的分類

分類	侵害受容性疼痛		神経障害性疼痛
	体性痛	内臓痛	
障害部位	・皮膚，骨，関節，筋肉，結合組織などの体性組織	・食道，胃，小腸，大腸などの管腔臓器 ・肝臓，腎臓などの被膜をもつ固形臓器	・末梢神経，脊髄神経，視床，大脳などの痛みの伝達路
痛みを起こす刺激	・切る，刺す，叩くなどの機械的刺激	・管腔臓器の内圧上昇 ・臓器被膜の急激な伸展 ・臓器局所および周囲組織の炎症	・神経の圧迫，断裂
例	・骨転移による局所の痛み ・術後早期の創部痛 ・筋膜や筋骨格の炎症に伴う筋攣縮	・消化管閉塞に伴う腹痛 ・肝臓腫瘍内出血に伴う上腹部，側腹部痛 ・膵臓がんに伴う上腹部・背部痛	・がんの腕神経叢浸潤に伴う上肢のしびれ感を伴う痛み ・脊椎転移の硬膜外浸潤，脊髄圧迫症候群に伴う背部痛 ・化学療法後の手・足の痛み
痛みの特徴	・局在が明瞭な持続痛が体動に伴って増悪する	・深く絞られるような，押されるような痛み ・局在が不明瞭	・障害神経支配領域のしびれ感を伴う痛み ・電気が走るような痛み
随伴症状	・頭蓋骨・脊椎転移では病巣から離れた場所に特徴的な関連痛*を認める	・悪心・嘔吐，発汗などを伴うことがある ・病巣から離れた場所に関連痛*を認める	・知覚低下，知覚異常，運動障害を伴う
治療における特徴	・突出痛に対するレスキュードーズの使用が重要	・オピオイドが効きやすい	・難治性で鎮痛補助薬が必要になることが多い

＊：病巣の周囲や病巣から離れた場所に発生する痛みを関連痛とよぶ。内臓のがんにおいても，病巣から離れた部位に関連痛が発生する。上腹部内臓のがんによる肩や背中の痛み，腎・尿路の異常による鼠径部の痛みなどがあげられる。また，骨転移，特に脊椎の転移において，椎体症候群とよばれる特徴的な関連痛が発生する。頸椎の転移では後頭部や肩甲背部に，腰椎の転移では腸骨や仙腸関節に，仙骨の転移では大腿後面に痛みがみられる。機序は明らかになっていない

日本緩和医療学会 緩和医療ガイドライン作成委員会編：がん疼痛の薬物療法に関するガイドライン2010年版，金原出版，2010，p.14．より引用

睡眠障害や食欲低下，活動制限などの生活への支障があるか，あればどのような影響かを知る。特に痛みによって眠れているかどうかは必ず確認する。

（4）痛みが社会生活に及ぼす影響

仕事や家事，地域や社会活動などへの影響について情報を得る。人間関係や社会的活動はQOLに結びつくこともあるので，今の生活に満足できているかを確認する。

3）痛みの評価

痛みを評価するには，前述した痛みの原因を探り，痛みによる影響を包括的にとらえるとともに，痛みを詳細に知ることが必要である。

痛みの詳細な把握は，前述したように，OLDCARTSやOPQRSTを参考にする（表3-1参照）。

持続的な痛みか，一過性の痛みかなど痛みのパターンについて確認する。

痛みの強さは，数値評価スケール（Numerical Rating Scale：NRS），視覚アナログ尺度（Visual Analogue Scale：VAS），口頭式評価スケール（Verbal Rating Scale：VRS），フェイススケール（Faces Pain scale：FPS）などで評価する（図3-11）。筆記用具が必要な

数値評価スケール（Numerical Rating Scale：NRS）

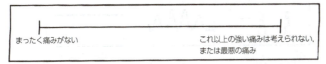

視覚アナログ尺度（Visual Analogue Scale：VAS）

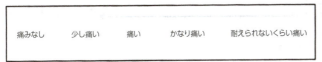

口頭式評価スケール（Verbal Rating Scale：VRS）

フェイススケール（Faces Pain Scale：FPS）

図3-11　痛みの強さの評価法

VASや言語の問題や段階が少ないVRSなどの問題点から，一般的にはNRSが推奨される。

　痛みの部位は，身体のどこの部位か，どの範囲かを手で押さえてもらったり，痛みの広がりを示してもらったりして，詳細に聞く。

　痛みの経過については，いつから痛みがあるのか，発症したときの様子や痛みの変化など発症から現時点までの状況を聞く。

　痛みの性状については，体性痛か内臓痛か神経障害性疼痛かなどが参考となる。「灼けるような」「刺し込むような」など具体的な患者の言葉をそのまま情報として残しておく。

　痛みの増悪因子や軽快因子は，痛みの原因の判断や看護ケアに有用な情報となる。体動や食事，保温，排尿などによって増強するのか軽減するのかなど具体的な例を挙げて聞く。痛みの評価シートの例を図3-12[5]に示す。

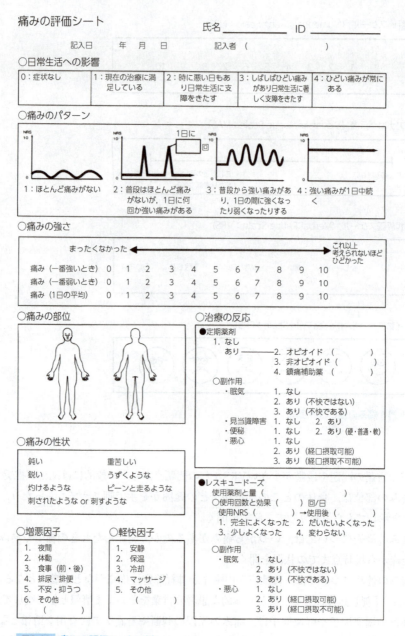

図3-12 痛みの評価シートの例

日本緩和医療学会 緩和医療ガイドライン作成委員会編：がん疼痛の薬物療法に関するガイドライン 2010年版，金原出版，2010，p.30．より引用

 ## 基本的なフィジカルイグザミネーション

　フィジカルイグザミネーションはフィジカルアセスメントの一部で，患者の身体を五感を用いて観察することであり，身体診査，身体審査などと訳されている。具体的な方法として，視診，触診，打診，聴診という4つの技術がある。

1）始める前の準備

（1）環境の準備
　まず患者のプライバシーや羞恥心に十分配慮した環境を準備しておくことは必須である。皮膚の色や発疹など視診をするのに適度な明るさが必要で，逆に眼底所見の観察などでは照明を落とすことができる環境がよい。また，服を脱いでも寒くないように快適な温度に調整しておく。心音や血管音などを聴診するために，静かな環境がよい。

（2）患者の準備
　フィジカルイグザミネーションでは，衣服を脱いでもらうことが多いので，必要性を説明し，最小限の露出に配慮して，必要な部位を観察できるようにする。観察部位によっては，必要な体位をとってもらうよう説明し協力を得る。

（3）必要な道具
　手軽に持ち運べ，かばんやケースに収納できる物品をそろえる。バイタルサインを測定する血圧計や体温計，パルスオキシメーター，聴診器，ペンライト，舌圧子，巻尺，定規，ペンライト，角度計，ルレット，眼底鏡，耳鏡，打腱器，音叉，瞳孔計，触覚を調べるティッシュペーパー，痛覚を調べるつまようじ，ゴム手袋などが基本である（図3-13）。

2）視　　診
　視診によって多くの情報を得ることができる。患者の姿が目に入った瞬間から視診は始まる。まず全体の様子を概観し，歩き方，椅子に座る様子，荷物を置く様子，体型や体格，身体のゆがみや左右対称性，顔色や顔貌，清潔状態や身だしなみ，表情や話し方，姿勢などから苦痛や倦怠感の程度，杖や補聴器などの補助具，付き添っている人の表情や行動な

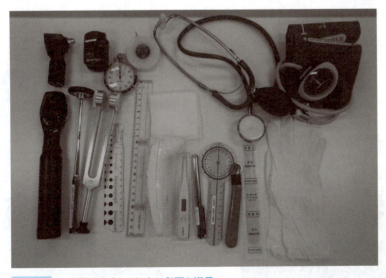

図3-13 フィジカルアセスメントに必要な道具

（左上から）耳鏡，パルスオキシメーター，ストップウォッチ，巻尺，聴診器，血圧計，眼底鏡，打腱器，音叉，瞳孔計，定規，耳内体温計，腋窩体温計，ペンライト，角度計，ルレット，舌圧子，ゴム手袋

ど，何気ない動作も含めて，全体を視診する。特に左右対称性について注目して観察する。必要に応じてペンライトを用いたり，体位の工夫や目線の位置を変えるなどする。

健康歴を聴取している際も，患者が訴えている症状や気がかりな症状について，視診によってわかる情報が含まれていることを念頭に置き，自然な態度で接しながら観察を続ける。

3）触　診

触診では，触覚，振動覚，温覚，圧痛覚などをみる。

(1) 触　覚

指腹部（図3-14）を使い，繊細な触覚を感じ取り観察する。脈拍やリンパ節の触知など，形状や大きさ，弾力性など指腹部で触れる。図3-15は感覚野のホムンクルスであるが，解剖生理学的にも指腹部で感覚を観察することが有用であることがわかる。

(2) 振動覚

体表面の振動を感じる感覚で，振動を感じる最も鋭敏な部分は，手掌の第2～5指の付け根，第1指の付け根の母指球の部分，手の尺骨側面（図3-14）である。たとえば心雑音がある場合，心臓部で振動（スリル）を手掌の指の付け根部分で感じ取る。

胸部に手を置いて発声してもらうことで振動を観察する方法を音声振盪という。たとえば，「ひとーつ」と声を出すことで肺胞が振動し，その振動を感じ取る。分泌物や肺が硬化している場合，また肺腫瘍があれば，その部位では振動が伝わりやすくなり音声振盪は増大する。胸水が貯留している場合や胸膜が肥厚した場合，気胸や無気肺の場合，音声振盪は減弱する。そのため，音声振盪の左右差を注意深く観察する。

記録する際は，振動覚亢進や振動覚増大，もしくは振動覚低下，振動覚減弱という表現を用いる。

(3) 温　覚

熱感や冷感などの温度感覚を観察する方法で，手背で感じ取る。

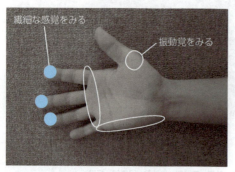

図3-14　繊細な触覚および振動覚を鋭敏に感じとる部位

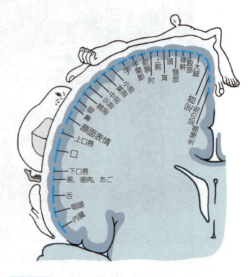

図3-15　感覚野のホムンクルス

（4）圧痛覚

「痛い部位は最後に行う」が鉄則である。最も痛みが強い部位を尋ね，その部分は最後に行うことを告げる。痛くない部分から徐々に痛みがあるところに向かって圧痛覚を観察する。限局性の痛みなのか，ある程度広い範囲の痛みなのか，どの程度押さえると痛みがあるのか，痛みの最強点がどこかを観察する。

（5）触診のポイント

- 触診は自身の触覚を意識しながら行う。
- 通常は胸部や腹部を触診する機会が多いが，その場合は患者の右側に位置する。
- 触診する手を温めておき，爪で傷つけないよう注意する。
- 最初は軽く触診し，急に強く押しつけない。
- 腹部の場合は，脚を曲げて腹筋を弛緩させる。深い触診などでは，患者に大きく腹式呼吸をしてもらいながら，患者の呼気に合わせて触診する。
- 痛みをみる場合は，抵抗感と同時に顔の表情を観察しながら行う。

4）打　診

看護師は，従来，打診の技術をあまり活用してこなかったが，打診によって有用な情報が得られるので，積極的な活用が期待される。

（1）音の種類と特徴

打診は，指などを使って，体表を叩打することによって生じる音や振動，また指や手に伝わる抵抗感から，体内の含気性や緻密性などの性状を推測する方法である。たとえば，自分の前胸部の右鎖骨中線上を上から下に向けて打診してみよう。上のほうから「ドンドンドンドン，トントントントン，ポーンポーンポーン」と音が変化することがわかる。これは打診した直下の空気量によって音が変化するためである。肺の部分は空気が肺胞に包まれているので「ドンドンドン」と少し低い音で長く響き，肝臓の部分では緻密な臓器なので「トントン」と低い詰まったような音で響かない。腹部に移動すると，含気量が多いので太鼓のような「ポーンポーンポーン」と高い音で響く。

打診の音の種類と特徴を表3-8に示す。

（2）打診の手技

打診法は，図3-16，3-17[1)]のように利き手の中指の先端で叩き，利き手と反対側の手の中指を打診板とし遠位指節間（DIP）関節（第1関節）を目がけて叩く。

打診のコツは，打診板である中指のDIP関節を体表面に少し押しつけるように密着させ，叩く手の手首はスナップを利かせて，中指の先頭を直角に下ろすようにして，すばやく叩きすばやく離す。

打診は，図3-17のように，打診した直下のものの密度を聞き分け，臓器の位置や大きさ，病変の有無などを判断する。打診板の直下に骨などがあると，骨の音を反映してしまう。たとえば，前胸部や背部の打診では，鎖骨や肋骨，胸骨，肩甲骨の部位を避けて，左右比較しながら打診する。

腹部は自分なりの順序で，まんべんなく打診する。下肢は曲げずに伸ばして打診するほうが腹部の皮膚が伸展し，広い範囲を打診しやすい。

表3-8 打診の音の種類と特徴

種類	聴かれる部位	聴こえ方（音の例）	音の特徴
共鳴音（清音）	正常な肺	「ポンポンポン」	肺胞の中の空気があるので，比較的低く長く振動し響く音
過共鳴音	深呼吸時 肺気腫	「ポーンポーン」	通常の肺よりも含気量が多くなるので，共鳴音より高い音
濁音（鈍音）	心臓，肝臓 筋肉，骨	「ドンドンドン」	含気量が少ないので鈍く振幅の少ない詰まった音で響かない
鼓音	腹部 トラウベの三角	「ポーンポーン」	含気量が多いため太鼓のような高く響く音（共鳴音より高い） 腹部でもガスがある部位やトラウベの三角では，さらに高い鼓音となる

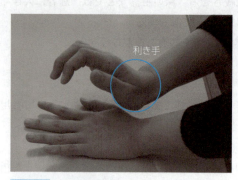

図3-16 打診の手技①
打診する利き手の手首はスナップを利かせる

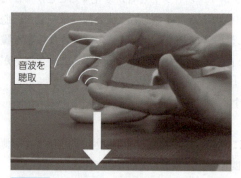

図3-17 打診の手技②
①打診板となる中指は，皮膚にぴったりつける
②打診板となる中指の第1関節を叩く
③利き手の中指は曲げ，指の先端を垂直にしてすばやく叩く

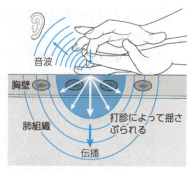

打診のメカニズム
高久史麿監，橋本信也・福井次矢編：診察診断学，医学書院，1998，p.112.より引用改変

（3）叩打痛

叩打痛をみる方法もある。肝臓の上に手を置き，もう片方の手は拳をつくって叩く。強い痛みがあれば，肝臓に腫脹や炎症があることを示唆する。同様に脾臓の上を叩打して，痛みが激しければ脾臓の腫脹や炎症がある。腎臓の上（図3-18）を叩打し痛みが強ければ，

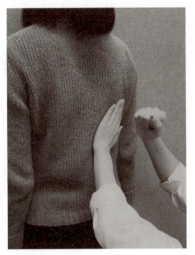
図3-18 腎臓部分の叩打痛

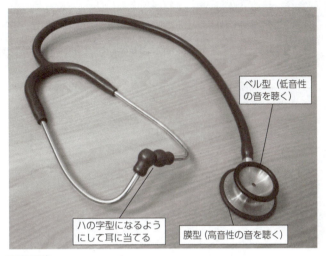
図3-19 聴診器使用のポイント

尿路感染や腎臓の炎症，尿路結石などが考えられる。

5）聴　　診

　体内に生じる振動（音），たとえば肺音，心臓の音，血流の音，腸蠕動音などを聴き取り，体内の変化を推測する。音が高いのか低いのか（振動数），強い音か弱い音か，持続する音か短い音かなどを聴き分ける。

　聴診器は，ベル型と膜型を併用しているものを使用する（図3-19）。ベル型は比較的低い音，つまり心音や血管音などを聴き取る場合に適しており，膜型は比較的高い音である呼吸音や腸蠕動音を聴診する場合に適している。

　ベル型を使用するコツは「密着すれど押しつけず」で，密着すると皮膚が膜の役割をして低音域が聴き取りにくくなるので注意する。

　イヤピースを耳に入れる向きは，先端が鼻の方に向くように「ハ」の字型にして耳に挿入する。

　聴診器を当てるときは，皮膚に直接当てて集中して聴診する。肺音はわずか数μmの振動といわれているので，感度がよく外部の雑音が入りにくい聴診器を選ぶ。患者が冷たさを感じないように，聴診器の膜面やベル面を摩擦するなどして温めてから聴診する。

　聴診部位は，打診と同様に，前胸部や背部，腹部などでよく行われる。腹部の聴診で特に注意することは，視診の後に聴診することで，触診や打診による影響がない状況で行うのが原則である。

【文　献】
1）Cole SA, Bird J：The medical interview：The three-function approach，2nd ed，Mosby，2000．
2）日本高血圧学会高血圧治療ガイドライン作成委員会編：高血圧治療ガイドライン2014，ライフサイエンス出版，2014．
3）田中裕二編：わかって身につくバイタルサイン，学研メディカル秀潤社，2013，p.111．
4）日本緩和医療学会緩和医療ガイドライン作成委員会編：がん疼痛の薬物療法に関するガイドライン2010年版，金原出版，2010，p.14．
5）前掲書4），p.30．
6）高久史麿監，橋本信也・福井次矢編：診察診断学，医学書院，1998，p.112．

7）福井次矢・奈良信雄編：内科診断学，第2版，医学書院，2008，p.38.
8）宗像恒次：最新行動科学からみた健康と病気，メヂカルフレンド社，1996，p.139.
9）柴田政彦・吉矢生人・真下節編著：痛みの診療，克誠堂出版，2000，p.7-8.
10）茂野香おる・他：基礎看護学2 基礎看護技術Ⅰ＜系統看護学講座 専門分野Ⅰ＞，医学書院，2011，p.85-91.

第 II 章

症状別アセスメント

1 意識障害

意識障害がある人へのアプローチ

　意識障害は，脳の障害によって覚醒水準が低下している状態である。意識障害の原因となっている緊急度の高い疾患に迅速に対応できるか否かは，生命予後や後遺症に影響するため，速やかに原因疾患を特定し緊急度を判断する。

　意識障害のある患者のフィジカルアセスメントでは，意識障害の程度，随伴症状，バイタルサインの経時的変化をアセスメントし，診断・治療へとスムーズにつなげることが重要である。

1 意識障害とは

　意識は，覚醒度と認知機能の2つの要素でとらえることができる。両方が正常に保たれている状態を意識清明といい，どちらか一方または両方に障害がみられる場合を意識障害があると判断する。意識障害は，脳幹，間脳（視床），大脳皮質のいずれかが障害された場合に起こる[1]。覚醒度の異常である意識混濁に比べ，認知内容の異常（もうろう状態，せん妄状態も含まれる）である意識変容は，軽度の場合，見逃されることがあり，また認知症などと混同しやすいため注意が必要である。

　意識障害の原因としては，脳の器質的な障害と全身性の代謝異常などによる二次的な脳機能障害が考えられる。

　また，意識障害は，一過性の場合と遷延する場合がある。一過性意識障害は，脳組織が可逆的な機能障害をきたした状態であり，広義には失神やてんかん発作も含まれる[2]。失神を引き起こす原因疾患のなかには，心原性や循環血流量の減少によるものなど緊急度，重症度が高く見逃してはいけない疾患があるため，失神か失神以外（てんかん，一過性脳虚血発作，精神発作など）かを鑑別することが重要となる。遷延性の意識障害は，脳に器質的で不可逆的な障害が生じている，または脳機能を維持することができないほどの危険な病態であると考えられ，迅速な対応ができるか否かが生命予後や後遺症に影響する。

1）意識障害の評価

　意識障害を評価する方法は多数あるが，わが国ではジャパンコーマスケール（Japan Coma Scale：JCS）とグラスゴーコーマスケール（Glasgow Coma Scale：GCS）が汎用さ

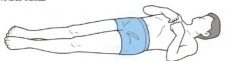

図1-1 除皮質硬直，除脳硬直肢位

れている（JCSとGCSは，p.18参照）。

JCSでは，最初に意識がⅠ・Ⅱ・Ⅲ桁のどのレベルにあたるかを判定し，次にそれぞれ3段階に細かく判定する。JCSは覚醒状態を簡便に評価することができる。

GCSでは，開眼の状態（E：eye opening），言語による反応（V：verbal response），運動による応答（M：motor response）を判定し，それぞれの合計点数により意識レベルを評価する。意識清明では15点，13〜15点が軽症，9〜12点が中等症，8点以下が重症（予後不良），最も意識レベルが低いもので3点となる。合計点だけでなく，各項目について経時的に記録し，比較・評価することで，身体的残存機能や予後を評価することができる。M3の除皮質硬直，M2の除脳硬直肢位を図1-1に示す。

2）意識障害を評価する際の注意点

不穏，せん妄，興奮がある場合は，意識レベルを判定するのが難しいため，詳細な状態を記録し経過をみていく。

髄膜炎およびショックは，発症初期に意識レベルの変化が軽度であるが，緊急度の高い疾患である。「どこかいつもと違う」という感覚が軽度の意識障害の発見のきっかけとなることがあるため，家族から情報を収集することが重要である。また，日々の観察が判断の手助けとなる。

2 トリアージ

意識障害がある患者のなかで緊急性が高いのは，脳血管障害（脳卒中，くも膜下出血），髄膜炎，ショックによる脳循環障害である。急性発症（突然の発症），急激な意識レベルの悪化，循環動態の低下（不安定）の場合は迅速に対応する。

頻度が多い疾患は脳卒中（脳梗塞，脳出血）であるが，頭部CTなどの検査前に脳卒中の可能性を判断する方法にシンシナティ病院前脳卒中スケール（Cincinnati Prehospital Stroke Scale：CPSS，表1-1）[3]）がある。CPSSの3項目を評価し，脳卒中の可能性がある場合は頭部CTやMRIなどの検査がスムーズに行われるように調整する。また，血圧のコントロールをするなどの対処行動をとる。

トリアージの際の注意点を以下にあげる。

- 低血糖による昏睡は，5時間以上未治療のままでいると植物状態または死亡する可能性が高い。早期の対応で治療可能であるため，意識障害のある患者ではまず低血糖の有無を確認する。

表1-1 シンシナティ病院前脳卒中スケール（CPSS）

テスト	所見
①顔面のゆがみ 歯を見せたり（「イー」と言ってもらう），笑ったりするよう患者に指示する	正常：顔面の両側が同じように動く 異常：顔面の片側が反対側と比べて動きが悪い ◆歯を見せるように笑ってもらう ◆顔がゆがんでしまう
②上肢の挙上困難（脱力） 患者は眼を閉じ，手のひらを上にして両手を真っすぐ前に出し，10秒間その状態を保持する	正常：両腕が同様に動く，またはまったく動かない（回内運動のような他の所見も有用である） 異常：一方の腕が動かない，または他方の腕より下がる ◆両腕を上げて眼を閉じてもらう → ◆片腕が上がらない，または片腕が下がってくる
③言語障害 患者に，喉音（ガ行），舌音（サ行，夕行，ナ行，ラ行，ダ行），口唇音（パ行，バ行，マ行）を含む語を言わせる 例：「瑠璃（るり）も玻璃（はり）も照らせば光る」など	正常：不明瞭な発語はなく，正確な言葉を用いる 異常：発語が不明瞭であったり，間違った言葉を使ったり，話すことができない ◆ろれつが回らない，言葉が出ない，意味不明なことを言う

判定：上記3所見のうち「1つでも」異常がある場合，脳卒中である確率は72％である．3所見のすべてで異常がみられる場合，脳卒中である確率は85％を超える

アメリカ心臓協会（American Heart Association）：ACLS（二次救命処置）プロバイダーマニュアル AHAガイドライン2010準拠，シェパード，2012，p.137．より引用一部改変

- 意識障害のある患者が収縮期血圧160mmHg以上のときは頭蓋内病変（脳卒中，髄膜炎）の可能性を疑う．90mmHg以下であれば頭蓋内病変の可能性は低くなり，心血管性やショックなどの可能性が高くなる．
- 血圧上昇（脈圧の拡大）および脈拍低下（徐脈）がみられる場合は，頭蓋内圧が亢進している可能性がある（クッシング徴候）．
- 視床・視床下部の障害ではチェーン-ストークス呼吸，脳幹の呼吸中枢に障害があると不

規則な呼吸（ビオー呼吸，失調性呼吸）がみられることがある。

＜ドクターコール＞

意識障害のある患者は，バイタルサインの測定，意識レベルの確認など患者の状態の把握や静脈路の確保などの処置と並行してドクターコールする。特に，切迫する状態では，緊急を要することが多く，迅速な診断・治療が重要である。

患者の状態	疾患・病態
短時間での急激な意識レベルの悪化（切迫する状態）	くも膜下出血，急性硬膜下・硬膜外出血 脳卒中（脳梗塞・脳出血）
急性発症の激しい頭痛，悪心・嘔吐	脳出血・くも膜下出血 髄膜炎（持続する，増悪する頭痛）
血圧上昇や低下，頻脈などの循環動態が不安定，交感神経緊張症状（冷汗，末梢の冷感など）	ショック（出血性，敗血症，呼吸不全，心・血管性など） 脳卒中，低血糖
発熱と頭痛，髄膜刺激症状（項部硬直，ケルニッヒ徴候，ブルジンスキー徴候など）	髄膜炎
異常な呼吸	視床・視床下部の脳卒中
巣症状（運動麻痺や感覚障害，言語障害，瞳孔不同など）	脳卒中（脳梗塞・脳出血）

3 意識障害を起こす疾患

意識障害は的確・迅速な鑑別診断と早期治療が重要であるが，意識障害をきたす疾患は多種多様である。AIUEO TIPS（アイウエオチップス，表1-2）などを利用し，病歴聴取，フィジカルアセスメントで臨床推論し，原因疾患を検索していく。

4 意識障害のある患者の健康歴の聴取

意識障害のある患者は緊急性を要することが多いが，患者本人からの病歴聴取が難しい場合が多い。家族や目撃者，救急隊員から発症時の情報を含めポイントをしぼった病歴聴取を行う。聴取する内容に重複する部分もみられるがOLDCARTSを使用する。

1）いまある症状のアセスメント（現症）
（1）Onset（症状の始まり）

> 質問例
>
> 「症状はいつ始まりましたか？」
> 「症状は突然始まりましたか？」
> 「どのような環境，状況で発見されましたか？」
> 「患者さんの正常な状態を確認した最終時間はいつですか？」

表1-2　AIUEO TIPS（アイウエオチップス）

A	Alcohol（アルコール） Acidosis（アシドーシス）	急性アルコール中毒，ビタミンB_1欠乏症（ウェルニッケ脳症） 代謝性アシドーシス
I	Insulin（インスリン） 低血糖・高血糖	低血糖，糖尿病性ケトアシドーシス（DKA）
U	Uremia（尿毒症）	尿毒症性急性腎不全
E	Encephalopathy（脳症）	肝性脳症，肝障害（肝炎），肝不全，高血圧性脳症，高血圧緊急症，脳炎，髄膜炎，ヘルペス脳炎
	Endocrinopathy（内分泌障害）	甲状腺クリーゼ（甲状腺機能亢進症），粘液水腫（甲状腺機能低下症），副甲状腺クリーゼ，副腎クリーゼ
	Electrolytes（電解質異常）	低または高Na，K，Ca，Mg血症，電解質異常
O	Opiate or other overdose（薬物中毒）	薬物中毒（麻薬など）
	Oxygen（低酸素）	低酸素血症（肺炎，気管支喘息，気胸，心不全，肺塞栓，高山病，肺挫傷），CO_2ナルコーシス，CO中毒，呼吸不全
T	Trauma（頭部外傷）	脳挫傷，急性硬膜下血腫，急性硬膜外血腫，慢性硬膜下血腫
	Temperature（高・低体温）	偶発性低体温症，悪性症候群，熱中症
I	Infection（感染症）	髄膜炎，脳炎，脳膿瘍，敗血症，呼吸器感染症など
P	Psychogenic（精神疾患）	精神疾患，過換気症候群
S	Shock（ショック）	各種ショック
	Seizure（けいれん）	てんかん，けいれん
	Stroke/SAH（脳血管障害/くも膜下出血）	脳梗塞，脳出血，くも膜下出血，脳血管障害
	Syncope（失神）	心原性，神経調節性，起立性など

　発症時間，または患者の正常な状態を確認した最終時間（発症時刻）を特定する。

　安静時や起床時の発症であれば，アテローム血栓性脳梗塞が考えられる。脳出血や心原性脳塞栓症は，活動時の発症が多い。

　急性期脳梗塞の組織型プラスミノゲンアクチベータ（tissue plasminogen activator：t-PA）の適応は発症3時間以内であり，発症時間を特定することは重要である。

　また，発見された環境や発症時の状況も重要な情報となる。低酸素状態（一酸化炭素中毒などが疑われる場合は，空調を確認し，においをかいでみる）の可能性，薬物中毒や薬物の過剰摂取（周辺に薬瓶や薬包，残薬がないか），アナフィラキシーショック（食物，薬剤，接触物）の可能性を考え，発症時・発見時の環境について発見者から情報を得る。

（2）Location（部位）

> 質問例
>
> 「顔がゆがむ，口がもつれるなどの症状がありますか？」
> 「手足に力が入らない，またはしびれるなどの症状がありますか？」
> 「どこが痛みますか？」

　顔面や四肢の運動麻痺や構音障害などの巣症状の有無，頭痛や頸部痛などの疼痛，不快症状の有無とその部位を確認する。

（3）Duration（持続時間）

> **質問例**
> 「症状はどのくらい続いていますか？」

　意識障害が徐々に悪化していないか確認し，一過性か遷延性かを確認する。

（4）Characteristic（特徴）

> **質問例**
> 「意識障害の出現前後にどのような症状がありましたか？」（具体的に語ってもらう）

　意識障害の出現前後に頭痛，けいれん，悪心・嘔吐，運動麻痺，構音障害，発熱などの随伴症状があったかを確認する。

（5）Alleviating/Aggravating（寛解・増悪因子）

> **質問例**
> 「どのような状況で症状が強くなりますか？　また，どのような状況で和らぎますか？」

　意識障害が悪化したり，改善したりすることがあったかを確認する。また，どのようなときに悪化したり，改善したりしているのかを聞く。たとえば，内服薬（降圧薬や血糖降下薬，抗凝固薬，鎮静薬，抗精神病薬など）との関係，頭痛や悪心・嘔吐，血圧低下や上昇，姿勢（または体位）が関係しているかなどを確認する。

（6）Radiation（放散痛）

> **質問例**
> 「症状は悪化していますか？」

　意識レベルや随伴症状（頭痛，悪心，巣症状）が悪化しているかを確認する。

（7）Timing（タイミング）

> **質問例**
> 「1日のなかで症状が強くなったり弱くなったりする時間はありますか？」

　意識状態に波はあるか，夜間に増悪していないかを確認する。最近の環境の変化があれば，せん妄の可能性も考えられる。

（8）Severity（程度）

> **質問例**
> 「意識レベル（覚醒度）はどのくらいですか？」
> 「どのくらい続いていますか？」

　意識レベル（覚醒度），持続時間（遷延性）を確認する。
　随伴症状については，ドクターコールの項，p.41を参照。

2）意識障害の生活への影響

　慢性硬膜下血腫は，外傷により硬膜下に微小な出血が起こり，血腫の増大とともに失禁や認知障害，歩行障害などの症状が現れる。高齢者やアルコール多飲者にみられることがある。徐々に進行する軽度の意識障害（特に認知機能）の場合には，外傷歴，過去の転倒歴（3か月程度までさかのぼる）がないか聞くことが重要である。

3）既 往 歴

- 低血糖発作や高血糖の可能性がある場合：糖尿病の既往，血糖降下薬の内服，インスリンの使用の有無，最終服薬または使用時間について尋ねる。
- 脳血管障害のリスクである動脈硬化に関連した既往歴の有無（糖尿病，高血圧，脂質異常症）と脳卒中・心疾患（特に不整脈）などの治療歴，内服薬（抗凝固薬，血流改善薬など）の有無を確認する。
- 代謝性脳機能障害の可能性がある場合：肝硬変，腎疾患（血液透析，腎機能低下など）を確認する。
- 薬物の過剰摂取，薬物中毒の可能性がある場合：てんかん・精神疾患・認知症などの既往，抗精神病薬・鎮静薬・麻薬などの内服薬と最終服薬時間を確認する。

4）個人歴・社会歴・渡航歴

- 喫煙歴，飲酒歴を確認する。
- 髄膜炎・脳炎の可能性がある場合：海外渡航歴，歯・鼻などの治療歴，先行する発熱，ウイルス感染の有無を確認する。
- アレルギーの有無と食物・薬剤・ラテックスなどアレルゲンの曝露歴を確認する。
- ストレス状態，家庭・職場での精神状態を確認する。

5）Review of systems (ROS)

- ●全身：発熱，過去の発熱歴→髄膜炎，脳炎，敗血症による意識障害の可能性。
- ●皮膚：発疹の有無→アレルギー，感染症による意識障害の可能性。
- ●頭頸部：頭痛・頸部痛，めまい，悪心・嘔吐の有無，ろれつの回りが悪い，顔がゆがむ，嚥下困難感の有無→髄膜刺激症状，頭蓋内圧亢進症状，巣症状。
- ●胸部：咳嗽，呼吸困難，動悸，胸痛→呼吸不全，循環不全などによる低酸素による意識障害の可能性。
- ●腹部：腹痛，下痢，下血，→出血性ショックによる意識障害。排尿時痛，背部痛→尿路感染による敗血症。
- ●四肢：しびれ，脱力感 →巣症状。

5　フィジカルアセスメント

　意識障害のある患者のフィジカルアセスメントは，意識レベルとともに随伴する症状に

ついて神経学的検査を行い評価する。神経学的検査は多数あるので，意識障害の程度や重症度に合わせて選択する。脳神経や高次脳機能についての神経学的検査は，患者の協力が必要なものも多い。ここでは意識障害出現時の比較的緊急，迅速に行うフィジカルアセスメントを示す。

1）手　順

病歴聴取で得た情報を念頭に置きながら，診察を行う。意識レベル，バイタルサインを確認後，「視診→触診→打診→聴診」の順に行い，神経学的所見，髄膜刺激症候を確認する。

2）意識レベル，バイタルサイン

意識レベルは，JCSまたはGCSを用いて評価する。意識レベルが低下している場合は舌根沈下を起こしやすいため，舌根沈下が疑われたら気道を確保する。また，クッシング徴候を認めた場合には，頭蓋内圧が上昇している可能性があるため速やかに医師に連絡する。

3）視診・神経学的所見

転倒などで受傷が疑われる患者は，頭部および顔面の外傷の有無（皮下出血，皮膚の変色，裂傷・擦過傷，腫脹など）を確認する。

（1）瞳　孔

室内はやや暗めにし（できれば一定の条件下で），患者の眼の外側からすばやくペンライトの光を当て，瞳孔の大きさ（表1-3），縮小するスピードや反応の左右差をみる。瞳孔の大きさが正常で左右差がなく，対光反射が保たれていれば中脳は障害されていない。

●**対光反射**：瞳孔が光に反応して縮小する反射。意識障害時の対光反射の消失は，脳ヘルニアや脳の広範囲な障害を示唆する。

一側の瞳孔散大と対光反射消失ではテント切痕ヘルニアが疑われ，重篤な脳障害が示唆される。

（2）眼　位

障害部位により特徴的な位置異常がみられるため，障害部位が推測できる。

●**共同偏視**：眼球運動障害の1つで，両眼の一方向への病的偏位をいう（図1-2）。

テント上病変時（被殻部）の眼球は障害側に偏位する。ただし，脳出血急性期や二次性

表1-3　瞳孔の大きさ

瞳孔の状態	瞳孔の大きさ	原　因
正　常	2.5～4mm	
縮　瞳	2mm以下（ピンホール）	・橋の下行する交感神経線維が出血などで障害されることで起こる ・サリチル酸やモルヒネ，バルビツール酸中毒などでもみられる
散　瞳	5mm以上	・両側の散瞳は延髄の障害でみられ，脳死状態，重篤な低酸素脳症，低血糖による意識障害でも散瞳傾向となる ・アルコールや一酸化炭素中毒などでもみられる
瞳孔不同 (anisocoria)	瞳孔径の左右差が1mm以上	・瞳孔の大きいほうに病変がある

患側への共同偏視	健側への共同偏視	正中位で固定	内下方への偏位
被殻部の障害	小脳・視床の障害	橋の障害	視床の障害
←健側	←健側	瞳孔は縮瞳	鼻先を見つめるような眼位（鼻尖位）

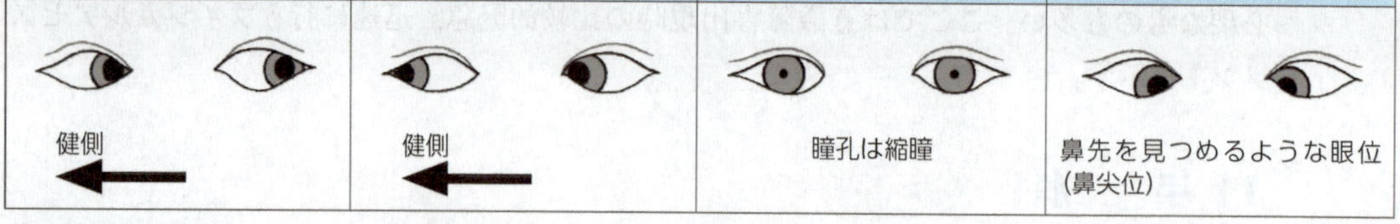

図1-2　共同偏視

てんかんのような刺激性病変であれば逆になる。また，小脳や視床の病変時の眼球は病巣の反対に偏位する。視床や中脳の障害時は両眼下方への眼球変位（鼻先を見つめるような眼位：鼻尖位）となる。

睡眠中，正常者の眼球は上方へ偏位している。深昏睡の場合の両眼球は，軽度の外転位となる。

（3）患者の肢位

患者の横たわっている姿勢や自発性運動の有無，痛み刺激で引き起こされる肢位，姿勢などにより麻痺の有無を判断することができる。片麻痺患者の場合，麻痺側の上肢は回内位をとりやすく，下肢は外転・外旋位をとりやすくなる。

①**重度の脳障害時にみられる特徴的な肢位**（図1-1参照）

● **除皮質硬直**：大脳の広範な障害（内包から大脳脚にかけての皮質脊髄路）により，上肢が屈曲し下肢が伸展または内旋する。

● **除脳硬直**：延髄よりも中枢側（中脳や橋）の障害により，四肢の抗重力筋が収縮することでみられる。

②**羽ばたき振戦**

姿勢を保持することが困難な不随意運動の一種で，肝臓疾患に特徴的とされる。肩関節を支点にして，上肢全体が羽ばたくように大きく動く不随意運動を羽ばたき運動という。肝性昏睡早期，尿毒症などの代謝疾患による脳機能障害の初期や脳血管障害でもみられる。

（4）髄膜刺激症候（図1-3）

髄膜炎やくも膜下出血などにより髄膜が刺激されたときにみられる症候の総称で，頭痛，羞明，嘔吐などの症状が生じ，この苦痛を最小限にしようとする姿勢をとる。この防御反

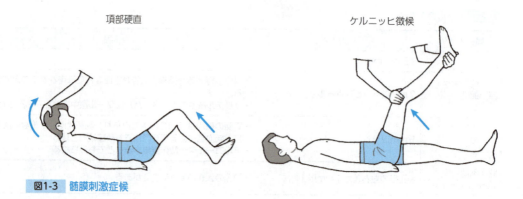

図1-3　髄膜刺激症候

応の有無を他動的に髄膜を伸展させることで確認し、髄膜刺激症候があるかを評価する。

くも膜下出血では髄膜を刺激することで疼痛が生じ、再出血の危険性を高めるため、髄膜刺激症候の診察は迅速かつ最小限に行う。

①項部硬直

他動的に患者の頭部を下顎が前胸部につくまで屈曲する（neck flexion test）。抵抗や痛みがある場合は髄膜刺激症候がある。

②ケルニッヒ徴候

患者の片側の股関節、膝関節を90度に屈曲し、股関節を135度以上になるようにゆっくり伸展させていく。両側ともに抵抗（頭痛の悪化）により135度以上伸展できない場合は髄膜刺激症候がある。

③jolt accentuation

2～3回/秒の速さで首を水平に横に振ったときの頭痛の増悪をいう。増悪すれば陽性である。髄膜炎では感度が高い。

（5）構音障害

意図したとおりに音を出して話すことができず、発音、抑揚、スピードなどが障害されることで、ろれつが回らず、言葉がもつれる。脳の言語野が障害される失語症ではなく、大脳皮質から延髄、口腔周囲筋までの伝達経路が障害されることで生じる。

CPSSの言語障害のテストを行う（表1-1参照）。または、意識レベルの確認や病歴聴取の際に患者の話し方を観察し評価する。

●カーテン徴候（図1-4）：口を開いて「あーっ」と発生してもらうか、舌圧子で舌や軟口蓋を刺激したときに、軟口蓋が上がらず、咽頭の粘膜があたかもカーテンのように患側から健側に引かれる徴候（軟口蓋反射の消失）をいう。大脳から両側性に支配を受けている舌咽神経、迷走神経が障害されると、咽頭筋や軟口蓋の運動が障害され、構音障害が生じる。

（6）顔面神経チェック

CPSSの顔面のゆがみのテストを行う（表1-1参照）。顔面の額（前頭筋）は神経の両側支配を受けているため、片側の中枢神経が障害されても額のしわ寄せをすることができる。そのため、顔面神経の障害を判断するときは、顔の下2/3に障害があるか、口角挙上試験

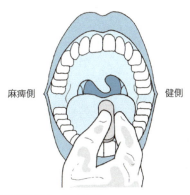

図1-4 カーテン徴候

表1-4 徒手筋力検査（MMT）の評価

筋　力	評価基準
5 (normal)	重力および強い抵抗を加えても運動可能
4 (good)	重力および中等度の抵抗を加えても関節運動が可能
3 (fair)	重力に逆らって関節運動が可能であるが，それ以上の抵抗を加えればその運動はできない
2 (poor)	重力の影響を除去すれば，その筋の収縮によって関節運動が可能
1 (trace)	筋収縮はみられるが，それによる関節運動はみられない
0 (zero)	筋収縮がまったくみられない

（「イー」と大きく口を開けて言ってもらう）や閉眼運動（両眼をギュッとつぶる）での表情筋の動きの左右差を評価する。

　額や片側の表情筋に麻痺がある場合は，顔面神経の末梢障害（ベル麻痺）の可能性が考えられる。

（7）運動障害

①歩行状態，動作

　患者の歩行状態や動作により下肢の麻痺の有無や脱力，感覚異常の有無を評価する。

　引きずり歩行，円弧歩行（片麻痺の存在），酩酊様歩行（小脳障害），小刻み歩行（大脳基底核障害）などがみられる。

②麻痺の程度の評価

　四肢の筋力を評価し，上・下肢の筋力に差があるか，麻痺の程度を評価する方法に，徒手筋力検査（manual muscle test：MMT，表1-4）がある。四肢で行い，左右差の有無を確認する。筋力が完全に消失している場合を完全麻痺といい，筋の緊張がみられる場合を不完全麻痺という。

　麻痺の存在（左右差）を簡便に確認する方法にバレー試験がある。バレー徴候の有無を確認する。

＜意識障害が軽微で患者の協力が得られるとき＞

●**上肢バレー試験（図1-5）**：両上肢の手のひらを上にして前方に水平に挙上し閉眼してもら

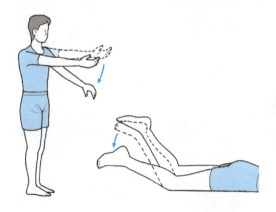

図1-5　バレー試験

う。麻痺があれば患側の手は内旋し徐々に落下してくる（CPSS，表1-1参照）。
- **下肢バレー試験（図1-5）**：腹臥位にし，下腿を約135度くらいになるよう膝を屈曲させて保持する。麻痺があれば患側の下肢は徐々に落下してくる。

＜意識障害が強い場合＞
- **腕落下試験**：両側の上肢を垂直に持ち上げて急に離すと，健側はゆっくり落ちるのに対し，麻痺側は抵抗なく急速に落下する。
- **膝落下試験**：仰臥位で膝関節を約45度曲げ，膝を立たせておいて支えていた手を急に離すと，麻痺側の下肢は外側に倒れ，伸展しつつ外旋・外転位をとる。

4）触　　診
頭部および顔面を触診し，腫脹や疼痛の有無を確認する。
上・下肢の関節を動かすことで筋の緊張の有無を確認する。

5）打　　診
意識障害がある患者の打診では，ハンマー（打腱器）などを用いて深部腱反射や末梢神経障害，筋トーヌスなど神経学的所見の確認のため行う。
- **深部腱反射**：深部腱反射の亢進は中枢神経系の疾患を示唆し，反射の減弱・消失は感覚系の障害，その反射に関係する髄節の障害，または末梢神経障害を示唆する[4]。
主な深部腱反射として，上腕二頭筋反射（C5・6），上腕三頭筋反射（C6・7），回外筋反射（C5,6），膝蓋腱反射（L2～L4），アキレス腱反射（主にS1）がある。
- **下顎反射**：口を半開きにしてハンマーで下顎を叩き，口の閉じ方をみる。下顎反射の亢進は皮質橋路の両側性障害で起こる。
- **腹壁反射**：仰臥位で膝を軽く立てた状態で，綿棒の柄や舌圧子を用いて，腹壁の両側から上下から臍に向かって素早くこする。腹筋の収縮や臍が刺激されたほうに動く。動きがない場合は反射の消失と判断する。腹壁反射の消失は錐体路障害と反射弓障害の両方で起こる。
- **病的反射（バビンスキー反射：足底伸筋反射）**：足の裏の外縁を踵からつま先に向かってこすると，母趾が反り（背屈し）他の4趾が開く（開扇現象）。脊髄を反射弓とする脊髄反射の1つで，正常時には現れない病的反射である。これは上位中枢の障害を示唆する錐体路徴候で，意識障害に随伴してみられる場合は大脳皮質の障害を示唆する。

6）聴　　診
- **頸動脈の血管雑音**：動脈硬化などによる頸動脈狭窄の有無を確認する。聴診器のベル型を用い，甲状軟骨上縁のすぐ後ろから下顎角の直下までの領域で頸動脈雑音を聴取する。ほとんどの頸動脈雑音は収縮期に聴取されるが，狭窄が高度になると収縮期と拡張期の両相に持続性血管雑音が聴取されることがある。

> **コラム　ABCD² スコア**
>
> 　一過性脳虚血発作（transient ischemic attack：TIA）は，「局所の脳，脊髄，網膜の虚血により生じる一過性神経学的機能障害で，脳梗塞を伴っていないもの」と定義される[5]。TIA発症後早期（48時間以内）に治療を受けた場合，以降の脳卒中発症率が軽減され，6か月後の後遺症が軽減することが報告されている。TIA後の脳梗塞発症の危険度予測にABCD² スコア[6]がある。
> ①Age（年齢）：60歳以上（1点）
> ②Blood pressure（血圧）：収縮期140mmHg以上，または拡張期90mmHg以上（1点）
> ③Clinical feature（臨床症状）：片麻痺（2点），麻痺のない言語障害（1点）
> ④Duration（持続時間）：60分以上（2点），10〜59分（1点）
> ⑤Diabetes（糖尿病）：あり（1点）
> 　①〜⑤でスコア化し，TIA発症72時間以内でスコア3点以上の患者は入院治療が推奨されている。

6 臨床推論トレーニング

　意識障害のあるケースをもとに，健康歴の聴取，フィジカルアセスメントの実践例を紹介する。

●患者の状態

　Cさん，58歳，男性。

　A看護師が検温のために訪室すると，Cさんはいびきをかいて眠っていた。声をかけても覚醒しない。肩を何度かゆすると開眼し，「は〜い」と返答するがまたすぐ眠ってしまった。何度か声をかけるが同様の反応であったため，何かおかしいと思い，リーダーのB看護師（看護師経験8年目）に報告した。B看護師はCさんの意識状態を観察し，A看護師とバイタルサインの測定やモニターの装着，静脈路の確保などを行い，主治医へ報告した。Aさんは，医師の診察後，頭部CTにて脳出血が確認され，手術目的で脳神経外科へ転科することとなった。A看護師は，Cさんの意識障害の評価やアプローチがうまくできなかったと感じ，意識障害がある患者のフィジカルアセスメントの方法についてB看護師に相談した。B看護師は，教育の目的でA看護師に，一緒にCさんの記録をし，脳神経外科病棟へ申し送りを行うことを提案した。

A：意識障害を評価するためのアプローチがうまくできませんでした。どうしたらよかったのでしょうか…。

B：そうですね。JCSとGCSの評価から一緒に振り返ってみましょう。意識状態の評価は患

者さんとの最初の接触，第一印象から始まっています．何も刺激しない時点で患者さんがどのような反応をしているのかは大切な情報です．自発的に開眼している，周囲を見回す，医療者や周囲の人を認識しているようであれば，JCSではⅠ桁と判断できますし，GCSではE4であることがわかります．

🅰：はい．

🅱：次に，意識障害がある患者さんのバイタルサインがどうかということは，原因疾患を鑑別していくうえでも重要な情報ですし，急変時や救急時の対応では，まずABCが安定していることが重要なので，ABCを確認します．ABCはわかりますね？

🅰：はい，Aは気道の評価で気道が確保されているかどうか，Bは呼吸の評価で，呼吸音や呼吸数，経皮的酸素飽和度（SpO_2）を測定します．Cは循環の評価で，血圧や脈拍，皮膚や爪の色などをアセスメントします．バイタルサインの測定と評価ですね．

🅱：そうです．意識の評価はABCDEのD（dysfunction of central nervous system）にあたり，中枢神経の機能障害の評価です．ABCを評価するときに，名前の呼びかけや話しかけに対して患者さんがどう反応するかを観察することで大まかな意識の評価ができます．

質問に答えることができたり，従命動作に応じることができれば言語を理解しているといえます．あとは見当識の内容の正確さを確認すればいいでしょう．名前や生年月日，場所や時間などの質問をします．JCSではⅠ桁のなかの0なのか，見当識障害がみられる2や3なのかがわかります．GCSではVの項目の判定をすることができます．会話が成立しているなら5，混乱しているなら4となります．上肢を挙上するなどを行ってもらえば，Mも判定することができますね．

🅰：なるほど，そうですね．

🅱：自発的に開眼していない，話しかけに反応がないまたは曖昧な場合は，刺激を与え反応を確認します．刺激は呼びかけから始めて徐々に強くしていきます．

大きな声で呼びかける，または肩をたたくなどをし，それでも開眼または覚醒しない場合は痛み刺激を行います．胸骨部や腋窩部，爪床部などを刺激します．ここで開眼すればJCSではⅡ桁，開眼しなければⅢ桁になるわけです．GCSではE2またはE3にあたり，開眼しなければE1となりますね．

JCSではどの段階で開眼するか，開眼しなければ痛み刺激にどのような反応をするかだけを評価の対象としています．GCSでは，それぞれの項目別に評価していますので，痛み刺激で開眼する人でも，見当識障害がある人とない人，従命動作に応じることができる人と反応がない人などを区別することができます．これで重症度の違いをより明らかにすることができますね．また，最良の反応を評価するので，VやMの反応があいまいだったり，みられない場合は痛み刺激で反応をみます．それでは，Cさんの意識状態をJCSとGCSで評価してみましょう．

🅰：はい，最初はいびきをかいて眠っているようで，覚醒していませんでした．「Aさん」と声をかけましたが反応がなく，肩を何度か揺すって開眼されたので，JCSではⅡ桁の20にあたり，GCSではE3です．

🅱：いいですね．JCSはⅡ-20でいいと思いますよ．GCSの評価を進めましょうか．

Ⓐ：はい。開眼されたときに「はい」と返答があったのと，静脈路確保の痛み刺激時に「痛い」と言っていましたのでV3です。Mは上下肢の挙上についての従命動作がみられたので，V6だと思います。GCSはE-3，V-3，M-6で12です。

Ⓑ：そうですね。よくできました。意識障害のある患者の場合は，バイタルサイン，意識の評価とともに，瞳孔，対光反射の有無と左右差，眼球偏移の有無などをペンライトを使用してチェックします。また，上下肢の麻痺の存在，顔面のゆがみや構音障害の有無をチェックして報告すると患者さんに何が起こっているのかを予測するのにずいぶん役立ちます。GCSのMを評価するときに，上下肢の動きに左右差があるかを同時にアセスメントし，Vを評価するときにろれつの回りが悪いか，顔面のゆがみがないかをアセスメントします。このように効果的に，迅速にアセスメントすることが大切ですね。

Ⓐ：わかりました。

Ⓑ：それでは，バイタルサインはどうでしたか？

Ⓐ：血圧が168/86mmHg，脈拍84回/分，呼吸回数は20回/分で，いびき様呼吸，SpO₂は94％，医師の指示で酸素が開始になりました。

Ⓑ：それでは，不足している情報を収集するために「OLDCARTS」に沿って，情報を整理してみてはどうでしょう？

Ⓐ：はい，やってみます。

　A看護師は，B看護師のアドバイスを受け，情報を整理した。皆さんもどの情報がたりないのか一緒に考えてみてください。

●OLDCARTSによる情報整理

AさんがOLDCARTSで整理した内容は，以下のとおりである。下線の部分が，最初の情報収集で得られなかった内容である。

> O（症状の始まり）：14：30の検温時にベッドに臥床している状態で発見された意識障害。12：30に下膳のため歩行されていたのをみたのが，覚醒しているCさんの最終情報である。
> L（部位）：意識障害，右上下肢の麻痺。
> D（持続時間）：意識障害は発見時（14：30）より持続している。
> C（特徴）：肩を揺すると開眼し，返答する。同室者によると，昼食時に「ちょっと頭が痛い，手がしびれる」と言っていた。体位の変換時に嘔吐した。悪心の持続はなし。
> A（寛解・増悪因子）：なし。
> R（放散痛）：頭痛の自発的な訴えはない。今までに同様のエピソードはなかった。
> T（タイミング）：なし。
> S（程度）：JCS Ⅱ-20，GCS12点，E-3，V-3，M-6。
>
> ＜随伴症状＞

意識障害に加え，
発熱（36.8℃），感染症歴，海外渡航歴なし，ペット飼育歴なし，項部硬直なし，けいれんはない，→髄膜炎，脳炎の可能性は低い。
発症前駆症状の頭痛，右上下肢の麻痺，嘔吐，血圧の上昇，いびき様呼吸→巣症状から頭蓋内病変（脳卒中）の可能性が高い。
外傷歴，頭部外傷の所見なし→急性または慢性硬膜下血腫の可能性は低い。

B：急激な意識障害の出現と上下肢の右麻痺，血圧の上昇やいびき様呼吸から，頭蓋内病変が疑われますね。意識障害出現時の患者さんの覚醒の最終確認時間の情報や意識の評価，瞳孔径などの神経学的所見のフィジカルアセスメントが抜けていましたね。それでは，不足しているCさんのフィジカルアセスメントを一緒に確認していきましょう。

A：はい。

＜フィジカルアセスメントの結果＞

- **バイタルサイン**：BP168/86mmHg，降圧薬（ニカルジピン2mg静脈注射）を使用し122/80mmHgに下降した。P84回/分（整），呼吸回数20回/分，いびき様呼吸，T36.8℃，SpO$_2$94％（室内気）にて酸素3Lカニューレで開始し99％に上昇。
- **全身状態**：身長167.2cm，体重66.2kg，BMI23.7，肢位の異常なし。構音障害なし。
- **頭頸部**：頭部外傷なし。項部硬直なし，ケルニッヒ徴候なし。顔面のゆがみなし，カーテン徴候なし。構音障害なし。眼球結膜に貧血・黄疸なし，眼瞼浮腫なし，皮膚皮疹なし。頸部血管雑音左右とも聴かれない。体位変換時に食物残渣様の嘔吐あり。その後，悪心・嘔吐の持続なし。
- **胸部**：心雑音なし，左右呼吸音良好，気管支部にいびき音が軽度聴かれる。
- **腹部**：平坦で柔らかい，腸雑音全体に（＋），腫瘤，圧痛なし。下血なし。
- **四肢**：上下肢に浮腫なし。上腕二頭筋，三頭筋反射：右＞左，膝蓋腱反射，アキレス腱反射：右＞左。バビンスキー徴候左右とも陰性。

＜神経学的所見＞
　閉眼しており肩を揺さぶる動作で開眼，返答する。JCSⅡ-20。GCS12点（E3，V3，M6）。
　瞳孔径：両側2.5mm，瞳孔不同なし。対光反射：両側良好（++），眼球運動：従命に応じず判定不能，病的偏位なし。

＜上肢の運動系＞
　腕落下試験：右側上肢落下。
　右上肢MMT：2　ベッドの上を水平に動かす，筋トーヌス（＋）。
　左上肢MMT：5　重力に逆らって挙上する。

＜下肢の運動系＞
　膝落下試験：右側下肢落下。
　右下肢MMT：2　足関節の底背屈運動　筋トーヌス（＋）。
　左下肢MMT：5　重力に逆らって挙上する。

🅑：アセスメントできましたか？
🅐：はい。必要な項目がわかりました。
🅑：それでは，得られた情報を記録しましょう。記録は多くの人が読みますから，簡潔でわかりやすくまとめることが必要です。semantic qualifier（SQ）を使って記録してみましょう。一緒に既往歴などアセスメントした内容も記載してみてください。
🅐：はい。

●semantic qualifier（SQ）を用いた記録

Aさんは，以下のように情報を記録した。

> ●**現在の症状**：Cさん，58歳，男性。5日前に胃痛，下血があり消化器内科を受診し，胃潰瘍からの出血と診断され入院していた。本日，14：30に看護師が意識の低下を発見した。意識の評価は，JCSⅡ-20（傾眠があり，肩を揺さぶる刺激で開眼する）。GCS12点；E-3（揺さぶる刺激で開眼），V-3（見当識や質問には答えることができない，会話は成立しないが「はい」「痛い」などの発語がある），M-6（命令に従って上下肢を挙上する）であった。Cさんが覚醒していた最終確認時間は12：30頃で，同室者によると，昼食時に頭痛と手のしびれを感じると言っていた。
>
> ●**その他の症状**：瞳孔径両側2.5mm，瞳孔不同なし，対光反射良好（++），病的眼球偏位なし。顔面のゆがみなし，構音障害なし。MMT：上肢：右2・左5，下肢：右2・左5。自発的な頭痛の訴えはなし。痛みにより顔をしかめるなどの表情の変化もない。体位変換時に1度嘔吐した。悪心の持続はない。
>
> ●**バイタルサイン**：BP168/86mmHgのため降圧薬（ニカルジピン2mg静脈注射）を使用し，122/80mmHgまで下降した。P84回/分（整），T36.8℃。R20回/分，いびき様呼吸，SpO_2 94％。酸素3Lカニューレで開始し，99％に上昇した。
>
> ●**既往歴**：
> ①糖尿病：52歳より近医クリニックに通院，内服継続中。
> ②高血圧：52歳より近医クリニックに通院，内服継続中。
>
> ●**内服薬**：Ca拮抗薬とARB配合薬を1日1回朝。SU薬を1日1回朝。DPP4阻害薬を1日2回朝・夕。
>
> ●**アレルギー**：なし。
>
> ●**入院歴**：今回の入院以外はなし。
>
> ●**家族歴**：父は大腸がんで76歳のときに死亡。母は糖尿病であるが存命。兄弟2人すべて存命。弟は糖尿病。

🅑：記録ができましたね。これで，脳神経外科病棟に申し送りもできますね。
🅐：はい，情報をまとめることで，頭のなかも整理することができました。
🅑：それでは，転科の前にもう一度，バイタルサインの測定と意識状態を評価し，病状が悪化していないか確認しましょう。
🅐：はい，わかりました。まずは一人でCさんのところに行ってきます。

【文献】
1) 医療情報科学研究所：病気がみえるvol.7 脳・神経，メディックメディア，2011．
2) 日本内科学会認定医制度審議会救急委員会編：内科救急診療指針，日本内科学会，2011，p.42-47，123-129．
3) アメリカ心臓協会（American Heart Association）：ACLS（二次救命処置）プロバイダーマニュアル　AHAガイドライン2010準拠，シェパード，2012，p.137．
4) Bickley L.S著，福井次矢・井部俊子日本語版監修：ベイツ診察法，メディカル・サイエンス・インターナショナル，2008，p.30．
5) Easton JD, Saver JL, et al：Definition and evaluation of transient ischemic attack: a scientific statement for healthcare professionals from the American Heart Association/American Stroke Association Stroke Council, *stroke*, 40(6):2276-93, 2009.
6) Johnston SC, Rothwell PM, Nguyen-Huynh MN, et al：Validation and refinement of scores to predict very early stroke risk after transient ischaemic attack, *Lancet*, 369 (9558)：283-292, 2007.
7) 松村理司：診察エッセンシャルズ，新訂版，日経メディカ開発，2009．
8) 小畑達郎・他編：外来医マニュアル，第2版，医歯薬出版，2010．
9) 小畑達郎・他編：第4章　内科　意識障害，当直医マニュアル2012，第15版，医歯薬出版，2012，p.118
10) 大友康裕編：どこを見る・何を診る・鑑別診断につなげる救急患者のフィジカルアセスメント，エマージェンシー・ケア2011年夏季増刊，メディカ出版，2011．
11) 安田幸雄編：主要症候・医療面接がわかる，医学評論社，2010．

2 うつ（抑うつ状態）

うつ（抑うつ状態）のある人へのアプローチ

　うつ（抑うつ状態）の症状は，抑うつ気分（気分がめいる，楽しくない），意欲の低下（無気力，億劫），考えが浮かばない（決断できない），身体症状などにおおまかに分類されるが，初期の抑うつ状態のアセスメントにおいて特に重要なのが身体症状である。抑うつ状態の患者は，必ずしも自分が「うつ病である」という認識をもっているわけではなく，不眠，易疲労感，頭重・頭痛，肩こり，腰痛，食欲不振，腹部不快感，便秘，めまい感，動悸といった多様な身体症状を訴えて受診することが多いため，フィジカルアセスメントを慎重に行いつつ，精神症状もアセスメントする。

　頭痛，めまい，不眠症，自律神経失調症，更年期障害，循環器疾患，消化器疾患，糖尿病，認知症などの病態・病名をもち，長い経過をたどっている場合には，軽症うつ病が隠れている可能性を疑う。軽症と思われたものが中等度や重度のうつ病であったり，妄想や希死念慮を伴っていたりすることも少なくないので，精神科専門医と連携してケアにあたる。

1 うつ（抑うつ状態）とは

　「うつ」という言葉は，テレビや新聞などのメディアで取り上げられることが多くなり，「現代型（新型）うつ」や「○○うつ病」などの新しい用語も次々につくられている。また，躁状態とうつ状態を繰り返す双極性障害，若年者の軽症うつ病，うつ病に近接する様々な症候群の研究が盛んに行われており，うつ病の定義を一義的に決められない現状である。

　2013年に，米国精神医学会（American Psychiatric Association：APA）が，精神疾患の世界的な診断基準・診断分類である精神疾患の診断・統計マニュアル（Diagnostic and Statistical Manual of Mental Disorders：DSM）の第5版（DSM-5）を発表し，2014年には日本語訳も公開されたが，本項では「うつ」の定義を「日本うつ病学会治療ガイドライン Ⅱ．大うつ病性障害2012 Ver.1」[1]（以下，ガイドライン）に準じて整理した。ガイドラインでは，DSM-Ⅳ-TRによる大うつ病エピソードの診断基準を基軸にしているが，今後DSM-5版[5]への修正を視野に入れた改訂がなされる。精神科領域では一般的にうつ病といわれている病態を「大うつ病」と読み替えて対応していることが多い。そのほか，躁うつ病（双極性障害）や躁病，混合病相などの気分障害の様々な呼称を表2-1[3]に示す。

　以上より，うつ病とは，①抑うつ気分，②興味や喜びの著しい減退，③著しい食欲や体

表2-1 同一の気分障害に異なる呼称を用いる場合の相互関係

・うつ病と単極型（単極性）うつ病はほぼ同じ意味であり，DSM-IV-TRの大うつ病性障害におおむね対応する
・躁うつ病は，DSM-IV-TRの双極性障害とおおむね対応する
・気分障害はうつ病相・躁病相・混合病相の病相で構成されるが，各々DSM-IV-TRの大うつ病エピソード・躁病エピソード・混合性エピソードが該当する

日本うつ病学会監，気分障害の治療ガイドライン作成委員会編：大うつ病性障害・双極性障害治療ガイドライン，医学書院，2013，p.10．より引用

重の増減，④何らかの睡眠障害，⑤精神運動性の焦燥または制止，⑥易疲労性・気力の減退，⑦無価値感・罪責感，⑧思考力や集中力の減退・決断困難，⑨死についての反復思考（希死念慮，自殺企図）の症状のうち5つ以上が2週間以上持続し，生活上の変化を起こしている状態のことを指す。

　精神科以外の臨床場面で対応が必要となるうつ病（抑うつ状態）は，ベースとなる身体疾患に併発したものや，一時的にストレス過剰な状態から発症したものなどがある。また，うつ状態の長い経過をたどり薬物療法で症状が維持・安定している患者への対応も想定される。もちろん，治療を要する身体疾患の所見がなく，うつ病の症状のみが顕著な場合もある。その場合においても，身体疾患の可能性を一つひとつていねいに除外することから始め，うつ病そのものにアプローチするという手順が原則である。

2 トリアージ

　不安・焦燥感，希死念慮が強い，高齢者で抗うつ薬治療が難しい，低栄養状態にあるなど緊急性が高い場合は，抗うつ薬の変更や増量，修正型電気けいれん療法（modified electroconvulsive therapy：m-ECT）の導入の判断が必要となるため，速やかに専門医の受診へとつなげる。また，家族の協力や，消防・警察との連携を念頭に置いて対応する。

　外来受診中のうつ病患者の自殺危険率は，一般人口の5倍といわれている[4]。常に自殺のリスクを評価しながら対応する。

＜ドクターコール（入院が必要な場合）＞

患者の状態
希死念慮が強い（過去数日間のうちに自殺未遂を図ったことがある）
ほとんど経口摂取せず，衰弱がみられる（1か月で体重の5％以上の増減）
昏迷状態（外界を認識しているにもかかわらず，ほとんど外界からの刺激に反応しない状態）
不安・焦燥感（いらいら感）が激しい
自分自身の行動がコントロールできず，破壊的な行動や暴力的な行動（自傷他害）に至る

＜次の場合はすぐに受診＞

・外来治療ではなかなか改善しない。
・自宅ではゆっくり静養できない。

3 抑うつ状態を起こす疾患（状態）

身体疾患をもつ患者は，うつ病を発症しやすい（表2-2）[5]。抑うつ状態を含む気分障害を引き起こしやすい一般身体疾患と薬剤を表2-3 [6)7)] に示す。

4 抑うつ状態の患者の健康歴の聴取

OLDCARTSでうつ状態をアセスメントする。うつ病に関する現症を聴取する場合，治療者・患者関係が十分形成されていれば様々な情報が得られるが，そこまでに至らない関係の段階では，「診療やケアを提供するうえで重要な情報なので，教えていただきたいのですが」と断るなど，配慮して聴取を始める。

1）いまある症状のアセスメント（現症）

多様な身体症状が出現するため，身体疾患であると自身で判断し受診する場合が多い（表

表2-2 身体疾患のうつ病併発率

身体疾患	うつ病発症(%)
心疾患	17〜27
脳血管疾患	14〜19
悪性腫瘍	22〜29
アルツハイマー病	30〜50
パーキンソン病	4〜75
慢性疼痛を伴う身体疾患	30〜54
糖尿病	9〜26
再発するてんかん	9〜26
一般人口	10.3

Evans DL, Charney DS, Lewis L, et al：Mood disorders in the medically ill：scientific review and recommendations, *Biological Psychiatry*, 58（3）：175-189, 2005.

表2-3 気分障害（主として抑うつ状態）を引き起こしやすい一般身体疾患と物質

一般身体疾患	脳血管障害・神経変性疾患	脳卒中，パーキンソン病，ハンチントン病，認知症
	内分泌疾患	甲状腺機能亢進症または低下症，副甲状腺機能亢進症または低下症
	自己免疫疾患	全身性エリテマトーデス
	がん	膵がん
物質	中毒・離脱	アルコール，アンフェタミン，コカイン，アヘン類，フェンシクリジン，鎮静薬，睡眠薬，抗不安薬
	治療に用いられる薬剤	麻酔薬，鎮痛薬，抗コリン薬，抗てんかん薬，降圧薬，抗パーキンソン薬，抗腫瘍薬，強心薬，経口避妊薬，向精神薬（抗うつ薬，ベンゾジアゼピン，抗精神病薬），筋弛緩薬，ステロイド
	治療に用いられる薬剤（特に抑うつを引き起こしやすいもの）	大量のレセルピン，副腎皮質ステロイド，蛋白同化ステロイド，インターフェロン
	貴金属・毒物	ガソリンや塗料などの揮発性物質，有機リン系殺虫剤，神経ガス，一酸化炭素，二酸化炭素

髙橋三郎，他監訳：DSM-Ⅳ-TR精神疾患の診断・統計マニュアル，新訂版，医学書院，2004, p.387-394. より引用

2-4）[8]。また，受診したことにより新たな身体疾患が見つかることも少なくない。まずは身体症状についての医療面接や検査から始め，次に精神面の医療面接へと移行するほうが患者に拒否感をもたれない。把握すべき情報のリストを表2-5[9] に示す。

（1）Onset（症状の始まり）

> **質問例**
> 「最近の気分はいかがですか？」
> 「いつから体調がすぐれないのですか？」
> 「いつからよく眠れなくなったのですか（寝すぎるようになったのですか）？」
> 「気分が落ち込むきっかけになった出来事はありますか？」
> 「以前にも同じような症状に悩まされたことはありますか？」

抑うつ状態が先なのか，身体症状が先なのか本人でもわからないことが多い。表2-4で示

表2-4 うつ病における各種の身体症状の出現率

症 状	出現率(%)	症 状	出現率(%)
睡眠障害	82〜100	めまい	27〜70
易疲労・倦怠感	54〜92	耳鳴り	28
食欲不振	53〜94	異常感覚	53〜68
口 渇	38〜75	頭重・頭痛	48〜89
便秘・下痢	42〜76	背部痛	39
悪心・嘔吐	9〜48	胸 痛	36
体重減少	58〜74	腹 痛	38
呼吸困難感	9〜77	関節痛	30
心悸亢進	38〜59	四肢痛	25
性欲減退	61〜78	発 汗	20
月経異常	41〜60	振 戦	10〜30
頻 尿	70	発 疹	5

大熊輝雄編：躁うつ病の臨床と理論，医学書院，1990，p.99．より引用

表2-5 把握すべき情報のリスト

1）言い間違い・迂遠さの有無を観察
2）身長・体重・バイタルサイン（栄養状態を含む）
3）一般神経学的所見（パーキンソン症状，不随意運動を含む）
4）既往歴：糖尿病・閉塞隅角緑内障の有無を確認
5）家族歴：精神疾患・自殺者の有無を含めて
6）現病歴：初発時期，再発時期，病相の期間，「きっかけ」「悪化要因」，生活上の不都合（人間関係，仕事，家計など）
7）生活歴：発達歴・学歴・職歴・結婚歴・飲酒歴・薬物使用歴を含めて
8）病前のパーソナリティ傾向：他者配慮性・対人過敏性・発揚性・循環性・気分反応性の有無を含めて
9）病前の適応状態：家庭，学校，職場などにおいて
10）睡眠の状態：夜間・日中を含めた睡眠時間，いびき・日中の眠気の有無の聴取
11）意識障害・認知機能障害・知能の低下の有無
12）女性患者の場合：妊娠の有無，月経周期に伴う気分変動，出産や閉経に伴う気分変動

治療者・患者関係の形成を勘案しながら確認する
日本うつ病学会監，気分障害の治療ガイドライン作成委員会編：大うつ病性障害・双極性障害治療ガイドライン，医学書院，2013，p.11．より引用

した出現率の高い身体症状を提示しながらていねいに症状の始まりを聴取する。また，うつ（抑うつ状態）の既往の有無も確認する。性欲減退が高頻度で生じるが，患者自ら訴えない限り，関係性が形成されてから質問するほうがよい。

（2）Location（部位）

> **質問例**
> 「今まで楽しめていたことを楽しめないときがありますか？」
> 「食事をおいしいと感じて食べていますか？」
> 「やる気が起きない，集中力が続かないことはありますか？」
> 「からだがそわそわしたり，逆にからだが重くなったりと感じたことがありますか？」
> 「罪悪感を感じたり，自分を責めたりすることが増えましたか？」
> 「落ち込んだときに，自分は生きる価値がないという考えが浮かんだことがありますか？」
> 「今現在，死にたいという気持ちがありますか？」

何かしらの身体症状を訴えたら，その部位の症状を中心に尋ねていく。抑うつ状態と考えられる場合には，「興味や喜びの著しい減退」「著しい食欲や体重の増減」「精神運動性の焦燥または制止」「易疲労性・気力の減退」「無価値感・罪責感」「思考力や集中力の減退・決断困難」を加えると，より具体的な症状の把握につながる。

可能であれば「死についての反復思考（希死念慮，自殺企図）」についても確認しておきたい。上記の項目が多数当てはまるようであれば尋ねるべきである。診察場面ですでに強い希死念慮がある場合は，早急に精神科医師に相談する。

（3）Duration（持続時間）

> **質問例**
> 「常に気分が落ち込んだり，憂うつな気分になりますか？」
> 「それはどれくらい頻繁に起きますか？」
> 「それはどのくらいの期間続きますか（続いていますか）？」

身体症状および抑うつ状態が持続的なのか，間欠的なのか，頻度などのパターンを把握する。

（4）Characteristic（特徴）

> **質問例**
> 「よく眠れたときの気分や気力はどうですか？」
> 「焦りを感じるときの食欲はどうですか？」
> 「憂うつな気分や落ち込みと，焦りや罪悪感とではどちらが強いですか？」

症状がどの程度重複しているか，またはそれぞれの症状がどのように関連しているのか，特徴を把握する。

（5）Alleviating/Aggravating（寛解・増悪因子）

> **質問例**
> 「症状が和らぐときはありますか？ それはどんな状況のときですか？」
> 「いつもより悪いと感じるときはありますか？ それはどのようなときですか？」

　どのようなとき，どのような状況で症状が和らぐのか，または悪化するのかを把握する。

（6）Radiation（放散）

> **質問例**
> 「一時的に気分が晴れやかになったり，活動的になることはありますか？」
> 「休日や仕事が終わった後などは，どのように過ごしていますか？」

　双極性障害（躁うつ病）との鑑別のために，気分が反転するかどうかを把握する。また日常生活に著しい影響を与えているかを確認する。

（7）Timing（タイミング）

> **質問例**
> 「一日のおおよその過ごし方と気分の変動を教えていただけますか？」
> 「どのような状況や時間で不安が強まりますか？」
> 「死にたい，死んだほうが楽だと考えるのは，いつ，どのような状況のときが多いですか？」

　抑うつ状態の日内変動を把握する。不安が強い場合は，それがどのようなタイミングで生じるのかを確認する。持続的な希死念慮はないが，時々それを想起する場合はそのタイミングを把握する。

（8）Severity（程度）

> **質問例**
> 「このような症状が出る前の自分を10とすると，今は1〜10のどの程度ですか？」
> 「以前経験した症状と比べて，今の症状はどうですか？」

　今現在の症状の程度を把握する。以前に同様の既往がある場合は，そのときと比べて現在どの程度の状態なのかを確認する。1〜10の数値で示してもらうと，本人の自覚症状を知るうえで参考になる。

　OLDCARTSで情報収集する際には，表2-5のリストも参考にしてほしい。また，家族や，場合によっては職場関係者などからの情報収集がきわめて重要になることがある。現在呈している抑うつ状態の確認に加え，過去の躁病・軽躁病相の有無を特定することが，双極性障害との鑑別上必須であり，患者本人が「病歴」とは意識していない生活歴を聴取するなかで，これら過去の病相が判明する場合もある。

　情報聴取の過程で，言い間違いや迂遠さが目立てば，意識障害や認知機能・知能の低下を疑い，DSM-Ⅳ-TRの「一般身体疾患による気分障害」を精細に検討する[10]。

2）抑うつ状態の生活への影響

抑うつ状態が日常生活に与える影響は多岐にわたる。睡眠障害，気力の減退，集中力の低下や興味の喪失などにより，あらゆる精神運動を含む活動性が低下する。また，罪責感，無価値感により決断力や現実検討能力が低下する[11]。時として，焦燥感からくる過活動もみられる。

これらが本人自身の生活のみならず，家族，主に同居する家族へ影響を与える[12]。家族の抑うつ状態に対する理解が十分でない場合，対応に困難を感じ，腫れ物を触るかのように接することが多い。また，本人の家族への依存度が高くなる。

3）既往歴

既往歴については，以下のような点を意識して確認する。

（1）過去に罹患した疾患

不安障害や気分障害など，各種精神疾患に関する治療歴の有無と治療内容，治療反応性を確認する。身体疾患をもつ患者はうつ病を発症しやすいため（表2-2参照），入院ないし継続的通院が必要であった疾患や，受診はしなかったが生活に支障をきたしたような症状の既往は必ず把握する。

（2）現在の内服薬

抑うつ状態を含む気分障害を引き起こしやすい一般身体疾患と薬剤は表2-3を参照してほしい。向精神薬の禁忌に該当する疾患である糖尿病や閉塞隅角緑内障の有無は，クローズドクエッション（「はい」か「いいえ」で答える形式の質問）で確認する[13]。

4）家族歴

気分障害など精神疾患の家族歴や，自殺既遂者が血縁者にいたかどうかは，診断や経過予測上も有用である。たとえば，近親者に双極性障害があれば，当該患者も単極性よりは双極性の抑うつ状態の可能性が高く[14]，何らかの精神疾患の家族歴があれば，うつ状態が遷延しやすく自殺企図が起きやすい[15]ので，治療者・患者関係の形成を勘案しながら確認する[16]。

5）個人歴・社会歴

個人歴・社会歴については，以下の項目について確認する。

（1）発達歴

1歳半・3歳児の各健診で，言葉・運動の遅れを指摘されたかどうかの把握だけでは不十分である。幼児期の対人関係について，以下の点を確認する。

・母親などに，感情を共有する目的で興味あるものを持ってきて示したり，指差して伝えたか。
・同年代の子どもに興味を示したり，ほかの子どもと一緒にストーリーを柔軟に展開して遊ぶような想像的なごっこ遊びを行っていたか。
・人見知りや後追いはどうだったか。
　また，感覚過敏（たとえば，シャツの首筋についているタグが気になる，ささいな音を

気にする，嫌がる，ささいな音で容易に目を覚ます）の有無を尋ねることは，自閉症スペクトラム（広汎性発達障害）の併存を推定するのに有用である。

小学校などで，本人は気をつけているにもかかわらず忘れ物やなくし物が多い，周囲の刺激に気がそれやすいなどのエピソードがあれば，注意欠如・多動性障害の併存を疑う。

(2) 学歴と学業成績

学歴や学業成績から知的水準を推量することは，本来期待される社会的機能を推定するうえで必要である。得意・不得意科目を知ることも，認知機能の偏りの推定に役立つ。知的水準に見合わない学校での成績不良は，背景に発達障害や養育環境の問題など何らかの要因が隠れていることもあるため，注意する。

(3) 職歴，婚姻歴

職種，勤務期間，転職の理由などを尋ねる。転職回数が多い場合や，突然起業に踏み切った経歴，婚姻歴の多さ，それまでの生活歴から不自然な出費がある場合などは，躁病・軽躁病相の可能性を考慮する。

(4) 自傷歴

希死念慮・自殺企図の有無と自傷歴を確認する。うつ病患者では，アルコールや規制薬物の乱用・依存が併存しやすく，治療に影響することが多いので飲酒歴，薬物使用歴[17]も確認する。中毒・離脱により気分障害を起こしやすい物質は表2-3を参照してほしい[18]。

6) Review of systems (ROS)

うつ病には診断の確実な根拠となる身体所見や検査所見はないが，一般身体症状の把握と身体合併症の鑑別のために一般的な全身状態の聴き取りが必須である。

まずは訴えのある症状に対する血液・尿検査，生理学的検査，画像検査などを行い，検査上それらを説明するような異常がない場合，うつ病を考慮する。抑うつ状態の程度の判断では，精神症状の存在を確認し，周期性の認められる特有の経過を把握する。聞いておくべき重要なポイントを以下にあげる[19]。

- 病前性格としての執着性格[*1]やメランコリー好発型性格[*2]の有無。
- 家族や血縁者における躁状態，うつ状態，自殺，家出，精神変調の既往：躁うつ病は家族集積性が高いため，家族歴の聴取は診断の有力な情報となる。
- 本人歴では，過去の躁状態，うつ状態の出現や反復。
- 自殺企図，退職，休職，退学，休学，原因不明の不調状態，不眠症など。

[*1] 執着性格：この気質に基づく性格標識は「仕事熱心，凝り性，徹底的，正直，几帳面，強い正義感，ごまかしやずぼらができない」などがある。
[*2] メランコリー好発型性格：「他人に気をつかいすぎる，まじめで正直，仕事熱心」といった基本的な性格は執着性格とよく似ているが，加えて「人との争いを好まない，周囲に気をつかう傾向が強い」性格がある。他人との関係をできるだけ円満に保とうとし，頼まれたことは何でも引き受けるため，ストレスを内にためやすい。また，「秩序を重んじて変化を好まない」ため，物事に対して柔軟に対処できず，環境の変化に弱いという面もある。

5 フィジカルアセスメント

ここではDSM-IV-TRによる抑うつ状態を含む気分障害の診断手順を概説し，抑うつ状態と身体疾患のとらえ方[20]について，器官系統別に述べる。

1) DSMに基づく気分障害の診断手順

DSM-IV-TRでは，抑うつ気分や躁的な気分を呈する患者が，どの気分障害にあたるかの診断手順が明確にされている（図2-1）[21]。

第1に確認すべき点は，一般身体疾患による気分障害と物質誘発性気分障害の可能性である。第2に，現在いずれかの気分エピソードが当てはまるか否かを確認し，過去においても気分エピソードがなかったか否かを検討する。第3に，気分エピソードが同定できた場合は双極Ⅰ型障害，双極Ⅱ型障害，大うつ病性障害のどれかに区分され，気分エピソードの基準を満たさない場合は，気分循環性障害，気分変調性障害などの診断となる[22]。

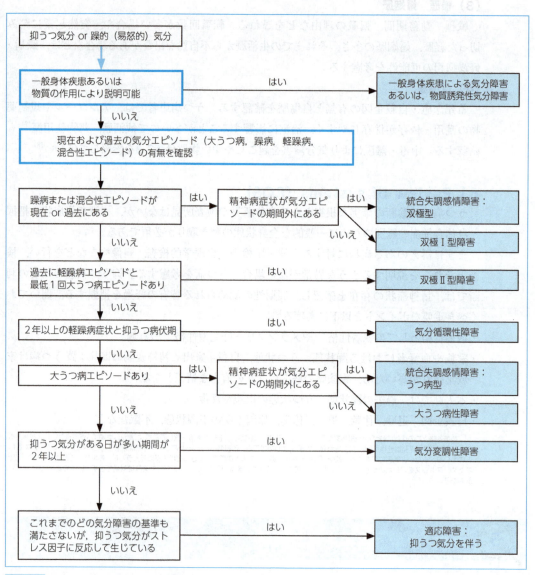

図2-1 DSM-IV-TRに基づく気分障害の診断手順

野村総一郎・樋口輝彦・尾崎紀夫・他編：標準精神医学，第5版，医学書院，2012，p.318．より引用

2）抑うつ状態と身体疾患のとらえ方

（1）呼吸器系

- **かぜ症候群**：ストレスチェックリストを用いた調査[23]によると，慢性ストレス状態にある人の22％がかぜをひきやすいのに対してストレスの少ない人のそれは4％である。常にかぜをひきやすい，いつものどが痛いなどを訴える患者に，自律神経失調やうつ状態がみられることが多い。

- **気管支喘息**：気管支喘息の8～9割の患者に心身症が認められ，そのうちの約20％がうつ状態であるとされる[24]。うつ状態は喘息の病態を悪化させるばかりでなく，患者の治療に対する意欲を減退させ，症状に対する対応を遅らせる原因にもなる。

- **慢性呼吸不全**：経過の長い慢性疾患患者は，進行する肺機能の低下，活動性の障害などストレスの多い日常生活のなかで抑うつ，不安など様々な心理的問題を生じやすい。特に酸素療法を受けている慢性呼吸不全患者は，自己に対する否定的感情が強く過剰適応的な構えをもちやすく，learned helplessness（学習性無力感）に陥っているものもあり，QOLを低下させる原因となる。

- **過換気症候群**：呼吸器系心身症のなかで頻度の高い疾患である。近年ではパニック障害との重複例も注目されている。就寝中や休息中など，不安な場面ではないのに突然に発作が生じたり，乗り物や閉所など空間恐怖を伴う場合は積極的にパニック障害を疑う。

- **神経性咳嗽**：何らかの心理的機制により，発作性あるいは持続性に乾性咳嗽が生じるもので，炎症，気道過敏性やアレルギー要因が認められないことから，除外的に診断される。上気道炎，気管支炎が契機になり発症することが多く，咳症状に注意が集中し，とらわれが生じる心理的機制の診断が重要となる。脅迫的な神経状態，うつ状態が関係することが多い。

（2）循環器系

- **虚血性心疾患（心筋梗塞，狭心症）**：うつ病患者は心筋梗塞の発病率が高いことが報告されている[25]。また，心筋梗塞を発症したことにより，再発や将来への不安状態などからうつ状態を呈しやすい。また，心筋梗塞後の死亡率について，うつ病は重要な危険因子である[26]。その機序として，うつによる迷走神経機能の低下があげられている。

- **不整脈**：心室性期外収縮患者には，うつ病や不安の心理的因子が関与しているものが多い[27]。致死性不整脈による突然死にもうつ病が関与していると考えられている。心筋の基礎疾患のうえに，情動ストレスや交感神経・副交感神経の異常が重なったときに心臓突然死が高率に発生し，うつは自律神経機能に影響を及ぼすといわれている。

- **高血圧症**：本態性高血圧症の心理的因子として，軽症高血圧の人には不安が関与していることが多く，不安状態のときは一般的に血圧が上がる。しかし，うつ病の血圧に与える影響は一定ではなく，うつ病になると，血圧が正常になったり高血圧になったりする。その原因として，自律神経による直接的影響のほかに，うつによる食欲や睡眠への影響を考慮する。

- **心臓神経症（神経循環無力症）**：動悸，胸内苦悶，息切れを主訴とする疾患であり，心臓病に対する不安や恐れが根底にある。精神状態として，不安，心気症，強迫状態のほかにうつ病もある。

- **パニック障害**：突然の動悸，心悸亢進，発汗，息苦しさ，胸痛，胸部不快感などの症状を主訴とする疾患で，しばしば死の恐怖を伴う。救急外来や循環器科を受診することが多い。背景にうつ病を伴っていることがある。

(3) 消化器系

- **機能性胃腸症**：心窩部痛，心窩部不快感などの上腹部愁訴（消化不良）を訴えるが，内視鏡検査などを行っても症状の原因となるような器質的病変を見いだせない。不眠の訴えも多く，うつ状態を伴うのは10～40%である。
- **消化性潰瘍**：消化性潰瘍とうつ状態との関連については，肯定的見解と否定的見解とがある。うつ状態は二次的反応とする意見もある。近年，本症の治療はヘリコバクターピロリ菌の除菌療法が主流である。少数例ではあるが除菌しても治癒に至らなかったり，再発することもあり，ストレスや心理的因子への配慮も必要である。
- **過敏性腸症候群（irritable bowel syndrome：IBS）**：本症にうつ状態を伴うのは20～30%程度である。60歳以上では60%と多くなる。IBSにうつ状態を伴う症例では不眠の訴えが多い[28]。
- **IBSとパニック障害の合併**：IBSあるいは他の機能性胃腸障害とパニック障害が合併することがある。IBSにパニック障害が合併するのは20～30％である。パニック障害は，経過が長くなると抑うつ状態を伴うようになる。
- **選択的セロトニン再取り込み阻害薬（SSRI）の消化器系副作用**：SSRIには悪心，食欲低下，軟便，下痢などの消化器系副作用の発現率がやや高い。投薬を始めた頃に出現するが，一過性のことが多い。もともと消化器症状のある患者では，症状が増悪したと感じる場合もある。投薬前に制作用症状は次第に少なくなることを説明し，投薬量も少量から漸増するのがよい。SSRIを長期間服用している患者が急に服薬を中止すると，1～7日後に退薬症状が出現することがある。主な症状は消化器系症状で，悪心・嘔吐，食欲不振，下痢，頭痛，不眠などである。症状は一過性のことが多いが，SSRIを中止する場合には漸減する。

(4) 内分泌・代謝系

- **甲状腺機能障害**：甲状腺機能亢進症（バセドウ病など）の精神症状として，神経過敏，不安，焦燥感，軽躁状態などがよく知られるが，うつ症状を示すものも多い。特に高齢者ではうつ症状を呈する頻度が高い。一方で，甲状腺機能低下症（橋本病など）では，意欲や自発性，理解力の低下など精神活動性の低下がみられることがあり，典型的な身体所見を欠く場合はうつ病との鑑別が困難なこともある。近年，甲状腺ホルモン値とうつ病の関連が示唆されており，うつ症状の鑑別には甲状腺機能の精査は重要である。いずれの場合も原疾患の治療が基本で，多くは薬物療法による甲状腺機能の改善によりうつ症状も軽快する。うつ症状が強い場合は抗うつ薬を併用することもある。
- **糖尿病**：糖尿病患者がうつ病を合併しやすいことはよく知られている。生物学的には，視床下部-下垂体-副腎系（HPA系）の調節異常，高齢者では動脈硬化から器質性のうつ病が生じやすいとされ，うつ状態ではインスリン拮抗ホルモンが増加して耐糖能が低下することなどが関係しているといわれている。糖尿病のコントロールのために日常生活

で持続的な制限をしなければいけないといった精神的負担感などが，うつ状態の合併を容易にしている大きな要因となっている。

- **摂食障害（神経性無食欲症，神経性大食症）**：思春期・青年期の女性によくみられる食行動異常に基づく原因不明の難治性疾患である。近年，患者が急増しており，低体重や過食・嘔吐などの特有の症状に続いて多彩な内分泌・代謝異常，電解質異常，貧血，肝障害などの身体機能異常や精神症状を合併する全身性の疾患である。うつ症状は，過食，嘔吐，下剤や利尿薬などの薬物乱用者に多くみられる。過食・嘔吐を繰り返している人では，嘔吐の直後にうつ症状が増悪することが多い。食行動異常の改善や良好な治療環境が得られればうつ症状は軽快することもある。

（5）神 経 系

- **脳血管障害**：抑うつ，易怒性，不機嫌，感情失禁，感情の平板化などのうつ症状がみられることが多い。特に焦燥感と感情失禁を伴う抑うつ気分が多い。脳卒中後にみられるうつ状態は，脳卒中後うつとよばれ[29]，行動や思考の制止や渋滞が目立つことが特徴とされる。神経症状が出現しない無症候性脳梗塞がうつ状態の原因と考えられるケースもあり，また，大脳萎縮を老年期のうつ状態の原因と考える研究者もいる[30][31]。

- **パーキンソン病**：神経疾患のなかでもうつ状態の出現する頻度が高く，24〜40％の患者において認められる[32]。発病とともにうつ症状が出現することが多い。振戦などの神経症状の現れる前にうつ気分がみられることもあり，不安，焦燥，希死念慮，心気傾向などの出現する頻度は低いとされている。抗パーキンソン病薬と併用して抗うつ薬が用いられることもある。

- **アルツハイマー病**：初期段階において，軽度のパーソナリティ変化，神経症様症状とともに，うつ症状が出現することがある。また，しばしば認知機能障害が出現する以前のごく初期にうつ症状が出現する。認知症の前駆症状としてのうつ状態が内因性うつと誤診されることも少なくない。認知症の前駆としてのうつ状態は，不安衝動，うつ気分，行動制止，不活発などがみられ，罪業感（人に迷惑をかけていると思うこと），希死念慮，二次妄想などは少ない傾向が指摘されている。

- **その他の神経疾患**：急性疾患でも，頭部外傷による急性期の意識障害から回復するときやせん妄などから回復する段階で，すでに意識障害はないようにみえても，気分の不安定，不機嫌，記憶障害，幻覚・妄想，うつ気分などが持続的にみられ，通過症候群とよばれる[33]。脳器質性障害によるうつ状態は，このようなきわめて軽度の意識障害によることも少なくない。ハンチントン病，ピック病，中枢神経変性疾患，神経梅毒，ウェルニッケ脳症などにおいて，それぞれの疾患に特異な神経精神症状とともにうつ症状が出現することがある。

- **片頭痛**：片頭痛患者もうつ病をきたしやすく，その生涯罹患率をみると22〜32％にうつ病がみられる[34]。また，パニック障害も片頭痛症例に多いことが報告されている。つまり，片頭痛の人は，その一生のうちにうつ病やパニック障害をきたす頻度が高い。神経系症状は多彩であり，不定愁訴として取り扱われやすいが，その疫学的な調査をみてもうつの合併を念頭に置いた対応が重要である。

3）その他のアセスメント

ここでは補助診断ツールとしての心理検査について述べる。

うつ病相の重症度を数値化する意味で，ベックうつ病尺度（Beck Depression Inventory：BDI），Zungのうつ病自己評価尺度（Self-rating Depression Scale：SDS），Social Adaptation Self-evaluation（SASS）などの質問紙は，補助診断ツールとして有用である。可能ならば，うつ病用ハミルトン評価尺度（Hamilton Rating Scale for Depression：HAM-D）などの面接による症状評価を実施する。認知機能の低下や意識障害を疑わせる症例では，ミニメンタルステートテスト（Mini-Mental State Examination：MMSE）などの施行が望ましい。

うつ病患者でも認知機能の障害が持続し，心理社会的機能障害や就労技能の低下につながることが指摘されている。したがって，ウェクスラー成人知能検査第3版（Wechsler Adult Intelligence Scale-Third Edition：WAIS-Ⅲ）などによって認知機能のプロファイルを把握することも重要である[35]。

> **コラム　セロトニン症候群**
>
> 　頻度は低いが，抗うつ薬を服用している場合はセロトニン症候群に注意する。選択的セロトニン再取り込み阻害薬（selective serotonin reuptake inhibitor：SSRI）とモノアミン酸化酵素阻害薬（monoamine oxidase inhibitor：MAOI）を併用した場合に生じることが多いとされているが，SSRI単独服用でも起こり得る。いずれの薬剤もセロトニンの濃度を上げる作用があるため，中枢セロトニンの活動亢進によってセロトニン症候群が生じる。
> 　精神症状として，見当識障害や焦燥，神経症状として反射亢進やミオクローヌス，自律神経症状として発熱，発汗，下痢などがみられる。服薬中断によって速やかに回復する。

6　臨床推論トレーニング

抑うつ状態を呈するケースをもとに，健康歴の聴取，アセスメントの実践例を紹介する。

大学院の高度実践看護コースを修了し精神科病棟主任をしているNさんは，内科病棟看護師長Sさんから，同じ内科病棟所属の看護師Oさんについての相談を受けた。Sさんの相談内容は，「Oさんは最近元気がなく遅刻しがちである。何度か立ち話や面談で仕事上の悩みや体調を確認したが，何も話さず，助けも求めてこない。今のところ仕事上のミスはない。遅刻について管理者として注意しなければならないが，どう対応したらよいか迷っている」というものであった。Sさんが面談で得た情報は以下のとおりである。

●Oさんの状態

Oさん，35歳，女性，内科病棟所属の看護師。2か月前から入眠困難があり，熟睡感が得

られず，日中の集中力が低下してきたことを自覚している。現在の職場は5年目であり，ほとんどの業務は行えている。中学生になる娘が一人おり，夫はいない。病棟管理者は家庭の事情を考慮し，夜勤はさせず，負担のかかる委員会活動もさせないよう配慮している。

　Oさんは緻密で几帳面なところがあり，記録や議事録などの書類を詳細に記入するため，締め切りに間に合わないことも多い。遅刻を注意すると，「娘の食事の支度や学校の準備で時間がかかるのです。申し訳ありません。今後気をつけます」と言葉少なく謝罪し，表情が乏しくなる。最近は同僚との会話も減り，周囲から心配されている。

　ここまでの情報を聞き，早い時期に面談する必要があると判断したNさんは，Sさんに次のように伝えた。

N：Oさんのような生活が乱れ始めている人に対して，睡眠状態をまず確認したのはよかったと思います。生活状況や家族状況，性格特性も手がかりになりそうな情報が得られていると思います。もう少し詳しく確認したい点があるので，面談の日程をなるべく早く設定してもらえますか。そしてS師長が得た情報を自分に教えてもよいか，Oさんに承諾を得てください。面談の結果は，情報を整理して報告します。

S：私だけが知っているはずの情報をNさんも知っているということになれば信頼関係が揺らぎますね。面談の日程を決めるときに承諾を得ておきます。Nさんは，Oさんが深刻な状態だと思いますか？

N：どの程度の悩みを抱えていて，それがどれくらいの期間なのかが不明なので，わかりません。「死にたい気持ちになることがある」という言葉があれば，早急に対処しなければいけませんが，そういったことを聞き出すのは立ち話や短時間の面談では難しいので，そのあたりも含めて面談したいと思います。

●OLDCARTSによる情報整理

　Oさんの承諾が得られた後，面談し，得られた情報をOLDCARTSで整理した。下線の部分は，新たにNさんが得た情報である。

> O（症状の始まり）：2か月前から入眠困難があり，熟睡感が得られない。<u>10年前に離婚してから時々同じようなことはあった。今と同じくらいつらかったのは子どもが小学校に進学するときで，心療内科を受診し，それから時々，抗不安薬と睡眠導入薬を服用している。現在，勤務が休みのときは家事もせず家で横になっていることが多い。</u>
>
> L（部位）：集中力の低下，<u>気力の減退，興味の喪失。</u>
>
> D（持続時間）：ほぼ毎日3〜4時間の睡眠が続いている。<u>勤務時間内は何とか集中できているが，家では何も考えられず，ボーっとしていることが多い。何かに集中できているとき以外は憂うつさを感じ，時々焦燥感も生じる。</u>
>
> C（特徴）：憂うつさが一番強い。<u>食事がおいしいと感じなくなってきた。たまによく眠れたときは気分がよい。「仕事に行かなくてはとは思うが，死にたいと思ったことはない。死んだらどうなるだろうと考えることはある」</u>
>
> A（寛解・増悪因子）：<u>眠れないときに子どもの将来を考えると，憂うつな気分や焦りが増す。そういうときは，気晴らしに夜中から朝にかけてネットショッピングを</u>

することもある。買いすぎたときは翌日，罪悪感にさいなまれる。子どもと一緒に買い物などに出かけると一時的に気分が晴れることがある。ネットショッピングに夢中になることがたまにある

R（放散痛）：なし。

T（タイミング）：朝，寝不足で家事をしなければならないとき，出勤するためにバスを待っているときが一番つらい。

S（程度）：今のつらさは10段階で7くらい。今と同じくらいつらかったのは離婚前。

＜随伴症状＞

肩こり，倦怠感，体重減少（最近1か月で3％の減少）。

N：本人の了解が得られたので，面談結果を報告します。十分に聞き取れていない点はありますが，今回の面談でOさんの背景がわかってきました。

S：こんなふうに系統的に情報を収集すると，いかに必要な情報が抜けていたかがわかりますね。ところで「今，死にたいと思っているかどうか」は，なかなか聞けないけれど，確認することができたんですね。ひとまず急を要しない状況と考えていいのですか。

N：私が別の病棟の看護師だということが話しやすい要因だったのかもしれません。自分の病棟のスタッフに心配をかけたくない気持ちもあったのでしょう。また，ありのままに相談すれば，S師長は精神科を受診させてOさんに休暇を与えなければならないと考えるでしょう。Oさんにしてみると，休暇中は収入が減り家計を維持できなくなることも心配でしょうから，管理者とスタッフの関係ではなかなか言い出せないこともあると思います。

S：そうですね。では次に，semantic qualifier（SQ）を使って記録してみましょう。

●semantic qualifier (SQ)を用いた記録

Nさんは，以下のように情報を記録した。

- ●現在の症状：Oさん，35歳，女性。2か月前から入眠困難と熟眠感が得られていない。10年前から時々同様の症状があった。今はこれらの睡眠障害に加え，集中力の低下，気力の減退，興味の喪失，食欲低下，体重減少，憂うつ感，焦燥感，罪悪感が生じている。
- ●その他の症状：肩こり，倦怠感。
- ●既往歴：10年前から睡眠障害。
- ●内服薬：処方薬として，デパス®1mgを1日1錠，マイスリー®5mgを1日1錠，いずれも就寝時前に内服。
- ●アレルギー：なし。
- ●入院歴：なし。
- ●家族歴：父は母と離婚後，消息不明。母は40歳ころよりうつ病の診断で治療を受けている。
- ●バイタルサイン：T35.5℃，BP115/70mmHg，P90回/分，R20回/分，$SpO_2$98％。

●臨床推論

🅢：ところで，この後はどのように対応したらよいでしょうか？

🅝：強い希死念慮がないにしても，つらさのスケールで7と言っています。また，お子さんの進学時期に症状が悪化する傾向が読み取れるので，このまま介入しないでいると抑うつ状態が悪化することが予想されます。今のところ対人関係の悪化はないようですが，ネットショッピングに夢中になることもあるようですから，今後，過活動になり，焦燥感が増して対人関係に影響が出てくるかもしれません。無計画な買い物が経済的な問題に発展するかもしれないし，それが症状悪化の要因になる可能性もあります。急を要する状況ではありませんが，私とS師長で面談し，まずは睡眠障害を治療し，抑うつ状態の改善を図ることが第一歩と思います。

🅢：そうですね．早速，次の面談の時期を検討しましょう．

【文　献】

1）日本うつ病学会気分障害の治療ガイドライン作成委員会：日本うつ病学会治療ガイドライン　Ⅱ．大うつ病性障害2012 Ver.1，2012．
http://www.secretariat.ne.jp/jsmd/mood_disorder/img/120726.pdf
2）日本精神神経学会監修，高橋三郎・大野裕・染谷俊幸・他訳：DSM-5 精神疾患の診断・統計マニュアル，医学書院，2014，p.160-162.
3）日本うつ病学会監，気分障害の治療ガイドライン作成委員会編：大うつ病性障害・双極性障害治療ガイドライン，医学書院，2013，p.10.
4）Bostwick JM, Pankratz VS：Affective disorders and suicide risk：a reexamination, *American Journal of Psychiatry*, 157 (12)：1925-1932, 2000.
5）Evans DL, Charney DS, Lewis L, et al：Mood disorders in the medically ill：scientific review and recommendations, *Biological Psychiatry*, 58 (3)：175-189, 2005.
6）前掲書2），p.387-394.
7）前掲書3），p.12.
8）大熊輝雄編：躁うつ病の臨床と理論，医学書院，1990，p.99.
9）前掲書3），p.11.
10）前掲書3）.
11）秋山陽子・坪井康次・中野弘一・他：IIG-18 不安，抑うつ状態が日常生活に及ぼす影響—Sickness Impactに関する検討—QOLの観点から（その1），心身医学，35：206，1995.
12）木村洋子・道崎真平・対馬千尋・他：うつ病を持つ人の家族が日常生活上経験する困難な出来事―内容分析を用いて，奈良県立医科大学医学部看護学科紀要，4：46-57，2008.
13）前掲書3），p.11.
14）Kiejna A, Rymaszewska J, Hadrys T, et al：Bipolar or unipolar?：The question for clinicians and reserachers, *J Affect Disord*, 93：177-183, 2006.
15）Holma KM, Melartin TK, HauKK J, et al：Incidence and predictors of suicide attempts in DSM-Ⅳ major depressive disorder：A five-year Prospective study, *AmJ Psychiatry*, 167：801-808, 2010.
16）前掲書3），p.12.
17）Davis L, Uezato A, Newell JM, et al：Major depression and comorbid sudstance use disorder, *Curr Opin Psychiatry*, 21：14-18, 2008.
18）前掲書3），p.12-13.
19）久保木富房編：内科で診るうつ診療の手びき，ヴァンメディカル，2000，p.30.
20）前掲書19），p.17-29.
21）野村総一郎・樋口輝彦・尾崎紀夫・他編：標準精神医学，第5版，医学書院，2012，p.318.
22）前掲書21），p.319.
23）前掲書19），p.17.
24）前掲書19），p.17.
25）Barefoot JC, Schroll M：Symptoms of depression, acute myocardial infarction, and total mortality in a community sample, *Circulation*, 93 (11)：1976-1980, 1996.
26）Frasure-Smith N, Lespérance F, Talajic M：Depression and 18-month prognosis after myocardial infarction, *Circulation*, 91 (4)：999-1005, 1995.
27）Katz C, Martin RD, Landa B, et al：Relationship of psychologic factors to frequent symptomatic ventricular arrhythmia, *American Journal of Medicine*, 78 (4)：589-594, 1985.
28）佐々木大輔・須藤智行・棟方昭博：老年者の過敏性腸症候群，老年消化器病，7 (2)：125-130, 1995.
29）Robinson RG, Kubos KL, Starr LB, et al：Mood disorders in stroke patients. Importance of location of lesion, *Brain*, 107 (Pt1)：81-93, 1984.

30) 藤川徳美：器質性気分障害, 松下正明編, 器質・症状性精神障害＜臨床精神医学講座10＞, 中山書店, 1997, p.35-45.
31) Krishnan KR, Gadde KM：The pathophysiologic basis for late life depression, *American Journal of Geriatric Psychiatry*, 4 (Suppl.1)：S22-S33, 1996.
32) Tandberg E, Larsen JP, Aarsland D, et al：The occurrence of depression in Parkinson's disease. A community-based study, *Archives of Neurology*, 53 (2)：175-179, 1996.
33) 前掲書19), p.28.
34) 前掲書19), p.28.
35) 前掲書3), p.16.

3 嚥下困難

📖 嚥下困難のある人へのアプローチ

　嚥下困難は，口腔・咽頭・喉頭・食道の器質的な疾患や，嚥下運動に関係する様々な神経の障害によって生じる。また，精神疾患や薬剤によって嚥下困難が起こる場合もある。嚥下困難をアセスメントするには，医療面接によって現病歴，既往歴，服薬内容，摂食状況，栄養摂取方法，介護状況などを明らかにし，次に口腔・咽頭・神経系の診察，身体機能・精神機能の評価を行ったうえで必要な検査を行うというのが通常のプロセスである[1]。
　フィジカルアセスメントの実施においては，まず脳血管疾患の可能性がないか診察する。高齢者においては，口腔内の炎症や義歯が合っていないために食塊の形成が不十分になり嚥下困難が生じることもあるため，医療面接で得られた生活状況や介護状況の情報を念頭に置き，包括的にアセスメントしていく。

1　嚥下困難とは

　嚥下困難は，食べ物や水分が飲み込みづらい，引っかかる感じがする，すぐに落ちていかないという訴えをいう。
　嚥下障害は，様々な原因によって嚥下機能が損なわれている状態のことをいう。嚥下障害の原因疾患は，脳梗塞が39.1％と最も多く，次いで脳出血12.2％，くも膜下出血5.1％，パーキンソン病4.9％，アルツハイマー病2.6％となっており，脳血管疾患が全体の約55％を占めている[2]。

2　トリアージ

　急に嚥下困難が生じた場合は，まずバイタルサインを測定する。次に意識レベルの測定と脳神経系の診察において所見がないか評価する。構音障害や流涎なども見逃さないよう注意する。
　脳血管疾患の症状が確認された場合は，速やかに血管確保のためにカテーテルを挿入し，必要な検査を行えるよう準備する。

<ドクターコール>

以下の症状がみられたら，脳血管疾患の可能性を考慮する。

患者の状態
意識レベルの低下
血圧の上昇
脳神経系の診察で所見がある
構音障害の出現
流涎の出現
四肢の麻痺

<次の場合はすぐに受診（症状が始まってから2〜4時間以内）>
・口腔がん・咽頭がん・食道がん患者。
・口腔がん・咽頭がん・食道がん術後1か月以内。
・口腔がん・咽頭がん・食道がんで放射線治療中の患者。
・発熱（>38.5℃）。

3 嚥下困難を起こす疾患

嚥下困難を起こす疾患を表3-1[3)-9)]に示す。

4 嚥下困難のある患者の健康歴の聴取

OLDCARTSで嚥下困難をアセスメントする。

1）いまある症状のアセスメント（現症）
（1）Onset（症状の始まり）

> **質問例**
> 「食物の飲み込みづらさは，どのように始まりましたか？」
> 「食物の飲み込みづらさは，急に始まりましたか？」

嚥下困難がいつ始まり，症状がどのように経過しているかを確認する。
　急に始まる嚥下困難は，脳血管疾患の可能性が高い。また，筋萎縮性側索硬化症では発症から数年以内に嚥下困難が出現し，パーキンソン病では病初期から嚥下困難が生じることもあるが，多くの場合は5〜10年程度で嚥下困難が出現するといわれているため，患者の基礎疾患がいつから発症したかを把握する。

さらに，薬剤の影響で嚥下困難が出現することもあるため，最近処方の内容に変更がなかったか把握することも大切である。

表3-1 嚥下困難を起こす疾患

	考えられる疾患	嚥下障害の特徴
神経系の疾患	脳血管疾患（脳梗塞，脳出血，くも膜下出血）	・一側性大脳病変の場合：口腔期の障害，口腔内残留の認識が低下する[3] ・両側性大脳病変の場合：仮性球麻痺・構音障害を生じる，流動物の嚥下が早期から障害される ・延髄の嚥下中枢の病変の場合：球麻痺を生じる，正常な嚥下反射は起こらないか，きわめて弱い状態となる
	パーキンソン病	・嚥下障害はパーキンソン病患者の半数以上に存在する ・嚥下障害の自覚に乏しく，むせのない誤嚥（不顕性誤嚥）が多い[4]
	進行性核上性麻痺	・パーキンソン病に類似している ・嚥下障害の出現時期は，パーキンソン病よりも早い[5]
	多系統萎縮症	・小脳症状，錐体外路症状，錐体路症状，自律神経症状がある ・症状の優位性と組み合わせにより嚥下障害が起こる ・嚥下障害のメカニズムは多岐に及ぶ
	筋萎縮性側索硬化症	・舌萎縮や舌運動障害など口腔期障害が先行する場合と，嚥下反射低下など，咽頭期障害が先行する場合がある ・症状が進行すると，口腔期・咽頭期ともに重度に障害される
	球脊髄性筋萎縮症	・四肢体幹の筋力低下と球麻痺を生じる ・初期から球麻痺を認める例と筋萎縮が高度に進行しても球麻痺をほとんど認めない症例がある[6]
	筋ジストロフィー	・咀嚼能力の低下，食塊の形成が不十分となり，そのため食塊の咽頭への送り込みが困難となる ・嚥下反射の遅延や食道蠕動運動の低下が起こる
	多発性硬化症	・脱髄病変の発生部位により様々な症状を呈する
	ギラン-バレー症候群	・三叉神経，顔面神経，舌咽神経，迷走神経，舌下神経のいずれも障害されることがあり，様々なパターンの嚥下障害をきたす
	重症筋無力症	・高齢発症型の重症筋無力症では症状が嚥下障害のみであることもあり，注意が必要である[7]
	炎症性筋疾患（多発性筋炎，皮膚筋炎，封入体筋炎，自己免疫性壊死性ミオパチーなど）	・飲み込みにくい，むせやすい ・咽頭に違和感が残り，反復嚥下することが多い
	認知症	・アルツハイマー病患者の84％に嚥下造影検査で異常が認められ，その特徴として，咽頭反射の遅延，口腔期の延長が多かった[8]
感染症	口内炎 急性咽頭喉頭炎 扁桃腺炎 感染性食道炎 ウイルス感染に伴う軟口蓋麻痺・咽頭麻痺・喉頭麻痺・反回神経麻痺・顔面神経麻痺・舌下神経麻痺など	
器質的疾患	口腔がん 咽頭がん 食道がんなど	・食道がんでは，嚥下時にわずかにしみる感じや固形物が胸につかえる感じ，反回神経麻痺を生じることがある
	その他 口腔がん・咽頭がん・食道がんの放射線治療後 先天奇形 頸椎の変形による通過障害 頸椎手術合併症など	
内科系の疾患	慢性閉塞性肺疾患（COPD）	・輪状咽頭筋の機能不全や肺過膨張による咽頭挙上の障害がある ・外来COPD患者を嚥下造影検査で検討すると，85％が嚥下困難を示し，無症候性の誤嚥や咽頭侵入が56％に認められた[9]
	アカラシア	・食道内の食物，唾液の貯留によるつかえ感がある ・胃酸の混在はなく，逆流液に酸味はない
	胃食道逆流症	・食道の蠕動運動が低下するため，液体・固形物のいずれにおいてもつかえ感が認められる ・咽頭部のいがいがや狭窄感を訴えることもある
	全身性強皮症	・食道病変は比較的早期から出現し，徐々に進行して軽快しない ・つかえる感じが出現し，逆流性食道炎を併発したときは胸やけや胸痛を自覚する
心因性	摂食障害 不安障害 うつ病など	・口腔咽頭期に障害がみられる ・嚥下を始めることができないと訴えることが多いが，会話，咽頭，神経機能は正常である
薬剤性	抗けいれん薬，精神神経用薬，抗不安薬，抗パーキンソン薬など	

（2）Location（部位）

> **質問例**
> 「どの部分で飲み込みづらい感じがしますか？」
> 「飲み込みづらいと感じる部分を指してください」

より正確に嚥下困難の部位を明らかにするため，患者に飲み込みづらいと感じる部位に触れてもらうようにする。嚥下困難の部位が明らかな場合，器質的な疾患の可能性が高い。

（3）Duration（持続時間）

> **質問例**
> 「飲み込みづらさはずっと続いていますか？」
> 「飲み込みやすいときと飲み込みづらいときがありますか？」

嚥下困難がどの程度続いているのか，間欠的であるのか持続的であるのかを把握する。脳血管疾患の急性期の場合，病変が広がったり脳浮腫などの影響で嚥下困難の症状は持続するが経時的に変化する。強皮症やアカラシアなど内科系の疾患では間欠的である。

（4）Characteristic（特徴）

> **質問例**
> 「どのように飲み込みづらいですか？」（具体的に語ってもらう）
> 「飲み込んだ後は胸につかえる感じですか？」

嚥下困難の特徴から，口腔・咽頭・食道のどの部分で障害が起こっているかを把握する。筋萎縮性側索硬化症では嚥下反射が低下することで咽頭期障害が先行する場合と，舌萎縮や舌運動障害などで口腔期障害が先行する場合がある。また，アルツハイマー病では口腔輸送に時間がかかるため，口腔期が延長する。食道に器質的な疾患がある場合は食道期の嚥下障害を生じる。

（5）Alleviating/Aggravating（寛解・増悪因子）

> **質問例**
> 「飲み込みづらい食べ物は何ですか？」
> 「固形物はほかのものよりも飲み込みやすいですか？」
> 「水分はほかのものよりも飲み込みやすいですか？」
> 「体勢を整えると飲み込みやすくなりますか？」

寛解・増悪因子の把握も重要である。たとえば仮性球麻痺などの場合は水分が摂取しづらくなり，食道に狭窄がある場合は固形物が飲み込みづらくなる。筋ジストロフィーなど咽頭収縮力の低下と輪状咽頭筋の開大不全がある疾患では，トロミのある食事を摂取すると上部食道での通過障害が増悪する。高齢者で身体機能が低下している場合，ベッドのギャッジアップなどで体勢を保持することで嚥下困難が軽減される場合がある。

(6) Radiation（放散痛）

> **質問例**
> 「飲み込みづらいのは，痛みがあるからですか？」
> 「口や喉以外にも痛むところはありますか？」

急性扁桃炎の場合，嚥下痛や耳への放散痛が起こる場合がある。

(7) Timing（タイミング）

> **質問例**
> 「飲み込みづらさはいつ起こりましたか？」
> 「飲み込みづらさはどのくらいの頻度で起こりますか？」
> 「過去にも飲み込みづらさを経験したことはありますか？」

嚥下困難がいつ発症したか，嚥下困難が起こる頻度を確認する。また，嚥下困難を過去に経験したことがあるか把握する。

(8) Severity（程度）

> **質問例**
> 「飲み込みづらさはどの程度ですか？」
> 「飲み込みづらいために，食事の量は減っていませんか？」

症状の程度を把握する。
　一度の食事でどの程度嚥下困難が起きているか，嚥下困難のために食事摂取量が減少していないかを把握する。心因性の嚥下障害の場合は症状の程度に変動があり，ストレスや不安やうつなどの影響を受ける。いったん嚥下が開始されると，それ以降の嚥下運動は正常に進行する。

　上記に加え，以下の随伴症状を必ず確認する。

＜随伴症状＞
・自宅での発熱の有無。
・嚥下時のむせの有無。
・嚥下後の食物残留感。
・嚥下後の湿声。
・嚥下後の喀痰の増加。

2）嚥下困難の生活への影響

　嚥下困難により食事摂取量が減少すると，体重減少や低栄養となり，日常生活だけでなく生命の維持にも影響を及ぼす。嚥下困難のアセスメントを行ううえで，最近1年での体重の変化やBMI（body mass index）は欠かすことができない情報である。
　また，嚥下困難により食事摂取に時間がかかるようになると1日の生活に影響を与えることがあり，また知人との外食の機会を制限しなければならないといったことも生じ得る。

重度の嚥下障害では，食べる楽しみそのものが奪われ，今後の栄養摂取方法について，何らかの意思決定をしなければならないこともある。

嚥下困難が患者の1日の生活および患者の人生にどのような影響を及ぼしているかをアセスメントする。

3）既往歴
既往歴については，以下のような点を意識して確認する。
（1）過去に罹患した疾患
直接的に嚥下困難の原因となり得る疾患として，脳血管疾患，神経・筋疾患，呼吸器疾患，口腔・咽頭・食道の疾患，精神疾患の既往の有無を確認する。
（2）過去の手術歴や外傷
頭頸部の手術や放射線治療歴を確認する。
（3）現在の内服薬
精神神経用薬，鎮静薬，抗不安薬，抗菌薬，抗ヒスタミン薬，血圧降下薬，抗パーキンソン薬などは，運動機能や粘膜の潤滑機能に影響を与え，薬剤性嚥下障害を起こしやすい薬であるといわれている。必ず内服薬を確認する。

4）家族歴
近親者の口腔がん，咽頭がん，食道がんについて既往歴を確認する。

5）個人歴・社会歴
個人歴・社会歴については，以下の項目について確認する。
（1）喫煙
喫煙者には，1日何本のタバコを何年間吸っていたかを確認する。喫煙は，咽頭がん，喉頭がん，食道がんのリスク要因である。
（2）アルコール
咽頭がん，喉頭がん，食道がんのリスク要因である。
（3）勤務内容
勤務上のストレスや不安が嚥下困難の原因になっていないかアセスメントする。

6）Review of systems（ROS）
- 意図的ではない体重減少→がん・うつ病などの可能性。
- 発熱→感染症による嚥下困難の可能性。
- 咽頭痛→感染症による嚥下困難の可能性。
- 嗄声→反回神経麻痺の可能性。
- 夜間の咳→食道逆流症の可能性。

5 フィジカルアセスメント

　嚥下困難では，バイタルサインの評価，口腔・咽頭・神経系のフィジカルアセスメントが中心となる。しかし，嚥下障害の発症には様々な要因が関与するため，身体機能・精神機能の評価も欠かさずに行う。

1）手　順
　医療面接とバイタルサインを評価し，「身体機能・精神機能の評価→口腔・咽頭の診察→神経系の評価」の手順で行う。フィジカルアセスメントの際には，以下の準備をしておく。
・手袋，舌圧子，ペンライトを準備する。
・プライバシーが確保できるように配慮する。
・義歯をしている場合は，義歯の下の粘膜の観察を行いやすくするために義歯をはずしてもらう。

2）バイタルサイン
　脳血管疾患や感染症の徴候を早期に発見するため，特に発熱，高血圧に注意する。

3）視　診
（1）粘膜の状態
　口唇・口腔内粘膜・舌・口腔底・咽頭の潰瘍の有無を注意深く観察する。

　正常からの逸脱
●単純ヘルペスウイルス感染：周縁の発赤を伴う有痛性小潰瘍，小水疱の群生がみられる。
●レンサ球菌感染症：口蓋扁桃の腫脹・発赤がみられる。

（2）唾液分泌の状態
　口腔内が乾燥していないか観察する。

（3）歯肉・歯の状態
　歯肉の腫脹や潰瘍の有無，歯列の状態，歯の欠損・変色・変形がないか観察する。

（4）舌の状態
　舌苔の有無など舌の状態を観察する。咀嚼が不十分な場合や軟らかい食物ばかり食べている場合，舌苔が増生する。

（5）舌下神経（第XII脳神経）の診察
　舌を真っすぐに出してもらい，舌の偏位がないかを観察する。

　正常からの逸脱
・舌下神経の障害がある場合，舌の萎縮・偏位がみられる。

（6）舌咽神経（第IX脳神経）・迷走神経（第X脳神経）の診察
　患者に口を大きく開けて「あーっ」と長く声を出してもらう。このときに軟口蓋の動きと口蓋垂の偏位がないかを観察する。咽頭反射よりも患者の不快感が少ない。

正常からの逸脱
● **カーテン徴候**：舌咽神経や迷走神経に障害がある場合，障害側の軟口蓋の挙上が消失し，後咽頭のヒダの偏位がみられる。

4）神経学的所見

神経学的所見のアセスメント方法は「頭痛」p.194を参照。

入院や施設入所している高齢者で，認知症・脱水・低栄養・衰弱・筋力低下などがみられる場合，精神機能の低下や体力消耗状態にあることが要因で嚥下困難が引き起こされる場合がある。そこで，精神機能と身体機能を評価する必要がある。

正常からの逸脱
所見がある場合，顔面神経に障害がある。

5）精神機能

意識レベルを，ジャパンコーマスケール（Japan Coma Scale：JCS）やグラスゴーコーマスケール（Glasgow Coma Scale：GCS）で測定する（JCSとGCSは，Ⅰ章「3 フィジカルアセスメントの基本技術」p.18参照）。

認知機能を，改訂長谷川式簡易知能評価スケール（Hasegawa dementia scale-Revised：HDS-R）やミニメンタルステートテスト（Mini-Mental State Examination：MMSE）で評価する。

6）身体機能

日常生活動作（ADL）をバーテル指数（Barthel Index：BI）や機能的自立度評価法（Functional Independence Measure：FIM）で評価する。

6 臨床推論トレーニング

嚥下困難を訴えるケースをもとに，医療面接，フィジカルアセスメントの実践例を紹介する。

訪問看護ステーションに勤務している看護師のMさんは，あるとき，訪問看護を利用している患者の妻から連絡を受けた。妻の話では「今朝から夫の様子がおかしい。朝食を食べさせていると，飲み込むのに時間がかかり，数口しか食べていない。今日は訪問看護の日ではないが，心配だから来てほしい」ということだった。Mさんはもう少し詳しく状態を聞いた後，患者の様子を見に訪問することを伝えた。

Mさんはフィジカルアセスメントの能力を高めたいと日頃から考えていたので，この機会に同じ訪問看護ステーションに勤務する大学院のNP（nurse practitioner）養成コースを修了したAさんに同行を依頼した。

●患者の状態

　Tさん，82歳，男性。10年前に2型糖尿病，20年前に高血圧，5年前に認知症と診断された。現在，要介護4で，月1回の訪問診療，週1回の訪問看護，週3回のデイサービスを利用しながら生活している。普段は，介助でベッドから車椅子に移乗し，妻に食事を食べさせてもらっていた。

　妻に聞いた話では，昨日の夕食は少し飲み込みづらそうにしており，デイサービスで疲れたのかと思い，食事は1/3ほど食べたところでやめてベッドに寝かせて様子をみることにしたということだった。

　MさんはAさんと共にTさんの自宅を訪ねた。
Ⓜ：まずは，バイタルサインを測定して，緊急性があるか判断したいと思います。
Ⓐ：そうですね。

＜バイタルサインの結果＞
BP 140/78mmHg，T 37.4℃，P 82回/分（整），R 16回/分，SpO₂ 96％

Ⓜ：もう少し情報収集を続けても大丈夫そうですね。
Ⓐ：はい。奥さんの話では，主訴は嚥下困難ですね。現病歴はOLDCARTSで整理するといいでしょう。
Ⓜ：Aさんが先日フィジカルアセスメントの学習会で教えてくれた方法ですね。やってみます。

●OLDCARTSによる情報整理

　MさんがOLDCARTSで整理した内容は，以下のとおりである。下線の部分は，最初の情報収集で得られなかった内容である。

> O（症状の始まり）：昨晩から出現。
> L（部位）：咽頭部。
> D（持続時間）：昨晩から継続している。徐々に進行している。
> C（特徴）：飲み込みに時間がかかる。飲み込んだ後に，痰がからんでゴロゴロしている感じがする。
> A（寛解・増悪因子）：ゼリーは飲み込める。水分は飲み込みづらい。
> R（放散痛）：なし。
> T（タイミング）：むせることは前にもあったが，飲み込みに時間がかかるようになったのは初めてである。
> S（程度）：昨日の夕食は普段の1/3の食事摂取，今朝は数口しか摂取できていない。

Ⓜ：こうして整理すると，情報不足で，系統的な医療面接ができていなかったことがわかります。
Ⓐ：系統だった情報収集には，こうしたツールを利用するといいということが実感できましたね。次に，この情報を簡潔にわかりやすく記録してみてください。
Ⓜ：はい。semantic qualifier（SQ）で記録してみます。

● semantic qualifier（SQ）を用いた記録

Mさんは，以下のように情報を記録した。

- ●現在の症状：Tさん，82歳，男性。認知症があり，介護サービスを受けながら自宅療養中。昨晩から嚥下困難が出現。徐々に始まり，咽頭部に痰の貯留を伴う。半固形物は嚥下できるが，水分摂取でむせがみられる。
- ●既往歴
  - ①10年前（72歳）に2型糖尿病。
  - ②20年前（62歳）に高血圧。
- ●内服薬
  - メトホルミン（メトグルコ®錠250mg），4錠，分2
  - エナラプリル（レニベース®錠5），1錠，分1
  - ランソプラゾール（タケプロン®OD錠15），1錠，分1
  - サプリメント・栄養補助食品：なし。
- ●アレルギー：なし。
- ●入院歴：糖尿病コントロール不良で1年前に入院。
- ●家族歴：父は胃がんで74歳で死亡。母は肺炎で82歳で死亡。
- ●バイタルサイン：BP 140/78mmHg，T 37.4℃，P 82回/分（整），R 16回/分，SpO_2 96％。

Ⓐ：では，フィジカルアセスメントを実施してみましょう。
Ⓜ：はい。

● フィジカルアセスメントの実施

Mさんは，Tさんのベッドサイドでフィジカルアセスメントを実施した。

Ⓐ：ひととおり，終わりましたね。
Ⓜ：はい。

＜フィジカルアセスメントの結果＞

- ●全身状態：JCS Ⅰ-3。無表情で，声かけに対する反応も鈍い。
- ●頭頸部：上下総義歯，口腔内の乾燥なし，口腔粘膜の潰瘍なし，口内炎なし，咽頭部腫脹なし，舌の白苔なし。
- ●胸部：肺音清，心雑音なし。
- ●腹部：平坦・軟。
- ●神経
  - 瞳孔：左右とも3mm，対光反射あり。
  - 眼球運動障害なし，眼瞼下垂なし，カーテン徴候なし。
  - 指示が入りづらく，三叉神経・顔面神経・舌咽神経の診察は困難。
  - 四肢の麻痺なし。
  - 腱反射の亢進なし，腱反射の減弱なし，バビンスキー反射なし。
- ●身体機能：頸部は安定。ベッド上ギャッチアップ70度で姿勢保持ができている。

●臨床推論

Ⓐ：嚥下障害の原因の50％以上は脳血管疾患といわれています。Tさんは糖尿病に高血圧の既往があるから，頭頸部だけでなく神経系の診察もできていますね。

Ⓜ：はい。

Ⓐ：どのような疾患が考えられますか？

Ⓜ：普段より意識の低下がありますが，神経系の診察では所見がないので脳血管疾患の可能性は低いと思います。反射の検査でも所見がなかったので神経疾患も考えづらい。食物の逆流や悪心を訴えているわけではないから食道疾患の可能性も低いです。一番考えられるのは，原疾患である認知症の症状が進行したのではないでしょうか。

Ⓐ：そうですね。

Ⓜ：あと，痰の貯留と微熱があるのは問題だと思います。今後，誤嚥性肺炎で高熱が出たり，呼吸器系の症状が出るかもしれません。

Ⓐ：よくできました。嚥下困難の原因の検査と栄養確保のために入院を勧めたほうがよいと思います。今までの結果を主治医に伝えましょう。

Ⓜ：はい。ありがとうございます。勉強になりました。

【文　献】
1）日本耳鼻咽喉科学会編：嚥下障害診療ガイドライン2012年版—耳鼻咽喉科外来における対応，第2版，金原出版，2012，p.11.
2）山脇正永：神経疾患における嚥下障害の特徴と理解，藤島一郎監，疾患別に診る嚥下障害，医歯薬出版，2012，p.174.
3）前掲書2），p.22.
4）Bird MR, Woodward MC, Gibson EM, et al：Asymptomatic swallowing disorders in elderly patients with Parkinson's disease：a description of findings on clinical examination and videofluoroscopy in sixteen patients, *Age and Ageing*, 23（3）：251-254, 1994.
5）前掲書2），p.186.
6）前掲書2），p.209.
7）Montero-Odasso M：Dysphonia as first symptom of late-onset myasthenia gravis, *Journal of General Internal Medicine*, 21（6）：C4-C6, 2006.
8）Horner J, et al：Swallowing in Alzheimer's disease, *Alzheimer Dis Assoc Disord*, 8：177-189, 1994.
9）Good-Fratturelli MD, Curlee RF, Holle JL：Prevalence and nature of dysphagia in VA patients with COPD referred for videofluoroscopic swallow examination, *J Common Disord*, 33：91-110, 2000.

4 悪心・嘔吐

悪心・嘔吐のある人へのアプローチ

悪心・嘔吐の原因は，消化器疾患と非消化器疾患に大きく分けられ，その関連疾患は多領域にわたる。まず，緊急性の高い心筋梗塞，大動脈解離，脳血管障害，髄膜炎，糖尿病性ケトアシドーシス（DKA），アルコール性ケトアシドーシス（AKA），腸閉塞などの急性腹症などを除外し，感染性胃腸炎，肝・胆・膵疾患，耳鼻科系疾患といったcommon diseaseを着実に鑑別する。そのためには，系統的に医療面接，フィジカルアセスメントしていく必要がある。

医療面接で，年齢，性別，随伴症状（頭痛，下痢，腹痛など），排便状態，尿の性状，服用薬剤，食事内容，周囲に似た症状の人がいるかどうかや，既往歴，家族歴，妊娠の可能性の有無を確認し，系統的に臨床推論をしていくと，原因をかなり絞り込むことができる。そのうえで，消化器疾患か非消化器疾患という大きな枠組みを念頭に置きつつ，バイタルサインを含めたフィジカルアセスメントを行うことで，さらに原因に迫ることができる。

1 悪心・嘔吐とは

悪心は嘔気と同義であり，嘔吐しそうな不快感，心理的体験のことをさす。嘔吐とは，胃内容物が食道や口腔を介して排出されることで，苦痛を伴う。悪心・嘔吐の原因は，消化器疾患と非消化器疾患に大きく分けられるが，特に非消化器疾患については，嘔吐中枢が他の中枢と近い位置にあり，その関連疾患は非常に多領域にわたる（表4-1）。

悪心・嘔吐のメカニズムは様々であるが，大きく4つの経路が脳幹にある嘔吐中枢を刺激することで生じると考えられている。その4つの経路とは，①消化管（胃腸炎，腸閉塞など），心臓（心筋梗塞，心不全など）にある伸展受容器，化学受容器，5-HT3受容体（セロトニン）から第9・10脳神経を介した経路，②中枢神経系（脳出血，くも膜下出血，精神疾患），そして③前庭系（耳鼻科疾患，乗り物酔い）は，H1受容体，M1受容体を介して，④第4脳室の近傍にある化学受容器引金体：CTZ（chemoreseptor trigger zone）は，ドパミンD2受容体，5-HT3受容体を介した経路（頭蓋内圧亢進，アルコール，敗血症など）である。上記より，悪心・嘔吐を生じる原因を考えることができる。

2 トリアージ

　まず，見逃してはいけないクリティカルな疾患（心筋梗塞，大動脈解離，脳血管障害，髄膜炎，糖尿病性ケトアシドーシス（DKA），アルコール性ケトアシドーシス（AKA），腸閉塞などの急性腹症）を除外する。A（気道），B（呼吸），C（循環）のチェックと安定化，D（薬）のチェックを行う。

- 血圧上昇は頭蓋内圧亢進や脳卒中を考える。
- アルコール臭，インスリン使用，糖尿病患者だとわかる場合は，必ず血糖測定を行う（採血時に血栓もチェックする）。
- 徐脈は右冠動脈の心筋梗塞や頭蓋内圧亢進に伴うクッシング徴候，嘔吐による低カリウム血症など注意を要する。
- 下痢を伴わない嘔吐の場合，消化器疾患の可能性を考える。その場合クリティカルな疾患が隠れていることがある。

＜ドクターコール＞

患者の状態	疾患・病態
血圧上昇，徐脈，CPSS（麻痺症状；バレー徴候，顔面左右差，瞳孔不整，対光反射の左右差，ろれつが回らない），覚醒刺激症状，意識障害を伴う	脳血管障害，髄膜炎の可能性
今まで経験したことのないような頭痛を伴う	脳血管障害の可能性
冷汗，胸背部痛，血圧左右差を伴う	心筋梗塞，大動脈解離の可能性
血圧低下（上昇）を伴う	心筋梗塞，大動脈解離の可能性
著明な腹痛，筋性防御を伴う	腸閉塞，上腸間膜動脈閉塞症，大動脈解離，大動脈瘤破裂の可能性
眼痛，視力低下，視野欠損，頭痛，眼球結膜の充血，角膜の白濁，瞳孔散大を伴う	緑内障の可能性
徐脈	右冠動脈の心筋梗塞，頭蓋内圧亢進，嘔吐に伴う低カリウム血症

＜次の場合はすぐに受診（症状が始まってから2～4時間以内）＞

- 38℃を超える発熱を伴う。
- 悪心・嘔吐，その他上記の随伴症状が強い。
- 高度の下痢を伴う（脱水を伴う）。

3 悪心・嘔吐を起こす疾患

　悪心・嘔吐を起こす疾患を表4-1に示す。

表4-1 悪心・嘔吐を起こす疾患

消化器疾患	・感染性胃腸炎 ・腸閉塞 ・穿孔性腹膜炎 ・急性膵炎 ・虫垂炎 ・胆囊炎，胆管炎，胆石発作 ・急性胃炎 ・食道裂孔ヘルニア ・急性肝炎，肝硬変による高アンモニア血症 ・大腸憩室炎 ・血管疾患：上腸間膜動脈閉塞，腹部アンギナ（虚血性腸病変） ・胃・十二指腸潰瘍，がん（食道，胃，大腸など） ・胃不全麻痺 ・高度便秘
非消化器疾患	・消化管出血 ・中枢神経疾患：脳腫瘍，脳梗塞，脳出血，椎骨脳底動脈解離，髄膜炎，脳炎，片頭痛 ・心疾患：心筋梗塞，心不全の増悪 ・耳鼻科系疾患：良性発作性頭位めまい症（BPPV），メニエール病など ・代謝性疾患：糖尿病性ケトアシドーシス（DKA），アルコール性ケトアシドーシス（AKA），甲状腺クリーゼ，副腎不全 ・眼疾患：緑内障，網膜中心静脈閉塞症 ・腎疾患：腎盂腎炎，腎不全（尿毒症） ・電解質異常：特に低ナトリウム血症，高カルシウム血症 ・産婦人科疾患：（子宮外）妊娠，卵巣炎，卵管炎，卵巣囊腫の茎捻転，子宮内膜症など ・薬物の副作用（抗コリン薬，ジギタリス製剤，アミノフィリン，抗がん薬，モルヒネ，DPP-4（ジペプチジルペプチダーゼ-4）阻害薬，非ステロイド性抗炎症薬（NSAIDs）など：あらゆる薬剤で嘔吐を生じる可能性があるため，最近，開始した薬剤の確認が必要 ・神経性（精神的要因）：神経性無食欲症，神経性大食症，身体症状症および関連症群など ・その他：肺炎など炎症を伴う疾患

4 悪心・嘔吐のある患者の健康歴の聴取

OLDCARTSで悪心・嘔吐をアセスメントする。

1）いまある症状のアセスメント（現症）
（1）Onset（症状の始まり）

> **質問例**
> 「いつ症状が始まりましたか？」
> 「突然始まりましたか？ 徐々に始まりましたか？」

　前兆なく急に嘔吐する場合は，中枢神経系や腹部血管閉塞などの急性疾患が原因と考えられる。その際に血圧が上昇している場合は，中枢神経系疾患の可能性を考える。

　感染性胃腸炎を考えるときは，食事時間との関連が参考になる。食後数時間で症状が出る場合は毒素型を考え，感染型では食後24時間以上経過してから，発熱，下痢，腹痛を伴うことが多い（表4-2）。

　急性〜亜急性の変化では，腸閉塞，耳鼻科系疾患，頭頸部・腹部を含めた血管系の疾患を考える。悪心・嘔吐を生じ，発熱や右上腹部痛を伴う場合は胆囊炎・胆管炎を，心窩部

表4-2 嘔吐時間による鑑別

早朝	頭蓋内圧亢進，尿毒症初期，妊娠悪阻，慢性アルコール中毒
食直後～1時間	胃機能性嘔吐，幽門狭窄，胃麻痺，拒食症
食後1～4時間	胃・十二指腸潰瘍，胃麻痺，毒素型食中毒（黄色ブドウ球菌，セレウス菌，ボツリヌス菌）
食後12～48時間	幽門・十二指腸狭窄，胃麻痺，感染型食中毒（カンピロバクター，サルモネラ，腸炎ビブリオ，ウェルシュ菌，セレウス菌）

酒井裕一，山中克郎編：外来を愉しむ―攻める問診，文光堂，2012，p.120．より引用改変

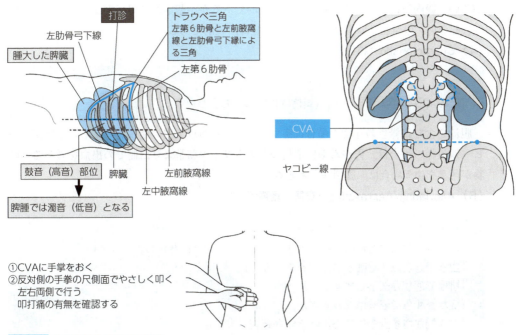

図4-1 肋骨脊柱角(CVA)と打診

から背部痛を伴う場合は膵炎を，急激な38℃を超えるような発熱とともに肋骨脊柱角（costovertebral angle：CVA，図4-1）に疼痛があり尿混濁を伴う場合は腎盂腎炎を，神経症状や意識障害を伴う場合は髄膜炎や脳炎などの中枢神経系疾患を考える。

慢性的な便秘傾向とともに悪心を伴うようになってきた場合は，腫瘍による通過障害や胃潰瘍などを考える。

そのほかに，慢性的な経過で進行する便秘傾向となる原因（外科手術の既往による腸管癒着，抗コリン薬・抗精神病薬などの薬剤性，甲状腺機能障害，鼠径ヘルニアなど）にも目を向ける必要がある。薬剤性を考える場合は，最近，追加使用の薬剤がないか，脱水により血中濃度が上昇し悪心を招く薬剤がないかを考えると，原因薬剤を特定しやすい。

長い経過で徐々に悪心・嘔吐を生じ，随伴症状として食欲低下，胃部不快感を伴う場合は，消化性潰瘍，悪性腫瘍などを考える。

（2）Location（部位）

悪心・嘔吐なので，「Location」の聴取は省略する。

(3) Duration(持続時間)

> **質問例**
> 「症状は持続的ですか？　症状がないときもありますか？」
> 「どのくらいの頻度ですか？」

　悪心が持続的なのか，寛解と増悪を繰り返すのか，時間経過とともに悪心・嘔吐を繰り返すのかを確認する。
　嘔吐することで悪心が治まる場合は，感染性胃腸炎や便秘など，消化器疾患であることが多い。緑内障による悪心・嘔吐は，断続的であるが，基本的に眼圧が改善しない限りは軽快しない。尿管結石の場合も，悪心・嘔吐は断続的である。

(4) Characteristic(特徴)

> **質問例**
> 「どのような症状ですか？」（具体的に語ってもらう）

　胆汁を含む茶緑色の吐物の場合は，ファーター乳頭以下での閉塞を考える。吐物がコーヒー残渣様の場合は，胃がんや胃潰瘍などのトライツ靭帯より口側での出血を考える。吐物が便臭を伴う場合は，腸閉塞を考える。

(5) Alleviating/Aggravating(寛解・増悪因子)

> **質問例**
> 「症状は，どんなときに和らぎますか？　どんなときに悪化しますか？」
> 「食事で吐き気・嘔吐が誘発されますか？」
> 「排便で症状が改善しますか？」
> 「症状が和らぐ姿勢はありますか？」
> 「顔を動かさず安静にすると吐き気が軽減しますか？」
> 「顔をうつぶせにすると吐き気が軽減しますか？」

　食事を摂取すると悪心・嘔吐が誘発されるかを確認する。食直後の悪心・嘔吐は急性胃炎，消化性潰瘍を考える。特に，腸閉塞や感染性胃腸炎，アカラシアの場合は，食事摂取をすると，症状が悪化することが多い。
　排便により症状が改善するかどうかを確認する。特に高齢者では，便秘が原因で悪心・嘔吐を生じることが多い。服用薬剤の増加や動脈硬化，生活習慣病，自律神経活動の低下による腸蠕動の低下が原因と考えられるが，排便コントロールによって症状が改善すれば，便秘が原因である可能性が高い。腹部のフィジカルアセスメントで評価する。
　顔を動かさずに安静にしていると，軽減するかどうかを確認する。良性発作性頭位めまい症（benign paroxysmal positional vertigo：BPPV）の場合は，回転性めまいとともに悪心・嘔吐を生じるが，一般的に頭を動かさずに安静にしていると症状が軽減することが多く，顔を動かすとめまいとともに悪心が誘発される。

（6）Radiation（放散痛）

> 質問例
> 「ほかに痛む場所はありませんか？ それ（痛み）は移動しますか？」

　悪心・嘔吐自体の症状に放散痛という概念はないが，悪心・嘔吐の原因となる疾患のうち，放散痛を認める疾患がある。以下はおさえておきたい。

・右肩，背部の放散痛→胆石症の可能性。
・左肩の放散痛→心筋梗塞の可能性（右肩の場合もある）。
・虫垂炎の場合，嘔吐に腹痛や発熱を伴うが，腹痛は悪心を伴い，臍周囲，心窩部周囲から右下腹部へ移動することがある。

（7）Timing（タイミング）（表4-2）

> 質問例
> 「いつ起こりますか？」
> 「症状が起こるきっかけがありますか？」

　悪心・嘔吐が下痢とともに生じる場合は，感染性胃腸炎を考える。悪心がなく急に嘔吐する場合は，中枢神経系疾患を考える。朝方に生じる場合は，脱水傾向になる時間帯でもあり，急性冠症候群（acute coronary syndrome：ACS）も念頭に置く。排便時など，いきんだときに症状が生じる場合は，眼圧が上がる緑内障，血圧上昇による影響で心疾患や大動脈疾患，脳卒中を考える。

（8）Severity（程度）

> 質問例
> 「どの程度のつらさですか？」
> 「ほかにどのような症状を伴いますか？」

　悪心・嘔吐を伴う場合の鑑別は非常に多岐にわたる。そこで，随伴症状と組み合わせて考えるとかなり原因疾患を絞り込むことができる。表4-3に，随伴症状と考えられる症状をあげるので，記憶しておきたい。

　心窩部に痛みを伴う悪心・嘔吐の場合，胃・肝・胆・膵疾患を考える。また，特に心窩部痛や心窩部違和感を伴うような疾患で見逃してはいけないものは，心筋梗塞，狭心症などのACSがあげられる。ACSでは，特に高齢者や糖尿病患者では無痛性の場合があり，悪心・嘔吐が唯一の症状であることもあるため，特に注意する。

　CVAの圧痛や下腹部痛を伴う場合は腎盂腎炎を，背部痛を伴う場合には膵炎を念頭に置く。

　目の奥の痛みを伴う場合は，緑内障を考える。通常，緑内障発作は片側に生じるが，両側の場合もある。角膜混濁，瞳孔散大などを伴うかを簡単にスクリーニングし，可能なら眼科にコンサルトし，眼圧測定，眼底検査などを行う。失明に至ることもあるため，早い対処が必要である。

＜随伴症状との前後関係が参考になる疾患＞
・腹痛後の悪心・嘔吐後に悪心が改善する→消化器疾患（虫垂炎，大腸憩室炎，急性胃粘

表4-3 随伴症状から考える悪心・嘔吐の原因疾患

随伴症状	考えられる疾患
・下痢 ・腹痛 ・肋骨脊柱角（CVA）痛，側腹部痛 ・右上腹部痛（マーフィー徴候），黄疸，発熱，下痢，灰白色便 ・下腹部痛（不正出血，月経停止） ・心窩部痛，背部痛，発熱，皮下出血	・感染性胃腸炎 ・消化器疾患：腸閉塞，上腸間膜動脈閉塞，大腸憩室炎，腹部アンギナ，急性胃粘膜病変など ・泌尿器疾患：腎盂腎炎 ・胆嚢炎，胆管炎，胆石発作 ・婦人科系疾患 ・急性膵炎
・心窩部違和感，心窩部痛，動悸，上肢の放散痛，これらに伴う多量発汗，呼吸困難 ・胸背部痛，血圧低下，ショック，血圧左右差（20mmHg以上）	・心疾患（特に心筋梗塞に注意），心不全，肺塞栓症 ・大動脈疾患（大動脈解離）
・前庭症状（めまい，耳鳴，耳閉感など）	・良性発作性頭位めまい症（BPPV），前庭神経炎，メニエール病，中耳炎，悪性めまい
・中枢神経症状（運動障害，感覚障害，ろれつが回らない，頭痛など），クッシング徴候（血圧高値，徐脈） ・けいれん，発熱，頭痛，項部硬直 ・発熱，頭痛，意識障害，髄膜刺激症状，肩こり（ケルニッヒ徴候，バビンスキー徴候，項部硬直，頸部前屈試験） ・腹痛，口渇，多飲，多尿，意識障害，大呼吸 ・拍動性頭痛，閃輝暗点 ・眼痛（頭痛），視力障害，角膜混濁，毛様充血，中等度散瞳	・脳出血，くも膜下出血，脳腫瘍，脳梗塞 ・脳炎，髄膜炎，脳出血 ・髄膜炎 ・糖尿病性ケトアシドーシス（DKA） ・片頭痛 ・緑内障
・消化器症状（下痢，便秘，嘔吐主体） ・高齢者の食欲低下	・急性胃腸炎 ・大腸がん，腸閉塞 ・アカラシア，食道裂孔ヘルニア ・胃がんなど悪性腫瘍
その他 ・肺炎など炎症性疾患全般で生じうる ・飲酒（酒くさい）	

膜病など）。
- 嘔吐後の急激な腹痛→食道破裂，Boerhaave症候群。
- 体重減少，食欲低下が先行して悪心を伴う→悪性腫瘍の可能性。
- 悪心・嘔吐が食事に無関係である→中枢神経系や代謝性疾患（糖尿病）の可能性。
- 腰背部痛を伴う→尿管結石と腹部大動脈瘤破裂，大動脈解離の可能性。

腹腔内出血は，時に便意として感じられるため，悪心・嘔吐，腰背部痛に便意を伴う場合，安易に消化器疾患と考えてしまわないように注意する。

また，化学受容器引金帯（chemoreceptor trigger zone：CTZ，延髄外側網様体背側部）付近には血液脳関門（blood-brain barrier：BBB）が存在せず，ホルモン，電解質，薬物，全身性毒素（敗血症，ウイルス感染症）が通過するため，悪心・嘔吐の原因疾患の鑑別が非特異的で難しいとされる。

悪心・嘔吐の鑑別疾患の覚え方として，「NAVSEA」を紹介する。

●**N**euro CNS：中枢神経由来（脳出血，くも膜下出血，髄膜炎，脳梗塞など）。

●**A**bdomen：胃腸炎など消化器疾患。

●**V**estibular：めまいなど耳鼻科系疾患。

●**S**omatopsychiatric：精神的要素。

- ●Endocrine：内分泌性（糖尿病，甲状腺疾患，副腎不全など）。
- ●Addiction：薬物。

2）悪心・嘔吐の生活への影響

悪心・嘔吐により食欲がない，食事摂取量の低下など，食生活への影響だけでなく，日常生活全体において，不活発化を招いている可能性がある。悪心・嘔吐が日常生活にどの程度影響を与えているのか，1日の生活の流れを確認しながらアセスメントする。

3）既往歴

既往歴については，以下のような点を意識して確認する。

（1）過去に罹患した疾患

- ・良性発作性頭位めまい症（BPPV），メニエール病などの慢性的に繰り返す耳鼻科系疾患。
- ・腹部臓器の手術歴：帝王切開，虫垂炎などの手術歴，交通外傷などによる臓器損傷の手術など。
- ・大腿ヘルニア，閉鎖孔ヘルニアなど。
- ・糖尿病，高血圧，脂質異常症などの生活習慣病（特に糖尿病については，糖尿病性ケトアシドーシス）。
- ・周囲に感染性胃腸炎の症状を有する人の有無。
- ・心房細動などの不整脈，片頭痛，胆石症，尿管結石。
- ・がんの既往歴，治療歴（手術，化学療法，麻薬使用中の有無含む）。
- ・膠原病（ステロイドの内服含む）。
- ・脳神経外科手術既往（下垂体手術，ステロイド内服）。
- ・眼科通院歴（緑内障の既往歴）。
- ・月経周期（女性に対しては妊娠を常に疑う）：最終月経（月経期間を含む），最終月経の一つ前の月経時期，性交歴。月経周期については，最終月経と申告のあったものが不正出血であり，もう一つ前の月経とかなり期間が空いていることがあるため注意する。妊娠6週を超える子宮外妊娠は生命にかかわる可能性があるため，下腹部痛を伴う場合，月経周期について入念に聴取する。
- ・妊娠歴，経産歴，妊娠中絶歴。
- ・精神疾患とその内服の有無：内服薬によっては，口渇が強く，慢性的に水分摂取を行うことによって低ナトリウム血症を惹起し，激しい悪心を誘発していることがある。
- ・まれであるが，片頭痛に関連する周期性嘔吐症候群がある。
- ・アレルギーの既往。

（2）現在の内服薬

- ・腸閉塞，便秘：抗コリン作用のある薬剤（抗ヒスタミン薬，抗うつ薬など）。
- ・高血圧，脂質異常症，糖尿病に対する薬剤の服用歴。
- ・抗凝固薬の有無：心房細動やそのときの心電図で洞調律でも，発作性心房細動の既往がある場合がある。上腸間膜動脈など腸血管の閉塞リスクを生じ，消化器症状の出現の可能性がある。

> **コラム　妊娠と悪心**
>
> 　女性をみたら妊娠を疑えといわれるが，初対面の医療従事者の質問に，妊娠の可能性があるかどうかを正直に答える人は少ない。そういった患者に腹部CTなどを行うことは，放射線防護の観点からも絶対に避けたいところである。
>
> 　看護師の立場から，特に女性の看護師は，患者のアドボケーター（代弁者）になってほしい。そのためには，看護師も症状から鑑別疾患を想起できる力をつけ，そのうえで，的確な情報収集と医師への伝達ができることが必要である。医師の診療の補助を行うことは，受け身であってはならない。

4）家族歴

以下の疾患について，家族の既往歴を確認する。家族性にがんの既往歴があれば消化管の通過障害を生じるような消化器腫瘍や肝・胆・膵系悪性腫瘍，脳腫瘍について検討する。また，精神的な傾向は家族で似る傾向にあるため，特に初診の場合，患者の言動だけから精神的な問題を類推できない場合，家族歴が参考になる。

- 悪性腫瘍。
- 糖尿病，高血圧，脂質異常症などの生活習慣病。
- 脳血管疾患，虚血性心疾患。
- うつ病など。

5）個人歴・社会歴

家族構成，嗜好，個人的な趣味，生活習慣，職業歴など，症状に「特化した」内容で記述する。特記することがない場合は省略してもよい。

（1）喫煙・アルコール

タバコやアルコールの摂取は生活習慣病のリスクを高める。アルコールについては，膵炎などのリスク因子となり，アルコール性ケトアシドーシスの除外のために重要である。

（2）勤務内容

印刷業に従事している場合は，胆道系腫瘍について検討する。

（3）ライフステージにおける変化

入学，卒業，就職，退職などのライフステージにおける変化は，ストレスなど心理的な悪心・嘔吐を生じる可能性がある。結婚などの祝いごともストレス係数が高いことを念頭に置く。家族関係を含めた人間関係についても情報収集する。

ストレスや拒食などで急にやせた場合は，上腸間膜動脈症候群（上腸間膜動脈周囲の脂肪が減り，上腸間膜動脈が十二指腸を大動脈と挟む形になり悪心につながる）も考える。

6）Review of systems (ROS)

（1）消化器疾患

食事摂取状況，排便状況，下痢の有無，腹痛の有無，発熱の有無，右肩への放散痛の有

無を確認する。

（2）非消化器疾患

- 脳神経：腹痛を伴わない嘔吐，頭痛，ろれつが回らない，運動障害，感覚障害（しびれなど）などの場合→脳卒中（脳梗塞，脳出血）の可能性。発熱，項部硬直などの場合→中枢神経感染症の可能性。
- 眼科（眼痛・頭痛，視力障害など）→緑内障の可能性。
- 循環器（胸背部痛，冷汗，心窩部違和感，左肩痛）→ACS，大動脈解離の可能性。
- 呼吸器（呼吸困難感，発熱）。
- 泌尿器（背部痛，血尿，混濁尿）→尿路感染症，腎盂腎炎，水腎症の可能性。
- 産婦人科（下腹部痛，不正出血，生理周期，直前の生理開始日と期間）→妊娠の可能性。

5 フィジカルアセスメント

1）手　順

　冒頭でも述べたが，悪心・嘔吐の原因は非常に多岐にわたる。基本は消化器疾患と非消化器疾患の鑑別から始まるが，頭から足先まで系統的に身体所見をとり，見落としのないようにする。

　特に，悪心・嘔吐を生じている場合，患者自身も消化器疾患を思い浮かべて情報提供するため注意する。医療面接の段階でこれらを踏まえて，随伴症状も含めて聴取する。

　また，見逃してはならないクリティカルな疾患のなかで，特に時間がカギとなるものに，ACS，脳卒中がある。これらの疾患を除外することにまずは力を注ぐ。

2）バイタルサイン

　発熱では，細菌感染などを疑う。感染性胃腸炎，胆嚢炎，胆管炎，膵炎，尿路感染症，婦人科疾患，中枢神経感染症などが考えられる。

　急激な血圧上昇を伴う場合は，脳卒中を疑う。発熱，下痢などで脱水傾向になった場合は，血圧低下を生じ得る。

　血圧左右差20mmHg以上では，大動脈解離を考える。呼吸様式でクスマウルの呼吸は糖尿病性ケトアシドーシス，アルコール性ケトアシドーシスを考える。徐脈では，頭蓋内圧亢進，嘔吐（下痢）に伴う低カリウム血症，右冠動脈の心筋梗塞を考える。

3）視　診

（1）消化器系疾患

　腹部の視診は，腸閉塞，膵炎，腹部の炎症性疾患において重要である。

　腸閉塞では，一般的に腹部膨満がみられる。腸閉塞の原因としては手術歴が一番多いので，術創を確認する。また，臍ヘルニアや鼠径ヘルニアなどが関連していることもあるので確認する。万が一，腹部臓器に外傷性の影響の可能性を考えなければならないとき，皮下出血や打撲痕などがみられることがあるので，視診が非常に重要となる。外傷があれば，

必ず臓器損傷のスクリーニングを行う。

　胆管炎，胆囊炎などの疾患では，黄疸の有無を確認する。一般に黄疸は血中ビリルビンが2mg/dL以上でみられる。膵炎では，グレイ・ターナー徴候（左側腹部が着色する），カレン徴候（臍周囲の皮下着色）を認めることがあるが，頻度は低い。

(2) 非消化器疾患

　脳血管疾患では，顔面下垂，上肢のバレー徴候，ろれつが回らないなどが重要である。脳卒中では，これらの症状でスクリーニングするシンシナティ病院前脳卒中スケール（Cincinnati Prehospital Stroke Scale：CPSS，p.40参照）などがある。

　眼科的には緑内障があげられる。瞳孔散大，角膜混濁などがみられる。一般的には片側性の場合が多い。

　妊娠が原因の場合は，下腹部の膨隆，乳輪の着色，乳房表面の静脈うっ滞を確認する。下腹部膨隆は子宮筋腫などによっても生じ，また乳輪の着色は，もともと色素が濃い場合があるので注意する。

　悪心・嘔吐の原因は，心不全，肺炎などといった様々な病態でも生じうる。それらに準じて，頸静脈怒張，顔面・下腿浮腫，呼吸状態，チアノーゼ，毛細血管再充満時間（capillary refilling time：CRT，2秒以上で貧血や脱水を疑う）といった全身の観察を併せて行う。

　インスリンの注射痕（糖尿病性ケトアシドーシス），るいそう（アルコール依存，1型糖尿病ではやせ型の方が多い）を確認する。

4）聴　　診

(1) 腸蠕動音

　感染性胃腸炎で下痢を伴っている場合，腸蠕動音が亢進することが多い。腸蠕動音の確認は，腹部1か所で6秒に1回以上あれば正常範囲と判断する[1]。

　腸閉塞では，腸内容物を何とか肛門側に進めようと腸が動いているため，蠕動音の亢進が認められる（その際，金属音が聴取される）。また，腸閉塞が疑われる際に，蠕動音がまったく聴取されず，発熱，腹痛，腹部反跳痛，血圧低下などを生じている場合は，腸管穿孔や絞扼性イレウスが考えられ，生命にかかわる。単純性イレウスと比較して似て非なる状態であり，医師に早急に報告する。特に血管閉塞を伴う場合，腸音は減弱し，腹痛を伴う割には腹壁が軟らかいため注意が必要である。麻痺性イレウスやけいれん性イレウスなどの機能的イレウスの場合，腸音は減弱する。

(2) 心　　音

　心筋梗塞では，心不全の徴候として，Ⅲ音，Ⅳ音，またはそれらの重なるギャロップリズム（奔馬調律）を生じることがある。いずれも低い音なので，聴診器のベル型を用いる。

　動脈解離では，大動脈弁閉鎖不全症（aortic insufficiency：AI，aortic regurgitation：AR）の音を聴取する。第2肋間胸骨右縁（2 right sternal border：2RSB）に最強点を有する拡張期雑音（拡張期逆流性灌水様雑音）を生じる。冠動脈の開口部は大動脈の直上にあり，心臓の拡張期に血液が流入するが，この起始部（大動脈洞）を巻き込んだ動脈解離では，冠動脈の血流が相対的に低下し，心筋梗塞や狭心症のような症状を同時に生じることがある。

5）打　診
（1）腹部の打診
　腸管にガスが充満しているときは，腹部膨満とともに鼓音を聴取する。悪心の原因となる疾患のうち，胆嚢炎，胆管炎，膵炎，腹膜炎などの腹腔内炎症疾患では，腹水を認めることがある（表4-4）。腹水の量にもよるが，打診により波動の触知（図4-2）や，シフティングダルネス（shifting dullness，図4-3）を聴取する。シフティングダルネスとは，体位による腹水の移動で，鼓音と濁音の境界面が，体位を変えることにより変化する。

　慢性肝炎などで肝硬変を生じている患者の場合は，トラウベ三角（図4-1参照）の打診で，濁音から半濁音を聴取する。通常，この部位は肺があり打診で鼓音があるが，肝硬変では，門脈のうっ滞とともに脾臓が腫大するため，このようなことが生じる。

　肋骨脊柱角（CVA）の圧痛（背部叩打痛）は，腎盂腎炎や膵炎の際にみられ，第12肋骨起始部（図4-1参照）に片方の手を添えて，もう片方の手で打診することで，疼痛を生じる。

（2）心臓の打診
　心拡大の有無を確認する。第5肋間胸骨左縁から左側に打診していき，半濁音が聴こえるところまでは心臓がその直下にある。10cm以上の位置に心尖部がある場合は，心拡大があるとスクリーニングできる。ただし，胸骨直下より左側にいけば，心臓と肋骨の間に肺が存在するため，たとえば，肺気腫などがある場合，打診による半濁音は，より曖昧になる。

表4-4　腹水の評価

部　位	主な原因
下大静脈	バッド－キアリ症候群
心　臓	うっ血性心不全
肝　臓	肝硬変
腎　臓	ネフローゼ症候群
腹　膜	腹膜炎（がん性，結核性，化膿性）
リンパ管	リンパ腫，フィラリア感染，がん転移

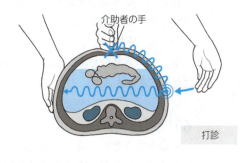

図4-2　波動の触知

腹水があると，打診の際に衝撃が腹水を介して伝わる
腹水と同時に腹壁を介した衝撃が対側に伝わるのを防ぐため，介助者の手を添える

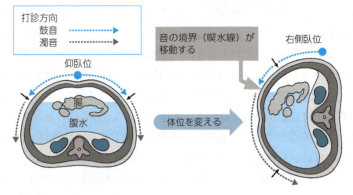

図4-3　シフティングダルネス

> **コラム　非消化器疾患が原因の嘔吐**
>
> 　　　　　　筆者は大学院NPコース修了後，臨床2年目に忘れられない事例を経験したので紹介する。
>
> 　高齢初発の関節リウマチがあり，少量のステロイドや疾患修飾性抗リウマチ薬（DMARDs）の内服を開始し，リハビリテーションを始めていた患者に，食欲低下，悪心とともに，37℃前半の軽度の発熱，軽度の白血球数（WBC）およびC反応性たんぱく（CRP）上昇と，若干の低ナトリウム血症，高カリウム血症が認められた。少量ながらステロイドを内服していたことと，肺炎から食欲低下をきたしていたと考え，抗菌薬を開始するが，血圧が低下し，補液を行った。しかし，血圧低下と電解質異常は補正されず，点滴にてステロイドを投与し改善した。
>
> 　長期ステロイドを内服していること，補液などの治療に反応しない低血圧と，軽度ではあるが電解質の乱れから，副腎不全であったと考えられた。
>
> 　悪心・嘔吐が唯一の症状となりうる疾患は多々ある。バイタルサインや血液データ，既往歴など，総合的に考えることの重要性を思い知った例であった。

あくまで，心拡大の有無は簡単なスクリーニングと考える。

　むしろ，心尖拍動を振戦（thrill）として感じられる心尖部の位置で簡単にスクリーニングするか，頸静脈怒張，下腿浮腫，Ⅲ音，Ⅳ音などの過剰心音，血圧によるCS（Clinical Scenario）分類，もしくは，ノーリア（Nohria）分類などで，総合的に心不全を評価するほうがよい。看護師でも，心臓超音波検査，胸部単純X線写真の評価がある程度できるようになるべきである。

6）触　　診

　腹痛を伴う悪心の場合，消化器疾患がまず浮かぶ。見逃してはならない消化器疾患として腸閉塞があるが，腹部膨満感や硬さにてまず便秘の程度を推測する。腸閉塞による穿孔を伴う場合，腹部の筋性防御（図4-4）を触診にて確認できる。筋性防御とは，腹壁を押し下げて痛みが出現するときに起こる腹筋の緊張状態である。

　反跳痛は，ゆっくり腹部を触圧し，急に離すことで，腹膜が急に伸展する際に感じる痛みである（図4-5）。しかし，腸管が穿孔ではなく，穿通，つまり腸管に空いた穴が腸間膜などの他の臓器でふさがれているときは，反跳痛を生じないことがある。虫垂炎の場合は，この反跳痛をマックバーニー点（図4-6）で確認する。その他，ランツ圧痛点（図4-6）などもある。通常，腹膜刺激反応の有無は，診断に寄与することは少なく，腹膜に炎症があれば軽い打診で疼痛が誘発されるため，患者の安楽の点からは行わないほうがよい。

　胆嚢炎，胆管炎などでは，胆嚢周囲の炎症を反映して，右肋骨弓下に指を当てて深呼吸させた場合に疼痛がみられる。これをマーフィー徴候（図4-7）とよぶ。

　バイタルサイン測定の際に，表在動脈，とりわけ大腿動脈などの硬さで動脈硬化の進展を大雑把に把握し，生活習慣病を危険因子とする疾患で嘔吐を生じている可能性を考える（心筋梗塞など）。基本的には，表在動脈すべての触診を習慣づける。それにより左右差が

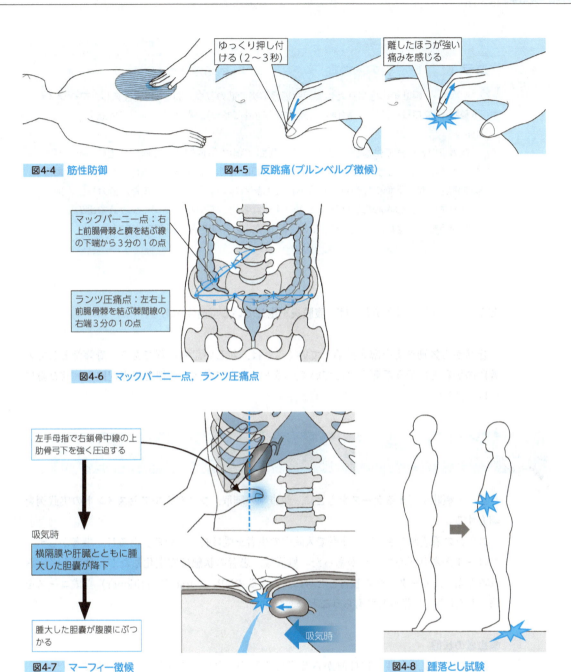

図4-4 筋性防御
図4-5 反跳痛（ブルンベルグ徴候）
図4-6 マックバーニー点，ランツ圧痛点
図4-7 マーフィー徴候
図4-8 踵落とし試験

見つかり，大血管患者の発見につながることがある。腹部アンギナは高齢女性に多く，悪心・嘔吐というよりも食後の蠕動運動時に，動脈硬化が進んだ腸間膜動脈の相対的血流低下が原因で生じる腹痛が主症状となる。

7）その他のアセスメント

腹膜炎の有無を調べるために，立位可能で筋性防御がはっきりしない場合は，踵落とし試験を行う（図4-8）。爪先立ちをして，踵を床に勢いよくつけると，腹部に疼痛が走るか

> **コラム　嘔吐後の合併症**
>
> 　　　　　嘔吐後の合併症として，誤嚥性肺炎，低カリウム血症（代謝性アルカローシス，不整脈），マロリー-ワイス症候群（飲酒後の嘔吐に多い），食道破裂などの疾患をおさえておく。
> 　低カリウム血症では徐脈を生じる。右冠動脈の急性冠症候群でも徐脈を生じうる。バイタルサインのチェックの段階で，これらも念頭に置く。下痢を伴う場合には，感染性胃腸炎を考えるが，下痢に伴う低カリウム血症も忘れないようにする。また，低カリウム血症ではジギタリスの内服の有無をチェックする。服用していれば，ジギタリス中毒のリスクの点からもカリウム補正が必要なため，アセスメントの結果を医師に報告する。

どうかを確認し，疼痛があれば，腹膜炎を生じている可能性がある。

　症状から鑑別疾患を臨床推論していくことは，新しい思考過程である。看護師としての普段の勤務とは違う手順を踏んでいく。様々な角度で考える習慣と思考回路を，ぜひ身につけてほしい。

6　臨床推論トレーニング

　悪心・嘔吐を訴えるケースをもとに，健康歴の聴取，フィジカルアセスメントの実践例を紹介する。

　3年目の看護師Aさんは，肺炎で入院中の患者を受け持っている。ある日，患者からナースコールがあり悪心の訴えがあった。処置後，患者の状態は安定化したが，急変も考えられると思い，リーダーへの報告とともに，大学院のNP（Nurse Practitioner）養成コースを修了したBさんに指導してもらうことにした。

●患者の状態

　Cさん，85歳，女性。10日前から肺炎で入院中。「吐き気がするので，来てください」とナースコールをした。駆けつけたAさんは，Cさんが食物残渣のある嘔吐をしたので，右側臥位にしてバイタルサインを測定した。バイタルサインは，血圧180/90mmHg，脈拍90回/分，体温37.6℃，SpO₂ 96%であった。バイタルサインの測定を終えた頃にはCさんの悪心も治まりつつあった。

　枕にて側臥位を維持したまま，いつから吐き気が始まったのか，前駆症状はあったのかなど，簡単な情報収集を行い，誤嚥性肺炎を生じていないか肺音を聴取し，腹部のフィジカルアセスメントを行った。

🅱：まずは，側臥位にして吐物の誤嚥を防いだところはとてもよかったと思います。下痢や腹痛はどうでしたか？　また，脳卒中の可能性は考えられますか？

🅰：脳卒中の可能性はあまり考えていませんでした。とにかく誤嚥や窒息を起こさないことを一番に考えました。嘔吐の原因としては，感染性胃腸炎や便秘によるサブイレウス，胆石発作，胆管炎などが浮かびました。下痢や腹痛もなく，病院食を食べていて，周囲に似た症状の人もいないので，感染性胃腸炎などは否定的と考えました。でも，お見舞いの持ち込み食が原因になるケースもあるんですよね。

🅱：いろいろな原因が浮かびましたね。今は，Cさんも落ち着いていると思うので，医療面接を含めて，OLDCARTSで整理してみましょう。その間に，リーダーから医師に報告してもらい，私もそれと並行して身体所見をとって，検査計画を立てて，医師にコンサルトしておきます。

　AさんはBさんからアドバイスを受け，情報を整理した。皆さんもどの情報がたりないのか，一緒に考えてみてください。

●OLDCARTSによる情報整理

　AさんがOLDCARTSで整理した内容は，以下のとおりである。下線の部分は，最初の情報収集で得られなかった内容である。

> O（症状の始まり）：ナースコールを押す数分前に，突然吐き気がした。
> L（部位）：なし。
> D（持続時間）：食事とは関係なく急に吐き気がして，嘔吐後，数十分で少しずつ治まってきているような感じ。時々，吐き気が再発する。
> C（特徴）：どちらかというと乗り物酔いに似た吐き気だが，程度が強い。
> A（寛解・増悪因子）：右側臥位でじっとしていると，吐き気は治まってきた。頭を動かすと吐き気がする。
> R（放散痛）：胸部痛や左肩に痛みはない。呼吸困難感や，眼の見えにくさもない。
> T（タイミング）：3年前に，似たような吐き気とめまいがあった。そのときは，近医で注射と飲み薬をもらって改善した。
> S（程度）：突然，乗り物酔いの絶頂のような吐き気が始まった。回転性のめまい，拍動性の右後頭部痛があり（人生で最大の痛みではなく，まれに経験する痛みのレベル），少ししゃべりにくさ（ろれつが回らない），右半身に力が入りにくいような気もする。

🅱：整理すると何を考えるべきか，わかりやすくなったのではないですか。

🅰：そうですね。最初は消化器疾患を思い浮かべましたが，こうやって考えてみると，消化器以外の原因がありそうです。

🅱：悪心・嘔吐は様々な原因で生じるものですが，非消化器疾患では多岐にわたります。そのなかで絶対に見逃してはいけないものは何ですか？

🅰：（ポケットサイズの本を取り出し）一番にあがるのは，脳梗塞，脳出血などの脳血管疾患です。ほかにも重要な疾患がありますが，まずは，これだと思います。

B：そうですね。ろれつが回らない点と運動障害が気になるので，頭部CTと胸腹部X線も併せて撮影しましょう。場合によっては，頭部MRIが必要かもしれません。また，尿検査，採血，心電図，胸部X線も施行します。過剰かもしれませんが，患者さんが強く希望されたので，実施します。

A：ありがとうございます。semantic qualifier（SQ）の記録で，基礎情報を整理してみます。

●semantic qualifier（SQ）を用いた記録

Aさんは，以下のように情報を記録した。

- **現在の症状**：Cさん，85歳，女性。10日前から肺炎で入院しており，抗菌薬の点滴も終え，炎症反応も陰性化し，退院をひかえていた。本日，14時頃突然の悪心とともに嘔吐し，ナースコール。右後頭部に頭痛，回転性めまいあり，耳鳴りなし，難聴なし。少しろれつが回らない様子であるが，はっきりしない。眼痛なし，眼の見えにくさなし，冷汗なし，胸背部痛・腹痛なし，下痢なし。
- **既往歴**
  ①28歳で帝王切開。
  ②30歳代で虫垂炎（手術）。
  ③40歳代で高血圧，脂質異常症（内服開始），気管支喘息。
  ④50歳代で検診の際に胆石指摘。薬剤アレルギーなし，大豆アレルギー。
- **家族歴**：母は糖尿病，高血圧，脂質異常症。父は脳梗塞で死亡（72歳）。夫は高血圧，脂質異常症で内服中。息子は高血圧。
- **生活歴**：喫煙歴なし，飲酒歴なし。夫と2人暮らしで週3回のデイサービスに通っている。
- **内服薬**
  アムロジピン5mg，1錠，分1・朝
  ディオバン®錠40mg，1錠，分1・朝
  クレストール®錠2.5mg，1錠，分1・夜
  ラシックス®錠20mg，0.5錠，分1・朝
  フェロミア®顆粒8.3%1.2g，分1・朝
  アンブロキソール15mg，3錠，分3・毎食後
  シングレア®錠5mg，1錠，分1・夜
  テオドール®錠100mg，1錠，分2・朝夜
  アドエア®250ディスカス，1回1吸入，1日2回

B：よくまとまっています。次は，フィジカルアセスメントです。

A：はい，頑張ります。

●フィジカルアセスメントの実施

Aさんは，CさんのベッドサイドでフィジカルアセスメントAを実施した。

B：ひととおり，終わりましたね。

A：はい。

＜フィジカルアセスメントの結果＞
- **全身状態**：85歳，女性。やせ形。貧血なし。
- BP150/77mmHg，HR 70回/分，T 37.0℃，SpO$_2$ 98%。
- 両側橈骨動脈・腋窩動脈・大腿動脈・膝窩動脈・後脛骨動脈・足背動脈は良好に触知し，左右差なし。リズム一定。
- **頭頸部**：眼瞼結膜は黄疸軽度（＋），頸静脈怒張なし，甲状腺に腫大・圧痛なし。頸動脈雑音なし。
- **胸部**：呼吸音は副雑音なし。心雑音は心尖部に収縮期雑音あり。
- **腹部**
  - 視診：胸部から腹部・背部に皮膚病変などなし。鼠径に膨隆なし。
  - 聴診：腸蠕動音は微弱。血管雑音なし。
  - 打診：トラウベ三角は鼓音。CVA 圧痛なし，反跳痛なし。
  - 触診：やや硬めであるが腹部膨満は軽度。圧痛なし。マーフィー徴候（±）。マックバーニー点・ランツの圧痛点に疼痛なし。
- **四肢**：下腿から足背に浮腫なし，四肢大関節に腫脹・発赤・疼痛なし。

＜神経学的所見＞
- **対光反射**：両側問題なし，瞳孔径3.0/3.0mm（R/L），角膜混濁なし，瞳孔散大なし。
- バレー徴候（上肢・下肢）両側陰性。
- 四肢・体幹に感覚障害なし。
- 脳神経障害なし：視野狭窄なし，難聴なし，眼球6方向問題なし，注視眼振は軽度の左右方向，顔面の触圧覚・温痛覚問題なし，舌出しは左右差なし，カーテン徴候なし，両肩すぼめ問題なし，首の左右運動問題なし。

●**臨床推論**

B：ここまでの所見から，何がわかりますか。

A：腹部の手術歴があり，腸閉塞の可能性が高いように思います。見逃せないほかの疾患に心筋梗塞と脳卒中がありますが，心筋梗塞は先ほどの採血と心電図で問題はなかったし，脳卒中は，今は運動障害や感覚障害もなく，ろれつも大丈夫そうなので除外できると思います。

B：そうですね。心筋梗塞は，非典型的な症状のみで発症する場合があるので，今回のような急激な嘔吐がある場合は，念のため心電図をとっておいたほうがいいかもしれません。特に，Cさんは高齢で生活習慣病の既往があり内服中ですし，テオドール®やβ$_2$刺激薬も使用されているので，心筋梗塞のリスク因子はありますね。

A：はい。

B：では，脳卒中のリスク因子は何でしょうか？

A：悪心や腹部症状のない突発的な嘔吐をした患者さんで，なおかつ血圧が高い場合は，脳卒中に注意すべきだと思います。

B：そうですね。Cさんは，最初に嘔吐をした際に，右半身の動きとろれつがあやしいよう

に感じました。血圧上昇を伴っていた場合は，脳卒中を見逃さないように検査が必要です。

A：はい，わかりました。

B：そのほかに，どのような鑑別疾患を考えますか。消化器疾患と非消化器疾患とに分けて整理してみましょう。消化器疾患で亜急性から急性発症する悪心・嘔吐では何があがりますか。

A：消化器疾患としては，食中毒，胆嚢炎，胆管炎，胆石発作，急性肝炎，膵炎，虫垂炎，穿孔性腹膜炎などが考えられます。腸閉塞，胃・十二指腸潰瘍，胃がんなどが，比較的，慢性的な経過で症状を生じると思います。

B：そうですね。Cさんの場合，微妙ですがマーフィー徴候があり，発熱もしています。黄疸ははっきりしませんが，ビリルビンが2mg/dL以上になっていない場合，黄疸ははっきりしないので，胆管炎や胆石発作は否定できません。肝機能を含めた採血結果を待つ必要があります。高齢者には胆道系疾患が多いです。

A：わかりました。

B：ところで，Cさんの腸閉塞のリスク因子は？

A：2回の腹部手術歴があります。癒着性イレウスが考えられます。

B：そうです。手術歴が一番大きな要素ですね。そのほかに，糖尿病がある人は自律神経の問題で便秘しやすいし，胃不全麻痺の可能性も高くなります。Cさんの場合，高血圧，脂質異常症といった生活習慣病に加え，高齢女性であり，大腿ヘルニアや閉鎖孔ヘルニアによる腸閉塞や便秘症，機能的イレウスの可能性が高くなりますね。その点も既往歴から判断できるといいですね。

A：非消化器疾患ではどのような疾患を考えるべきですか？

B：腎盂腎炎など泌尿器関連は多いと思います。その場合は背部叩打痛や急な高い発熱の有無，血尿をチェックします。また，緑内障発作を考慮すると，眼底写真も重要です。まずは肉眼的に眼を観察してください。結膜充血と眼房混濁がみられるかもしれません。失明リスクを回避するため，絶対に見逃さないようにしてほしい点です。非消化器疾患はきりがないですが，糖尿病性ケトアシドーシスなどの代謝性疾患や，最近始まった内服薬，低ナトリウム血症，高カルシウム血症などにも気をつけてください。Cさんの場合はどうですか？

A：テオドール®ですね！ 脱水などで血中濃度が上昇し，悪心を生じることがあります。鉄剤もあやしいですね。突発性の嘔吐の可能性は低いそうですが。

B：そうです。悪心・嘔吐の原因は非常に多様で難しいですが，ここまでの流れでわかるように，悪心だけの現象では，原因の予想は難しいのです。しかし，嘔吐の経過と随伴症状を考えると，絞り込めることが多いですね。まずは，消化器疾患，非消化器疾患の区別から始まり，系統的に全身のフィジカルアセスメントを行ってくださいね。また，嘔吐に伴う合併症に注意し，先を見据えた対応を心がけてください。

A：はい，わかりました。ありがとうございます。

【文献】

1) Krakauer EL, Zhu AX, Bounds BC, et al : Case 6-2005-A58-year-old man with esophageal cancer and nausea, vomiting, and intractable hiccups, N Engl J Med, 352 : 817-825, 2005.
2) Bickley LS, Szilagyi PG, 福井次矢・井部俊子監：ベイツ診察法, メディカル・サイエンス・インターナショナル, 2008, p.359-409.
3) 福井次矢・奈良信雄編：内科診断学, 第2版, 医学書院, 2008, p.351-356.
4) 松村理司監：診察エッセンシャルズ—症状をみる 危険なサインをよむ, 新訂版, 日経メディカル開発, 2009, p.246-255.
5) 田中和豊：研修医目線でわかるERカンファレンス・ライブ, シービーアール, 2012, p.121-127.
6) 田中和豊：問題解決型救急初期診療, 第2版, 医学書院, 2011, p.256-263.
7) De Fer TM, Brisco MA編, 清水郁夫・金児泰明・降旗兼行監訳：ワシントンマニュアル外来編, メディカル・サイエンス・インターナショナル, 2012.
8) 高久史麿監, 橋本信也・福井次矢編：診察診断学, 医学書院, 1998, p.306-307.
9) 林寛之：ステップビヨンドレジデント2—救急で必ず出合う疾患編, 羊土社, 2006, p.50-105.
10) Suyama J, Crocco T : Prehospital care of the stroke patient, Emergency Medicine Clinics of North America, 20 (3) : 537-552, 2002.
11) The Internet Stroke Center. http://www.strokecenter.org/
12) Paulson EK, Kalady MF, Pappas TN : Clinical practice. Suspected appendicitis, New England Journal of Medicine, 348 (2) : 236-242, 2003.
13) Wald A : Constipation in the primary care setting : current concepts and misconceptions, American Journal of Medicine, 119 (9) : 736-739, 2006.
14) Bringer D, Eagle KA, Goodman SG, et al : Acute coronary syndromes without chest pain, an underdiagnosed and undertreated high-risk group: insights from the Global Registry of Acute Coronary Events, Chest, 126 (2) : 461-469, 2004.
15) Scorza K, Williams A, Phillips JD, et al:Evaluation of nausea and vomiting, American Family Physician, 76 (1) : 76-84, 2007.
16) 福井次矢・黒川清監訳：ハリソン内科学, 第4版, メディカル・サイエンス・インターナショナル, 2013, p.254-257.
17) 酒見英太監, 上田剛士著：ジェネラリストのための内科診断 リファランス—エビデンスに基づく究極の診断学をめざして, 医学書院, 2014, p.70-73, p.122-125, p.286-290, p.250-260, p.337-342.
18) 山中克郎：外来を愉しむ—攻める問診, 文光堂, 2012, p.116-127.

5 咳嗽

>
> **咳嗽のある人へのアプローチ**
>
> 　咳嗽は，臨床で日常的にみられる頻度の高い症状である。咳嗽のアセスメントでは，緊急性を要する疾患に注意しながら，年齢や性別などの患者の基礎情報からどのような疾患の可能性があるかを考え，患者の状況を健康歴で明らかにし，フィジカルアセスメントを実施し，そして必要な検査を行うというプロセスが通常である。
> 　フィジカルアセスメントの実施においては，まず，バイタルサインと身体所見から急性疾患であるかを判断しなければならない。特に，感染症状，呼吸困難などの有無を確認し，咳嗽を助長しないよう環境を整えてアセスメントしていく。咳嗽は，呼吸器疾患に限らず，心疾患などが原因で起こる場合もある。どのような情報が診断に有用かを把握しておく必要がある。

1　咳嗽とは

　咳嗽は，気道内の異物を除去するための正常な防御反応である。咳受容体は気道の粘膜下に存在し，機械的・化学的刺激に反応して咳を引き起こす。また，心理的ストレスによっても咳は発生する。咳受容体は，気管・気管支のほかに，喉頭，胸膜，胃，食道，横隔膜，心膜などにも存在するといわれている。

　咳嗽は，持続期間により，3週間未満の急性咳嗽，3週間以上8週未満の遷延性咳嗽，8週間以上の慢性咳嗽に分類される。また，喀痰を伴わないか少量の粘液性喀痰のみを伴う乾性咳嗽と，喀痰を伴う湿性咳嗽に分類される。

2　トリアージ

　急性に発症し，身体所見を伴う場合はバイタルサインを測定し緊急性を判断する。

<ドクターコール>

患者の状態	疾患・病態
呼吸困難，喘鳴，血圧低下，チアノーゼ，意識障害，胸痛	喘息発作，気道異物，気胸，急性心不全，肺血栓塞栓症，慢性閉塞性肺疾患（COPD）の急性増悪，急性冠症候群，肺炎の可能性
大量の喀血	気管支拡張症，腫瘍，肺真菌症の可能性

<次の場合はすぐに受診>
・発熱（38.0℃以上）。
・膿性痰。
・喘鳴。
・睡眠を妨げる場合（日常生活に支障があるとき）。
・体重減少，食欲の低下を伴う場合。

3 咳嗽を起こす疾患

咳嗽を起こす疾患を表5-1に示す。

4 咳嗽のある患者の健康歴の聴取

OLDCARTSで咳嗽をアセスメントする。

1）いまある症状のアセスメント（現症）
（1）Onset（症状の始まり）

> **質問例**
> 「咳が始まる前に，症状がありましたか？」
> 「咳以外の症状はありますか？」

咳が始まる前にどのような症状があったか，発熱や咽頭痛，後鼻漏（鼻汁が後鼻孔より上咽頭に流れるもの），鼻汁などの症状の有無を確認する。

（2）Location（部位）

> **質問例**
> 「どこが痛みますか？ 痛い場所をさしてください」
> 「どこかに違和感がありますか？」
> 「痛みは移動しますか？」

咳に痛みや違和感を伴う場合，その部位を確認する。また，時間とともに痛む部位が変化していないかを明らかにする。

表5-1 咳嗽を起こす疾患

咳嗽の持続期間	考えられる疾患	関連する症状
急性（3週間未満）	気胸	胸痛，呼吸困難
	喘息	喘鳴
	心不全	胸痛，呼吸困難，泡沫状痰
	肺血栓塞栓症	呼吸困難，胸痛，呼吸数増加
	急性間質性肺炎	呼吸困難
	肺炎	膿性痰，胸痛，呼吸困難
	気道異物	喘鳴，呼吸困難，チアノーゼ
	感冒	鼻汁，咽頭痛
	インフルエンザ	発熱，悪寒，頭痛，筋肉痛，関節痛，全身倦怠感
	急性気管支炎	喘鳴，感冒症状
	急性副鼻腔炎	膿性鼻汁，頭痛
急性〜遷延性	マイコプラズマ感染症	咳，夜間不眠
	百日咳	発作性の咳込み，吸気性笛声，咳込み後の嘔吐
遷延性（3〜8週間）〜慢性（8週間以上）	後鼻漏	鼻汁，膿性痰，咽頭違和感
	間質性肺炎（肺線維症）	呼吸困難
	咳喘息	呼吸困難を伴わない
	慢性閉塞性肺疾患（COPD）	痰，動作時の呼吸困難
	気管支拡張症	血痰，痰
	胃逆流食道炎	胸やけ，呑酸，胸痛，横になると出やすい
	抗酸菌感染（結核，非結核性抗酸菌症）	発熱，痰
	悪性腫瘍	痰，血痰・喀血，喘鳴，呼吸困難，全身倦怠感，食欲低下，体重減少

（3）Duration（持続時間）

> 質問例
> 「いつから，始まりましたか？」
> 「どのくらい続いていますか？」

　咳がどのくらい続いているかは診断に有用な情報である。表5-1に示すように，持続期間が3週間未満が急性，3〜8週間が遷延性，8週間以上が慢性咳嗽に分類される。

（4）Characteristic（特徴）

> 質問例
> 「痰も出ますか？」
> 「どのような痰ですか？　色やにおいはありますか？　量はどのくらいですか？　さらさらしていますか，どろっとしていますか？」

　喀痰の有無により，乾性咳嗽と湿性咳嗽に分類される。痰を伴う場合，痰の性状を確認

する。
（5）Alleviating/Aggravating（寛解・増悪因子）

> **質問例**
> 「横になると悪化しますか？」
> 「運動中や運動後に咳が出ますか？」
> 「冷気や寒冷な気候にさらされると咳が出ますか？」
> 「ストレスはありますか？」
> 「就寝時にも咳が出ますか？」

楽になる体位や咳を誘発する状況を確認する。

（6）Radiation（放散）

> **質問例**
> 「のどの違和感がありますか？」
> 「胸の痛みや広がりがありますか？」など

咳に付随する症状の広がりを確認する。

（7）Timing（タイミング）

> **質問例**
> 「朝か夜のように，時間帯で悪化しますか？」
> 「咳が出やすい季節はありますか？」
> 「過去にも同様の咳を経験したことがありますか？」

咳の出やすい時間帯や，季節による違いを聞き，その咳を以前にも経験をしているかを確認する。

（8）Severity（程度）

> **質問例**
> 「就寝中も咳が出ますか？　眠れないことがありますか？」
> 「咳の後，嘔吐することがありますか？」

睡眠や仕事など生活に支障があるほどの激しさか，咳の後に嘔吐を伴うことがあるかを確認する。

上記に加え，以下の随伴症状を確認する。

＜随伴症状＞
・喀痰→肺炎などの気道感染症の可能性。
・息切れ→COPD・間質性肺疾患の可能性。
・喘鳴や狭窄音→喘息・うっ血性心不全の可能性。
・鼻汁，後鼻漏→アレルギー性鼻炎・血管運動神経性鼻炎・非アレルギー性鼻炎・急性鼻咽頭炎・急性（慢性）副鼻腔炎の可能性。

- 嗄声→肺がん・胃食道逆流症（gastroesophageal reflux disease：GERD）・咽頭結節・咽頭ポリープ・慢性咽頭炎・副鼻腔気管支症候群の可能性。
- 頭痛，頬部痛，歯痛→副鼻腔炎の可能性。
- 胸焼け→GERDの可能性。
- 体重減少，微熱，盗汗→結核・膿胸・悪性腫瘍の可能性。

2）咳嗽の生活への影響

咳嗽は，かぜ症候群などの予後良好な疾患から，肺がんや心疾患など重篤な疾患によるものまで，多岐にわたってみられる症状である。咳嗽は生体の防御反応であるが，強い咳嗽は大きなエネルギー消費となり，睡眠障害，尿失禁，嘔吐，時に肋骨骨折も引き起こし生活に大きな影響を与え，患者の生活の質を大きく低下させることにつながる。また，咳が長期に続いていると，患者は重篤な疾患によるものではないかと不安を感じるようになる。

咳嗽が患者の生活にどのような影響を与えているのか，患者の生活の状況を確認しながらアセスメントする。

3）既往歴

既往歴については，以下のような点を意識して確認する。

（1）過去に罹患した疾患
- 直接，咳嗽の原因になりうる疾患：結核，がん（肺がん，食道がんなど），肺炎，最近の呼吸器感染，心疾患，喘息，アレルギー疾患（後鼻漏，アトピー型喘息），副鼻腔炎，免疫疾患。
- 治療選択や予後に影響を及ぼす疾患：糖尿病，高血圧，骨粗鬆症。
- 抗がん薬・ステロイド・免疫抑制薬の投与歴。

（2）過去の手術歴や外傷
- 胸部手術・外傷→胸膜炎・膿胸の可能性。

（3）月経周期
最終月経と月経周期，妊娠の可能性について確認する。
- 月経随伴性気胸（骨盤内子宮内膜症の胸腔内進展によるまれな気胸）。

（4）現在の内服薬
- 直接咳嗽の原因になる内服薬→アンジオテンシン変換酵素（angiotensin-converting enzyme：ACE）阻害薬（内服患者の約10％に出現する），β遮断薬。
- アレルギーの有無（薬物アレルギー，食物アレルギー，環境アレルギー）。

4）家族歴

肺がん，結核，呼吸器感染症（マイコプラズマ肺炎など），喘息，アトピー性疾患について家族歴を確認する。

5）個人歴・社会歴

個人歴・社会歴については，以下の項目について確認する。

(1) 喫　煙

　ブリンクマン指数（1日のタバコの本数×吸った年数）やpack years（1日の喫煙箱数×喫煙年数）が用いられる。これらの指数で，喫煙が原因となる疾患のリスクを評価する。現在の喫煙だけでなく，以前の喫煙経験も確認する。

　喫煙は，慢性咳嗽，肺がん，頭頸部がん，食道がん，COPD，喘息のリスクとなる。受動喫煙の可能性を考慮して，喫煙者が身近にいないかも確認する。

(2) 食生活

　チョコレート，香辛料などの刺激物，アルコール，脂質過多な食生活などは，GERDの原因となる。アルコール多飲者は，結核のリスクがある。

(3) 職業歴

　アスベスト曝露と関係のある疾患として，肺がん，アスベスト肺，悪性中皮腫などがある。造船や配管・ボイラー工，建設作業員，解体工などはアスベスト曝露の可能性を考慮する。

　その他，じん肺，過敏性肺炎（農夫肺，鳥飼病），喘息，感染性疾患などがある。

(4) 渡航・旅行歴

　最近の海外渡航歴を確認する。

(5) 曝露歴

　患者の周囲に，結核，幼児・子どもの呼吸器感染症，かぜ症候群，マイコプラズマ肺炎，百日咳に罹患している者がいないか尋ねる。

(6) 生活歴

・鳥との接触，羽毛布団の使用→過敏性肺炎の可能性。
・温泉入浴の機会→レジオネラ肺炎の可能性。
・工場地帯の居住→喘息の可能性。
・ペットの有無（犬・猫などの飼育）→喘息の可能性。

6）Review of systems（ROS）

　患者が訴えなかった症状のなかにも，知っておくべき必要な情報が隠れている。医療者が尋ねることで得られる情報もある。各臓器の状態を知るためにも，呼吸器だけでなく，循環器系，消化器系，内分泌系など全身の状態について医療面接を行う。

　以下，特にはずすことのできないポイントをあげる。

●**全　身**：発熱→炎症性・感染性疾患の可能性。
　　　　　盗汗，発汗，体重減少，全身倦怠感→結核・悪性腫瘍の可能性。
●**頭頸部**：頬部痛，頭痛→副鼻腔炎の可能性。
　　　　　咽頭部痛，発赤，白苔→上気道感染の可能性。
●**循環器**：胸痛，動悸，不整脈，心雑音，浮腫→心筋梗塞・心不全・胸痛・肺梗塞の可能性。
●**消化器**：食欲不振，下痢，嘔吐→悪性腫瘍，肺炎の可能性。
●**神経系**：麻痺，知覚異常，しびれ→嚥下障害の可能性。
●**生殖器**：月経周期との関係→月経随伴性気胸の可能性。

5 フィジカルアセスメント

咳嗽では，バイタルサインや身体所見から，まずは急性期疾患であるかを判断しなければならない。特に，感染徴候・呼吸困難・喀血の有無などを確認する。そのうえで，患者に楽な体位をとらせ，医療面接から開始する。室内の気温や湿度によって咳嗽を助長することがあるため，室内の気温・湿度を調整する。

感染症が考えられる場合は，患者，医療者共にサージカルマスクを装着する。感染が拡大しないようにほかの患者と離して医療面接を行う。結核の疑いがある場合は，患者はサージカルマスク，医療者はN95マスクを装着する。この場合も個室での対応が望ましい。

前述したように，心不全なども咳嗽の原因となるため，情報収集の際は呼吸器の症状のみに集中しないよう注意する。

1）手　順

医療面接から始めるが，緊急を要する症状がある場合はバイタルサインを確認し，X線やCT検査を先に行う。

咳嗽のアセスメントは，「視診→触診→打診→聴診」の順に行う。胸部前面から始め，側面，背面へと流れをつくると行いやすい。

患者をリラックスさせ，プライバシーに配慮する。

2）バイタルサイン

発熱，頻脈，頻呼吸や低血圧，SpO_2の値に注意する。

3）視　診

患者が診察室に入ってきたときから，医療面接と同時に視診を行うと効率がよい。患者は，呼吸が楽になる体位や呼吸法を自然にとっているものである。体位や呼吸の状態を観察することで原因を推測する。

（1）呼吸体位
①起座位（起座呼吸）
COPDの患者は，呼吸補助筋（後述）および横隔膜の運動を十分に行えるよう上半身をやや前傾させた起座位をとる。心不全の患者は，静脈還流量を減少することで呼吸が楽になる起座位をとる。

②側臥位（片側臥位呼吸）
肺炎や腫瘍など片肺の換気量が著しく減少した病態では，健側が上になり換気がしやすい側臥位をとる。

（2）口すぼめ呼吸
口をすぼめてゆっくり呼気を行うことで気道内圧を高め，末梢気道を広げる呼吸法である。呼気時の気道の虚脱を防ぎ，横隔膜の疲労を減らす。COPDの患者にみられる。

（3）呼吸数と深さ
呼吸数と呼吸の深さ（呼吸の型）から，主な疾患や病態を予測できる（p.24参照）。

（4）ばち指（図5-1）
手指または足趾の末梢指節の軟部組織の腫大によって，指先が太鼓ばちのようにふくれて爪が手掌側へ彎曲した状態をいう。肺腫瘍，気管支拡張症，肺膿瘍，膿胸，間質性肺炎，肺線維症，チアノーゼ型先天性心疾患，肝硬変，慢性の下痢，亜急性心内膜炎などでみられる。

（5）チアノーゼ
①中枢性チアノーゼ
動脈血酸素飽和度の低下による。ばち指や多血症を伴う。全身の皮膚や粘膜，特に口唇や口腔粘膜にチアノーゼが出現する。

②末梢性チアノーゼ
動脈血酸素飽和度は正常か，低下していてもわずかである。血流が低下することで組織での酸素飽和度が低下し，静脈血の還元ヘモグロビンが増加するため，手足や顔にチアノーゼが出現する。

（6）呼吸補助筋の有無
呼吸補助筋とは，一般に胸鎖乳突筋，斜角筋群，腹部の斜筋をいう。呼吸補助筋の発達具合，呼吸補助筋を使用して呼吸をしていないか，鎖骨上窩の陥凹がないかを確認する。

（7）胸郭の形
胸郭の形や左右差，動きを観察する。特に樽状胸郭は，慢性肺気腫に特徴的といわれている。そのほか，呼吸器疾患によるものではないが，漏斗胸，鳩胸，後彎症，側彎症などがある。これらは呼吸制限を起こすことがあるため観察を行う。

4）触　　診
触診で皮膚の疼痛や異常を知り，呼吸に伴う胸郭の動きや左右差などがないかを確認する。

> **正常からの逸脱**
> ・皮膚に疼痛がある→胸膜の炎症，肋骨骨折の可能性。

（1）胸郭の拡大の評価
患者の背部に手掌を水平に，脊柱に寄せるように置き，深呼吸をしてもらうと，親指が3〜4cm離れる。

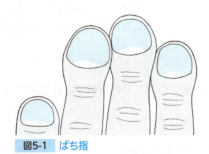

図5-1　ばち指

正常からの逸脱
- 片側性の胸郭の拡大の低下や動揺がある→胸膜や肺の慢性の線維性変化，胸水，大葉性肺炎，気管支狭窄などの可能性．

（2）音声振盪

音声振盪とは，患者に発声してもらい，気道を経て胸壁に伝わった振動を触知する方法である．振動の左右差や減弱・消失・亢進などで，患側や病変の種類などが推測できる．

正常からの逸脱
- 振動の減弱がある→気管支狭窄，COPD，胸腔内の液体貯留（胸水），線維化（胸膜肥厚），空気（気胸），腫瘍の浸潤による胸膜面の解離，厚い胸壁の可能性．

5）打　診

打診の音の変化により内部構造が気体か液体か固体成分なのかを確認できる．ただし，5〜7cmの深さまでが評価の限度で，それより深部にある病変を見つけることは困難である．
- 肺尖部から肺底部にかけて対称的に胸郭を打診する．
- 異常音の有無・部位・特徴を確認する．
- 横隔膜の下降と可動域を確認する．まずは，安静時に横隔膜の濁音界を確認する．

正常からの逸脱
胸腔内は一般的に気体であるため鼓音が聴取できるが，液体が貯留すると濁音となる．
- 濁音の聴取→胸水の貯留，血胸，膿胸，線維組織，腫瘍などの可能性．
- 横隔膜の下降と可動域で横隔膜の下降が挙上している→胸水の貯留，無気肺，横隔膜麻痺などの可能性．

6）聴　診

呼吸音の強さや高低，吸気相・呼気相の持続時間の違い，雑音の有無，左右差などを聴き取る．

（1）呼吸音

①肺胞音
弱く低い音で，吸気相で聴こえる音である．呼気相においても止むことなく持続するが，呼気相の1/3を経過した頃から徐々に消えていく．

②気管支肺胞音
吸気相と呼気相に同じ長さで聴こえる音である．無音間隙があることにより吸気相と呼気相に分けられることもある．音の高低や強弱の違いがあるので2つの相を聴き分けることは容易である．

③気管支音
大きく高い音である．吸気相と呼気相が短い無音間隙で分けられる．呼気相のほうが吸気相よりも音が長く持続する．

正常からの逸脱
- 呼吸音の気流減少→COPD，呼吸補助筋の筋力低下の可能性．

> **コラム　咳嗽初期診療時のポイント**
>
> 咳嗽は，ほぼすべての呼吸器疾患が原因になりうるため，まずは重篤化する可能性のある疾患を除外する。次に，喘息を見落とさないようにする。
> 　喘鳴症状の有無は，特に夜間や早朝に重点をおいてていねいに確認する。胸部聴診時には強制呼出を実施し，呼気終末のわずかな喘鳴もとらえるよう注意する。

・音の伝導低下→胸水，気胸，肺気腫の可能性。
・正常部位から離れた場所での聴取→通常は空気を含んだ肺が液体を貯留しているか組織化したと考えられる。

（2）副雑音

通常の呼吸音に重なって聴こえる副雑音を聴取する（表5-2）。

7）その他のアセスメント

その他，知っておくべき症状としては痰の有無である。痰の性状を観察することは原因

表5-2　副雑音の種類

長さ	副雑音	性状	主な疾患
断続性	捻髪音（fine crackle）	細かい，高い，短い「パチパチ，バリバリ」	間質性肺疾患 マイコプラズマ肺炎 クラミジア肺炎 初期の肺炎
	水泡音（coarse crackle）	粗い，低い，やや長い「パチパチ」鈍い音	急性呼吸促迫症候群（ARDS） 肺水腫 肺炎 気管支拡張症 気道分泌物を伴う炎症性疾患（慢性気管支炎，びまん性汎細気管支炎）
連続性	笛声音（wheeze）	高い「ヒューヒュー」	気管支喘息
	いびき様音（rhonchus）	低い「ボーボー」「グーグー」	慢性閉塞性肺疾患（COPD） 気管支拡張症

表5-3　痰の性状と原因疾患

	痰の性状	原因疾患
膿性痰	好中球などの細胞や細菌を含んだ痰	急性咽頭炎，急性気管支炎，細菌性肺炎，びまん性汎細気管支炎，肺膿瘍など
粘液性痰	杯細胞や気管支腺などからの分泌過剰による痰	非細菌性感染症，アレルギー性気管支炎，COPDなど
泡沫性痰	肺毛細血管から漏出した血液と肺胞の空気が混ざったピンク色の泡沫状の痰	肺水腫，心不全
漿液性痰	毛細血管の透過性亢進によるさらさらした痰	肺胞上皮がん，気管支喘息など
血痰	気管支動脈や肺胞からの出血により血液が混入した痰	肺がん，気管支拡張症，肺結核，肺梗塞，肺真菌症，肺出血，気管大動脈瘻など

疾患の鑑別にも有用である（表5-3）。

6 臨床推論トレーニング

咳嗽を訴えるケースをもとに，健康歴の聴取，フィジカルアセスメントの実践例を紹介する。

大学院の高度実践看護コースを修了したKさんは，病棟師長から今年3年目の看護師Aさんに対して，フィジカルアセスメントの能力をつけることができるように教育してほしいと頼まれた。Kさんは，Aさんに教育的な機会として，外来を受診した患者のアセスメントを行うように伝えた。

●患者の状態

Sさん，78歳，男性。痰を伴う咳嗽と発熱のため来院した。体温37.7℃，血圧110/72mmHg，心拍数108回/分，呼吸28回/分。SpO_2 93％であった。

Aさんは，外来の個室で安静にしているSさんのバイタルサインを測定し，緊急性はないと判断してから症状について尋ねた。

Sさんは，10日ほど前から痰を伴う咳嗽が，7日前から発熱が出現していた。現在，呼吸困難やチアノーゼは認めない。

AさんはここでいったんSさんの情報収集を切り上げ，Kさんへ報告した。

K：バイタルサインを測定して，緊急性を確認したのはよいと思います。ここまでの情報で，医師にすぐ連絡する必要があると思いますか？

A：体温や心拍数，呼吸回数，SpO_2は気になりますが，情報をもう少し収集してから連絡してもよいと思います。Sさんからもう少し情報を得たいと思いますが，いいでしょうか？

K：わかりました。Sさんから追加の情報を得る前に，「OLDCARTS」で不足情報を整理してみましょう。

A：わかりました。

Aさんは，Kさんからアドバイスを受け，情報を整理することにした。皆さんもどの情報がたりないのか，一緒に考えてみてください。

●OLDCARTSによる情報整理

AさんがOLDCARTSで整理した内容は，以下のとおりである。下線の部分は，最初の情報収集で得られなかった内容である。

O（症状の始まり）：10日ほど前から湿性咳嗽，漿液性の痰が出現。30歳代から感冒様症状とともにしばしば息切れを生じることがあったが放置していた。半年前から痰を伴う咳嗽があった。

L（部位）：胸痛なし。

D（持続時間）：半年前から痰を伴う咳嗽が続いている。
C（特徴）：痰を伴う咳，痰は白色で粘稠性。
A（寛解・増悪因子）：労作時に咳と呼吸困難がある。
R（放散）：なし。
T（タイミング）：明け方に多く，起床時の活動に伴い咳嗽と呼吸困難が起こる。
S（程度）：咳と呼吸困難が増強すると日常生活動作に影響する。
＜随伴症状＞
　7日前から労作時の呼吸困難，喘鳴，発熱が出現した。本日も，37.7℃と発熱を認める。喫煙歴については，2年前まで30本/日×50年間であった。

Ⓐ：多くの情報が不足していたことがわかりました。
Ⓚ：系統的に情報を収集できるようにしていきましょう。
Ⓐ：はい。
Ⓚ：次に，OLDCARTSで整理した情報をsemantic qualifier（SQ）を使って記録しましょう。
Ⓐ：はい。
Ⓚ：一緒に，既往歴などアセスメントした内容も記載してみてください。

●semantic qualifier（SQ）を用いた記録

Aさんは，以下のように情報を記録した。

- ●現在の症状：Sさん，78歳，男性。30歳代から感冒様症状とともに呼吸困難，喘鳴を生じることがあったが医療機関は受診していない。半年前から喀痰を伴う咳嗽が続き，7日前から労作時の呼吸困難，喘鳴，発熱が出現している。咳嗽，喘鳴，労作時の呼吸困難は明け方に多く，活動に伴い増悪し，日常生活動作に支障をきたしている。
- ●その他の症状：頭痛，胸痛，歯痛なし。咽頭痛や鼻汁などの感冒様症状なし。胸焼け，嘔吐，下痢，嗄声なし。血痰，喀血，チアノーゼなし。ACE阻害薬の服用なし。呼吸数の増加，発熱，全身の倦怠感あり。労作時の呼吸困難，喘鳴，喀痰あり。
- ●既往歴
①23歳で肺結核。
②55歳で脂質異常症と診断され，内服継続中。
③72歳で白内障手術。
④75歳で前立腺肥大手術。
- ●内服薬：HMG-CoA還元酵素阻害薬。
- ●アレルギー：ハウスダスト。
- ●入院歴：肺結核，白内障手術，前立腺肥大手術。
- ●家族歴：父親は肺がんで75歳のとき死亡。母親は脳梗塞で88歳のとき死亡。兄弟・姉妹は4人すべて存命。兄弟に脂質異常症あり。
- ●バイタルサイン：T 37.7℃，BP 110/72mmHg，P 108回/分，R 28回/分，SpO_2 93％。

🅚：簡潔な記録になりましたね。次はフィジカルアセスメントを実施してみましょう。
🅐：はい，頑張ります。

● フィジカルアセスメントの実施
🅚：フィジカルアセスメントは終わりましたか？
🅐：ひととおり実施してみました。結果をお伝えします。

＜フィジカルアセスメントの結果＞
- ● 全身状態：男性，78歳，身長170cm，体重77kg，体重減少なし。発熱37.7℃，発汗（＋），倦怠感（＋）。
- ● 頭頸部：頭痛・頬部痛なし，結膜に貧血・黄疸なし，咽頭部痛なし，発赤軽度（＋），扁桃腺肥大なし，リンパ節腫脹なし。
- ● 胸部
    心臓：心拍・リズム整，心雑音なし，S3・S4なし。
    肺
    　視診：胸郭は左右対称。
    　聴診：両肺野に笛音聴取。
    　打診：共鳴音。
    　触診：広がり減弱なし，左右差なし，振動音減弱なし。
- ● 腹部
    視診：目立った隆起なし。左右対称。皮膚色変色などなし。
    聴診：腸音，亢進・減弱なし。血管雑音は聴診されず。
    打診：肝臓の境界は鎖骨中線上10cm。
    触診：軟，硬直，痛み，腫瘤など触診されず，反跳痛。
- ● 四肢：末梢チアノーゼ，ばち指。

● 臨床推論
🅚：咳嗽のある患者のアセスメント項目が，きちんと実施できていると思います。
🅐：ありがとうございます。
🅚：どのような疾患が考えられそうですか？
🅐：喀痰を伴う咳と，喘鳴，労作時の呼吸困難と喫煙歴，肺の理学所見から気管支喘息かCOPDが考えられます。気管支喘息が最も可能性が高いと思います。Sさんの場合，発熱を伴うため，気管支炎，肺炎，かぜ症候群なども考えられそうです。
🅚：そのほかに考えておく必要があるのは？
🅐：肺結核でしょうか。血痰や体重減少はありませんが，結核は理学所見だけでは診断できないため確認が必要です。うっ血性心不全も，心音や浮腫の状況からは否定できそうですが，胸部X線などの検査が必要だと思います。
🅚：そうですね。Sさんの場合，咳嗽に伴う複数の随伴症状と理学所見から疾患を併発している可能性が高そうですね。まずは担当医にフィジカルアセスメントの結果を伝えて，

検査ですね。

【文　献】
1）福井次矢・黒川清監：ハリソン内科学，第3版，メディカル・サイエンス・インターナショナル，2009，p.230.
2）日本呼吸器学会：咳嗽に関するガイドライン，第2版，2012.
3）医療情報科学研究所編：病気がみえる　vol.4，呼吸器，第2版，メディックメディア，2013.
4）Bickley LS, Szilagyi PG著，福井次矢・井部俊子監：ベイツ診療法，メディカル・サイエンス・インターナショナル，2008.
5）McGee S著，柴田寿彦訳：マクギーの身体診断学―エビデンスにもとづくグローバル・スタンダード，原著第2版，診断と治療社，2009.
6）禁煙ガイドライン，2010年改訂版，循環器病の診断と治療に関するガイドライン（2009年度合同研究班報告），2010.

6 胸　痛

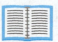

胸痛のある人へのアプローチ

　胸痛は心臓，肺，大血管に由来する緊急性の高い疾患から，骨格筋，神経に由来する緊急性の低い疾患まで，様々な疾患でみられる。胸痛のアセスメントでは，生命を脅かす疾患の除外を最優先にし，そのうえで他の疾患の検索を行うことが通常のプロセスである。

　胸痛の原因検索で最も重要なのは健康歴の聴取である。痛みの部位や性状，持続時間や放散痛の有無などの情報は，胸痛の程度と重症度を推定するために有用である。

　フィジカルアセスメントの際は，患側の呼吸音の消失や皮下気腫の出現，頸静脈の怒張やチアノーゼなど緊急性の高い所見を見逃さないよう注意して実施する。

1　胸痛とは

　胸痛とは胸部に感じる痛みの総称で，重要な胸部症状の1つである。主に①胸膜痛（胸膜炎，胸膜中皮腫など胸膜に由来する痛み），②縦隔痛（気管，食道，心臓，肺，大動脈，縦隔リンパ節に由来する痛み），③胸壁痛（肋骨，肋間神経，肋間筋に由来する痛み）に大別される。

　胸痛は急激に発症するものとゆっくり発症するものがある。特に心筋梗塞や肺血栓塞栓症，大動脈解離などに代表される縦隔痛は，急激に発症し，かつ重篤なものが多い。

2　トリアージ

　ドクターコールの前に，必ずA（気道），B（呼吸），C（循環）の確認を行う。患者の状態は刻一刻と変化するため，医師を待つ間も観察を密に行い，急変に備える。

<ドクターコール>

患者の状態	疾患・病態
ショックの5P（蒼白，冷汗，虚脱，呼吸不全，脈拍触知不能）のいずれかを認める	
バイタルサインの異常（頻脈と低血圧）	大動脈解離や肺塞栓症などの可能性
バイタルサインの異常（強い呼吸困難感とSpO$_2$の低下）	緊張性気胸や肺塞栓症の可能性
胸部から背部，腹部にかけて移動する激痛がある	大動脈解離およびその進行を示唆
心電図にST-T変化がある	心筋梗塞，狭心症，大動脈解離の可能性

<緊急性が低く待機可能な胸痛*>

・胸部に皮疹を認める→帯状疱疹の可能性。

・明らかな圧痛点がある→肋間神経痛や肋軟骨炎の可能性。

・臥床時の胸苦しさや呑酸などの症状がある→逆流性食道炎の可能性。

＊：2012年4月〜2013年6月に筆者の勤務する総合診療科外来を受診した胸痛患者60人のうち，18人が逆流性食道炎，17人が肋間神経痛であった。

3 胸痛を起こす疾患

　胸痛を起こす疾患とその特徴を表6-1に，胸痛を起こす疾患の発生頻度と重症度による分類を図6-1に示す。

4 胸痛のある患者の健康歴の聴取

　「胸痛」という訴えは，多くの異なるニュアンスを含んでいるため，患者に痛みの起こり方や性状をオープンクエスチョンで正確かつ詳細に話してもらうことが重要である。

1）いまある症状のアセスメント（現症）
（1）Onset（症状の始まり）

> 質問例
> 「痛みはいつ始まりましたか？」
> 「痛みは突然始まりましたか？」

　「突然」の発症は血管の閉塞や解離，組織の破裂，穿孔を示唆することが多く，緊急性および重症度が高いと判断し対応する。

表6-1　胸痛を起こす疾患とその特徴

疾患	痛みの部位	特徴	随伴症状
狭心症	・胸背部〜左前胸部 ・左肩〜左上肢への放散痛	・重圧感、絞扼感 ・持続時間は数分 ・硝酸薬が有効	・不整脈 ・悪心
心筋梗塞	・胸骨裏面〜左前胸部 ・左腕・肩・頸部・背部・心窩部への放散痛	・圧迫感 ・胸痛の持続時間は30分以上〜数時間 ・硝酸薬は無効	・冷汗、悪心・嘔吐 ・失神、ショック
大動脈解離	・胸骨裏、背部、腹部 ・解離の進展とともに痛みが移動する	・突然の激痛 ・裂けるような激烈な痛み	・四肢血圧較差、血圧上昇 ・ショック ・虚血症状（脳、胸部、腹部、四肢） ・心筋梗塞
肺血栓塞栓症	・前胸部	・呼吸困難を伴う突然の胸痛 ・長期臥床、同一体位で発症しやすい	・呼吸困難 ・頻呼吸 ・頻脈 ・チアノーゼ
緊張性気胸	・気胸を生じた側	・突発性・限局性の鋭い痛み ・呼気時に増強する痛み	・呼吸困難 ・患側呼吸音の減弱 ・胸郭運動の左右差 ・低血圧、頻脈 ・皮下気腫の出現
逆流性食道炎	・心窩部〜前胸部正中	・前屈位で症状が出現または増強する ・食後や夜間に出現する頻度が高い	・呑酸、咽頭違和感、嗄声 ・咳嗽（喘息様発作）
心膜炎	・前胸部〜肩・頸部にかけて	・左側臥位で増強し前屈位（座位）で軽減する ・心膜摩擦音を聴取する（一過性）	・呼吸困難 ・発熱
胸膜炎	・側胸部	・深呼吸で痛みが増強する ・胸膜摩擦音、呼吸音・声音振盪の減弱 ・結核性・がん性・細菌性の胸膜炎がある	・呼吸困難、乾性咳嗽 ・発熱
帯状疱疹	・胸部（50%）、頸部・顔面・腰部（15%）	・神経の走行に沿った水疱形成 ・神経痛様疼痛 ・水痘・帯状疱疹ウイルスの再活性化が原因	・片頭痛
肋間神経痛	・原因となる神経が走行する脊髄〜肋骨下	・深呼吸や咳をしたときの肋骨の動きによって誘発 ・間欠的で突発的な痛み（長時間持続することはまれ）	・放散痛（原因となる神経からさらに離れたところまで疼痛が及ぶ）

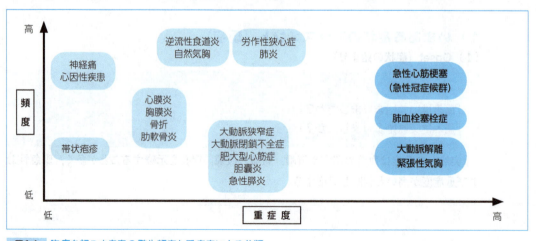

図6-1　胸痛を起こす疾患の発生頻度と重症度による分類

(2) Location（部位）

> **質問例**
> 「胸のどこが痛みますか？　痛い場所をさしてください」
> 「痛みは移動しますか？」

　狭心症や心筋梗塞など心臓由来の狭心痛は，前胸部の絞扼感と左頸部，左肩，左上肢に放散する痛みが特徴である。また，移動する痛みの場合は大動脈解離を疑う。解離の進行がある場合，大動脈起始部からの解離であれば「心窩部→前胸部→肩→背部→腰部」へと移動する激痛を認める。一方，限局した部位や明らかな圧痛点が存在する場合は，神経痛や骨折，皮膚疾患を考える。

(3) Duration（持続時間）

> **質問例**
> 「痛みはずっと続きますか？　どのくらい続いていますか？」
> 「痛いときと痛くないときがありますか？」

　間欠的あるいは持続的な痛みか確認する。狭心症では15分以内，心筋梗塞では30分以上持続する胸痛が典型的な自覚症状である。

(4) Characteristic（特徴）

> **質問例**
> 「どのような痛みですか？」（具体的に語ってもらう）

　患者が訴える「胸痛」には様々な種類があり，圧迫感や絞扼感，チクチクする痛みやピリピリする痛み，また重苦しい感じなどと表現される。一般的に急性冠症候群や肺血栓塞栓症などの胸痛は圧迫感や絞扼感と表現されることが多く，肋間神経痛や骨格筋系に伴う胸痛はピリピリ，チクチクする痛みと表現されることが多い。また，吸気に伴う胸痛は，胸膜炎，肺炎，肺血栓塞栓症などで認める。

(5) Alleviating/Aggravating（寛解・増悪因子）

> **質問例**
> 「痛みが和らぐような食べ物がありますか？」
> 「何かをすると痛みが強くなることはありますか？」
> 「痛みのために，飲んでいる薬などがありますか？」
> 「痛みが和らぐ姿勢はありますか？」

　胸痛に対する寛解・増悪因子は，労作や姿勢，時間帯，内服薬使用の有無や食事との関係など様々であるが，オープンクエスチョンでは情報を得ることが困難なケースも多い。つまり，具体的な質問をして初めて患者自身が寛解・増悪因子を自覚することがある。そのため，オープンクエスチョン後にクローズドクエスチョンを用い，具体的な質問をすることが情報収集のポイントといえる。また，寛解因子と増悪因子を別々に確認することも，患者を混乱させず，情報を整理するうえでポイントとなる。

寛解・増悪因子のなかで，胸痛出現時の内服の有無とその効果は重要な情報である。特に，ニトログリセリンを使用し実際に効果があった場合は狭心発作，非ステロイド性抗炎症薬（NSAIDs）で改善する胸痛であれば肋間神経痛や筋由来の胸痛，局所の炎症による胸痛である可能性が高いと判断できる。心膜炎では深呼吸や仰臥位で増強し，座位や前屈位で軽減する胸痛が特徴である。また，飲食後に胸痛が軽減する場合，胃や食道が原因の疾患を考慮する。

（6）Radiation（放散痛）

> 質問例
> 「胸の痛みは，どこかに移動しますか？」
> 「胸以外に痛む場所はありますか？」

胸痛の部位や放散痛の範囲は診断の手がかりとなる。頸部，あご，歯，両肩，左前腕など放散痛の範囲が広い場合は急性心筋梗塞の可能性が高い。これは，心臓とこれらの部位を支配している感覚性ニューロンが同じ脊髄の後角に起点をもつことによる症状である。なお，胆嚢炎は背部や右肩，膵炎では背部や左肩への放散痛が特徴的である。

（7）Timing（タイミング）

> 質問例
> 「痛みが起こるのはどのようなときですか？」
> 「痛みが起こるきっかけがありますか？」
> 「過去に同じような痛みを経験したことはありますか？」
> 「胸の痛みで早朝に目が覚めたことはありませんか？」

典型的な狭心痛は，労作や感情面でのストレス，寒冷刺激により誘発され，安静と硝酸薬で軽減する。一方，冠攣縮性狭心症（異型狭心症）は通常は安静時に出現し，早朝や就寝時に痛みで頻繁に覚醒するなどの症状が特徴である。また，胸痛がいつもより軽い労作で誘発されるとき，頻回に再発するとき，安静時にも症状が出現するときは不安定狭心症が疑われる。狭心痛以外では，逆流性食道炎の胸痛が就寝中に出現する。

（8）Severity（程度）

> 質問例
> 「今までで一番痛いと感じた痛みを10とすると，今の痛みは1〜10のどの程度ですか？」
> 「我慢できる程度の痛みですか？」

患者自身に痛みの度合いを10段階の尺度（数値評価スケールなど）を用いて表現させる。同一患者の胸痛の推移を確認するには有効であるが，痛みの閾値には個人差があり，必ずしも数字の大きさと疾患の重症度が一致しないことを忘れてはならない。特に高齢者では，重症疾患であっても痛みを訴えない場合があり注意が必要である。

上記に加え，以下の随伴症状を確認する。

＜随伴症状＞
- 呼吸困難感→緊張性気胸の可能性。
- 発汗→ショックに陥っている可能性。
- 動悸→不整脈の可能性。
- 精神症状→精神疾患の可能性。

　パニック障害，全般性不安障害，うつ病などの精神疾患をもつ患者に，胸痛が現れることがある。系統的文献検討において，パニック障害の約30％の患者が胸痛を症状として訴えていた[1]。

2）胸痛の生活への影響

　肋間神経痛や逆流性食道炎などによる胸痛のある患者のなかには，症状を抱えながら日常生活を送っている人も多い。胸痛があることで仕事や家事が困難になる，痛みのために臥床時間が長くなるなど日常生活に多大な影響を与える可能性があるため，患者の勤務状況や生活パターンなどを確認する。

3）既往歴

　既往歴については，以下の点を意識して確認する。

（1）胸痛の原因やリスクファクターとなりうる疾患
- 高血圧，脂質異常症，糖尿病，高尿酸血症，肥満症→狭心症・心筋梗塞のリスクファクター。
- 深部静脈血栓症→肺血栓塞栓症。
- 食道裂孔ヘルニア，強皮症，ヘリコバクターピロリ除菌後→逆流性食道炎。
- その他：大動脈閉鎖不全症，大動脈狭窄，肥大型心筋症など。

（2）外　傷
　転倒や打撲などの骨折の原因となる外傷の有無を確認する。運動歴も重要な情報となる。

（3）繰り返す疾患
　帯状疱疹や自然気胸などの既往を確認する。特に帯状疱疹は，皮疹が出現する前に痛みを自覚することがあるため，必ず確認する。

（4）感染症
　胸痛の症状が現れる前に感染症の診断を受けていた場合，心膜炎および心筋炎のリスクが高い。

4）家族歴

　循環器疾患や糖尿病の家族歴を確認する。

5）個人歴・社会歴

　個人歴・社会歴については，以下の項目について確認する。

（1）喫　煙
　タバコの喫煙本数が多いほど虚血性心疾患にかかる危険が高くなる。「虚血性心疾患の一

次予防ガイドライン」[2)]では，喫煙者での虚血性心疾患の相対危険度は非喫煙者に比し，男性1.73，女性1.90と報告されている。

(2) アルコール

アルコールの摂取は膵炎や胆石症発作のリスクとなるため，胸痛出現前のアルコール摂取の有無を確認する。

(3) ストレス

ストレスは，血圧や血糖値を上げ，消化器系の働きを抑制し，血清コレステロール値を上昇させることで血栓をつくりやすくする。特に明らかな異常所見がない場合などは，職場や家庭，学校などで強いストレスにさらされていないかなどを確認する。また，本人の発言だけでなく，表情や活気など注意深く観察する。

6) Review of systems (ROS)

一見，主訴（胸痛）とは関係のない訴えであっても，そのなかに診断の糸口となる重要な情報が隠れている場合もある。特に歯痛や左肩の痛みなどは，心筋梗塞の前兆として知られている。反対に，医療者が確認して初めて自覚する症状もある。オープンクエスチョンで十分に患者の訴えを聞き，その後クローズドクエスチョンで胸痛に関連する項目について聴取していく。

5 フィジカルアセスメント

胸痛の原因を検索するには，前述した詳細な情報収集やバイタルサインの確認が必要となる。特に4 killer chest painとよばれる「急性冠症候群，大動脈解離，肺血栓塞栓症，緊張性気胸」などショックに陥る可能性がある病態を予測した場合は，フィジカルアセスメントや12誘導心電図検査，心臓超音波検査などを並行して行い，緊急度および重症度を速やかに評価する。

1) 手　順

病歴の聴取を念頭に診察を始めるが，まずバイタルサインを確認し，その後に「視診→触診→打診→聴診」の順に進める。

2) バイタルサイン

大動脈解離の患者では20mmHg以上の血圧の左右差または上下肢差がみられることが多いため，胸痛を訴える患者の血圧は四肢で測定することが望ましい。また，血圧低下と頻脈，徐脈を伴う胸痛は心タンポナーデや緊張性気胸を示唆するため，迅速に対応しなければならない。

3) 視　診

視診は患者と対面したときから始まっている。患者が入室した際の姿勢や表情なども注

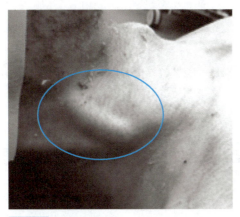
図6-2 頸静脈の怒張

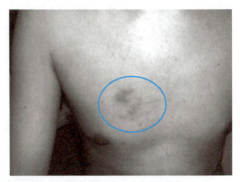
図6-3 前胸部に認められた帯状疱疹

意深く観察する。
（1）全身状態の観察
　冷汗やチアノーゼ，呼吸困難感など胸痛による随伴症状を確認する。
（2）頸部の視診
　肺血栓塞栓症や緊張性気胸では，右心不全と同様の頸静脈怒張（図6-2）や下肢静脈の腫脹が確認できることもある。また，緊張性気胸では気管の偏位を認める。
（3）胸部の視診
　気胸に伴う胸郭の動きに左右差がないか確認する。帯状疱疹（図6-3）や打撲による胸痛を見逃さないために，胸部の皮膚所見を確認する。

4）触　診
　末梢動脈を触知し，脈拍を計測しながら脈の速さや血管虚脱の有無，皮膚の湿潤や発汗を観察し，ショック徴候を確認する。大動脈解離では脈拍欠損を生じることがあるため，橈骨動脈および大腿動脈で脈拍を確認する。
　痛みを訴える部位を中心に肋間に沿っていねいに触診し，圧痛点の有無を確認する。圧痛点がある場合は，肋間神経痛や骨折が疑われる。
　緊張性気胸では肺が虚脱し，音声振盪（患者に発声してもらい声音が胸壁に伝わる振動を触診し，胸郭内の病変の有無を感じ取る方法，図6-4）ができない（気胸があると病変部の振動が減弱する）。患側の背部を触診し，音声振盪の減弱を確認する。また，緊張性気胸では胸部の触診で皮下気腫を触知することがある。

5）打　診
　気胸の場合は，肺の虚脱に伴い患側で高い共鳴音が聴取できる。

6）聴　診
　体位は，「仰臥位→左側臥位」で行うことが奨励されているが，状況によっては座位でもよい。

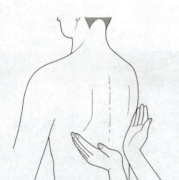

図6-4 音声振盪の診察方法と評価

①手掌の尺骨側を背部の肺野に当てる
②患者に「ひとーつ」と発声してもらい、手に響く感覚と左右差を調べる
③音声振盪が減弱または消失していれば、気胸や無気肺、胸水貯留などの可能性がある

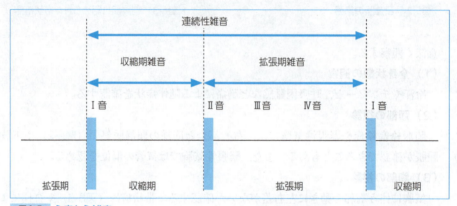

図6-5 心音と心雑音

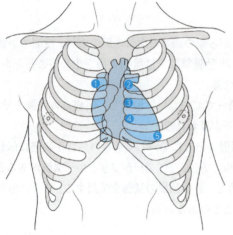

図6-6 心音の聴診部位（5領域）

❶大動脈弁領域、❷肺動脈弁領域、❸エルプ領域（大動脈弁領域と肺動脈弁領域が重なる領域）、❹三尖弁領域、❺僧帽弁領域

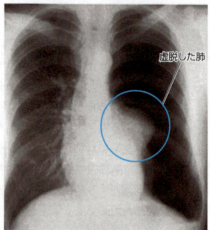

図6-7 緊張性気胸の胸部X線写真

（1）心音の聴診

心音を確認し、Ⅰ・Ⅱ音の亢進や本来は聴取できないⅢ・Ⅳ音などの異常音・心雑音を聴取する（図6-5, 6-6）。

- ●**心膜摩擦音**：炎症を起こした心膜がこすれ合うことによって生じる音で，こすれるような性状の雑音である。全例で聴取されるものではないが，聴取された場合の診断的価値は高い。

（2）呼吸音の聴診

呼吸音を聴取し，副雑音の有無を聴取する。
- ●**緊張性気胸**（図6-7）：患側呼吸音は減弱する。
- ●**肺血栓塞栓症**：呼吸困難や低酸素血症があるにもかかわらず，副雑音が聴取できないことがある。

6 臨床推論トレーニング

胸痛を訴えるケースをもとに，健康歴の聴取，フィジカルアセスメントの実践例を紹介する。

大学院高度実践看護コースを修了したKさんは，医師の指示のもとに胸痛患者の初療を行うことになった。教育担当者からフィジカルアセスメントの指導を依頼されたため，外来看護師3年目のBさんと共に胸痛のある患者を担当した。

●**患者の状態**

Cさん，40歳，男性。今まで特に大きな病気をしたことがない。1週間前から感冒症状があり，咳が続いていた。昨日から胸骨裏に圧迫感を自覚するようになった。本日になっても症状の改善がないため，内科外来に独歩で来院した。

K：胸痛を訴える患者さんが来院しました。今日は胸痛について一緒に勉強しましょう。
B：はい，よろしくお願いします。
K：情報収集の前にしておくことはありますか？
B：胸痛を訴えているので，まずはバイタルサインを測定したいと思います。
K：そうですね。歩いて来院される患者さんのなかにも重症の方はいます。なかでも緊急度の高い疾患は何ですか？
B：急性冠症候群と大動脈解離，肺血栓塞栓症，緊張性気胸などです。
K：そうですね。胸痛で来院された患者さんには，常に4 killer chest painを念頭において対応するように心がけましょう。バイタルサインを測定するときに注意すべきことはありますか？
B：大動脈解離では血圧の左右差が出るので，両側上肢で血圧測定します。
K：そうですね。大動脈解離の患者さんの約38％に20mmHg以上の血圧の左右差があるといわれているので，両側で測定することは大切ですね。

＜バイタルサインの結果＞
HR 80回/分，整，BP（右）132/68mmHg，BP（左）128/60mmHg，T 36.9℃，R 12回/分，SpO$_2$ 98％。

B：バイタルサインは安定しているので，引き続き情報収集を行いたいと思います。
K：やみくもに情報収集を行っても，有用な情報を得ることは難しいですね。どのような方法で情報を集めますか？
B：OLDCARTSやOPQRSTなどでしょうか？
K：そうですね。今日はOLDCARTSで情報収集してみましょう。

　BさんはKさんからアドバイスを受け，情報を整理した。皆さんもどの情報が足りないのか，一緒に考えてみてください。

●OLDCARTSによる情報整理
　BさんがOLDCARTSで整理した内容は，以下のとおりである。下線の部分は，最初の情報収集で得られなかった内容である。

O（症状の始まり）：昨日の朝方に自覚した。徐々に痛みが出現した。
L（部位）：胸骨裏。
D（持続時間）：24時間以上持続。症状が消失することはなかった。
C（特徴）：胸骨裏の圧迫されるような違和感。
A（寛解・増悪因子）：労作や姿勢，呼吸などでの増悪はない。寛解因子もない。
R（放散痛）：時々，背中から両肩にかけて重い感じを覚えることがある。
T（タイミング）：特に痛みが起こるきっかけは思い当たらない。過去に経験したことのない種類の痛み。
S（程度）：我慢できる程度。
＜随伴症状＞
　1週間前から微熱，咽頭痛が出現。3日前からは痰を伴わない咳嗽を認めるのみ。

K：よくできました。系統的に情報収集することで，重要な情報を取りこぼさず聴取することができました。主訴に関する情報以外に既往歴，内服歴，家族歴などを聴取しますが，看護するにあたって大切な情報は何でしょうか？
B：胸痛があることによって，日常生活がどのように阻害されているのかを知りたいと思います。
K：そうですね。身体的な問題だけでなく，心理社会的な問題を知ることは看護を実践するうえでとても重要なことです。では，情報をまとめてみましょう。

●semantic qualifier（SQ）を用いた記録
　Bさんは，以下のように情報を記録した。

●現在の症状：40歳，男性。先行症状として1週間前から微熱，咽頭痛を認めたが，現在は乾性咳嗽のみ。胸痛は24時間以上持続する胸骨裏の圧迫感，寛解・増

悪因子はない，自制内の痛み。
- **その他の症状**：随伴症状として背部から両肩にかけて"重い感じ"がある。
- **家族歴**：心臓病や突然死の家族歴はない。
- **個人歴・社会歴**：心臓病ではないかという不安が強いが、会社員であり、仕事を休めない現状がある。

●**フィジカルアセスメントの実施**
K：では次に，フィジカルアセスメントを実施しましょう。
B：はい。

＜フィジカルアセスメントの結果①＞
- **バイタルサイン**：HR 80回/分，整，BP（右）132/68mmHg，BP（左）128/60mmHg，T 36.9℃，R 12回/分，SpO_2 98％。
- **全身状態**：特に緊迫感はなく独歩で入室。呼吸困難感やチアノーゼ，冷感は認めない。
- **頭頸部**：眼瞼結膜貧血なし。眼球黄染なし。頸静脈怒張なし。
- **胸部**
  視診：胸郭の動きに左右差なし。帯状疱疹・打撲跡なし。
  聴診：心音リズム整，過剰音なし，心雑音なし。呼吸音の左右差なし。副雑音なし。
  触診：皮下気腫なし。音声振盪正常。
  打診：左右差なし。共鳴音なし。
- **腹部**：平坦・軟。圧痛・反跳痛なし。
- **四肢**：浮腫なし。

B：身体診察が終わりました。特に異常はないようです。
K：しっかりと診察できていましたよ。いい機会なので，今日はもう少し詳しい胸部の診察について勉強しましょう。胸膜摩擦音は知っていますか？
B：聞いたことはありますが，実際の診察方法やどんな音がするのかはわかりません。
K：胸膜摩擦音は，炎症を起こした臓側心膜と壁側心膜がこすれ合って発生する音です。よく，紙をひっかくような音といわれています。可能であれば患者さんに少し前屈してもらい，呼吸を止めた状態で聴取するといいでしょう。
B：なぜ，前屈位がいいのですか？
K：心膜面を胸骨に押し付けるようにすると聴こえやすいからです。
B：なるほど，わかりました。
K：次に，「頸静脈怒張なし」とありましたが，どのように観察しましたか？
B：患者さんが座っているときに頸部を観察しました。
K：頸静脈圧は座位ではわかりにくいと思います。ベッドサイドで測定する方法があるので紹介しますね（図6-8）。
B：よくわかりました。少し難しそうですが，やってみます。
K：最後に，胸痛が出現する整形外科領域の疾患は何がありますか？

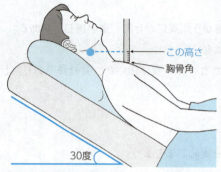

図6-8 頸静脈圧の測定法

①ベッドの角度を約30度上げ，首を軽く反対側へ反らせる（通常は右内頸動脈で測定する）
②内頸静脈拍動を見つける（光を当て，胸鎖乳突筋と鎖骨への付着部位を目印に探すとよい）
③拍動が確認できる角度になるまで調整し，右内頸静脈拍動の最高点を特定する
④この高さから，胸骨角までの垂直方向への距離を計測する
⑤胸骨角から3cm以上（右房からは3＋5＝8cm以上）が，頸静脈圧上昇となる

B：骨折や肋間神経痛です。触診のときに骨に沿って触るのを忘れていました。

K：そうですね。胸痛を主訴に来院する患者さんのなかには，肋間神経痛の患者さんが意外と多くいます。圧痛点の有無をていねいに確認しましょう。

B：はい。ではもう一度診察に行ってきます。

＜フィジカルアセスメントの結果②＞

・胸骨・肋間に圧痛点なし。
・頸静脈圧 $2\,cmH_2O$。
・胸骨左縁第5肋間で胸膜摩擦音を聴取した。

●臨床推論

K：病歴聴取と身体診察が終わりましたね。この情報から何を考えますか？ Bさんなりにまとめてみましょう。

B：はい。

＜患者情報のまとめ＞

・特にリスクファクターのない，生来健康な男性であり，バイタルサインや身体所見も落ち着いていることから，急性冠症候群，大動脈解離，肺血栓塞栓症，緊張性気胸など緊急性の高い疾患の可能性は低い。ただし，胸骨裏の痛みが持続し，背部から両肩にかけての放散痛があることから，急性冠症候群，大動脈解離は完全には否定できないため，引き続きバイタルサインのチェックと心電図検査，採血を実施する必要がある。
・肋骨や胸骨に圧痛点はなく，骨折や肋間神経痛は考えにくい。
・腹部症状はなく，消化器疾患からの胸痛も考えにくい。
・胸膜摩擦音を認めるため，心膜炎の可能性はある。
・40歳という年齢から，心因性の胸痛も否定できない。

K：よくまとまっています。特に心膜炎は4 killer chest painに比べ緊急性は低い疾患ですが，悪化すれば心タンポナーデを起こす可能性もある怖い疾患です。では，これまで

の経過を医師に報告しましょう．

B：はい．勉強になりました！

＜本症例をとおしての学び＞

- 胸痛患者は，4 killer chest painの除外を優先する．
- 系統的な情報収集を行う．
- 胸痛患者特有のフィジカルアセスメントを実施し診断に役立てる．
- 1つの異常所見にとらわれず，情報を統合して判断する．
- ていねいな視診や触診が病気を予測することにつながる．

【文　献】
1) Fleet RP, Dupuis G, Marchand A, et al：Panic disorder, chest pain and coronary artery disease: literature review, *Canadian Journal of Cardiology*, 10（8）：827-834, 1994.
2) 日本循環器学会・他：虚血性心疾患の一次予防ガイドライン（2012年改訂版），2012.
3) 杉本元信編，瓜田純久・中西員茂・島田長人・他，編集協力：臨床推論ダイアローグ，医学書院，2010, p.113-132.
4) 古谷伸之編：診察と手技がみえる1，第2版，メディックメディア，2017, p.90-121.
5) 廣井透雄：胸腹部の訴え 胸痛―胸痛を訴える患者が来たら…，診断と治療，101（1）：185-190, 2013.
6) 本田 喬・西上和宏・中尾浩一：内科医が知っておくべき救急医療―胸痛を訴える患者の初期診療，日本内科学会雑誌，97（9）：206-212, 2008.

7 血便

血便がある人へのアプローチ

　血便があるということは，下部消化管に出血をきたす疾患の存在を示している。血便は，便に血液が付着する程度のものから，ショックをきたすような大量の出血までと幅が広い。血便のアセスメントでは詳細な病歴聴取を行い，発症の様式と便の性状・色調から出血部位や疾患を予測することができる。腹痛や発熱などの随伴症状も，疾患の特定において重要な鍵となる。

　フィジカルアセスメントの実施では，腹部や直腸，肛門部に限定せず，出血によるショックの徴候を速やかに確認するために全身を観察する。また，一過性の血便の場合でも，大腸内視鏡検査でがんなどの重大な疾患が発見されることもあるため，その後の患者指導は重要である。

1 血便とは

　消化管出血は，出血部位により排泄物の性状が異なる。上（中）部消化管出血であれば，消化液の作用を受けて血液は黒色の色調を帯びて排泄される。これが下血（メレナ：黒色便，タール様便）である。一方，下部消化管出血であれば，血液は消化液の作用を受けずに赤色もしくは赤褐色の血性便として排泄される。これが血便で，鮮血便と粘血便（血液の混入した大腸粘液）に分けられる。

　消化管出血をみた場合，その色調から出血部位を予測し，出血量から緊急な処置が必要な状況であるか否かをアセスメントしなければならない。

2 トリアージ

　突然に大量の血便を認めた場合，まずバイタルサインと意識状態を確認する。低血圧，頻脈，体位による血圧や脈拍の変動など，循環動態が不安定な患者においては，静脈確保をし，補液を行う。

＜ドクターコール＞

患者の状態	病態
バイタルサインの変化（血圧低下，頻脈/徐脈，頻呼吸など）	出血性ショックの可能性（表7-1）
意識レベルの低下（もしくは不安，不穏など）	
急性の大量の血便（可能であれば計量する）	

＜次の場合はすぐに受診＞
- 急性の腹痛を伴う。
- 発熱・下痢・腹痛を伴う。
- ペニシリン系抗菌薬の内服歴がある。
- 抗凝固薬・抗血小板薬の内服中である。

3 血便を起こす疾患

血便を起こす疾患を表7-2に示す。

4 血便のある患者の健康歴の聴取

OLDCARTSで血便をアセスメントする。

1）いまある症状のアセスメント（現症）
（1）Onset（症状の始まり）

> 質問例
> 「赤い便が出たのは今日が初めてですか？」
> 「赤い便が初めて出た日を覚えていますか？」

初めての血便か，それとも以前から継続していたのかを確認する。

表7-1 出血性ショックの徴候と重症度

	Class I	Class II	Class III	Class IV
出血量（％循環血流量）	<15%	15〜30%	30〜40%	>40%
脈拍数（回/分）	<100	>100	>120	>140 or 徐脈
血圧	不変	収縮期圧不変 拡張期圧上昇	収縮期圧低下 拡張期圧低下	収縮期圧低下 拡張期圧低下
脈圧	不変 or 上昇	低下	低下	低下
呼吸数（回/分）	14〜20	20〜30	30〜40	>40 or 無呼吸
意識レベル	軽度の不安	不安	不安，不穏	不穏，無気力

表7-2 血便のみられる疾患

考えられる疾患	便の特徴	関連する症状	臨床的手がかり
腫瘍性疾患			
大腸がん	血便 粘血便	貧血 便柱狭小化 体重減少，食欲不振	高齢者 便秘・下痢を繰り返す
大腸ポリープ	血便	貧血	5mm以上のものはがん，もしくはがんに進展する可能性があるため内視鏡的に切除する
炎症性腸疾患			
<感染性大腸炎> カンピロバクター腸炎 サルモネラ腸炎 腸炎ビブリオ 腸管出血性大腸菌感染症 細菌性赤痢 アメーバ赤痢	血便 粘血便 血性下痢 粘血便（イチゴゼリー状）	発熱，腹痛，下痢 悪心・嘔吐 HUS（溶血性尿毒症症候群），脳症 テネスムス（しぶり腹） テネスムス，肝膿瘍	<原因食品（潜伏期間）> 肉類，牛乳（48～72時間） 鶏卵，鶏肉（8～48時間） 魚介類（4～96時間） 肉類，加工肉（3～5日） 水（24～72時間） 海外渡航歴，男性同性愛（2週間～数か月）
虚血性大腸炎	血性下痢（暗赤色） 粘血便	突然の左下腹部痛 （下行結腸・S状結腸に好発）	高齢者 若年者（便秘～腸管内圧の亢進） 突然の下腹部痛に続く下痢
薬剤起因性大腸炎	血便 血性下痢	発熱，腹痛，下痢	若年者，女性 ペニシリン系抗菌薬の内服
潰瘍性大腸炎	粘血便（イチゴゼリー状） 血便 血性下痢	下痢 テネスムス（排便により改善） 発熱・腹痛（重症例）	若年者 免疫異常と遺伝的素因に，食事やストレスなどの環境要因が関与する
放射線性大腸炎	血便 粘血便	便秘 腹痛	胸部・腹部・骨盤部への放射線治療歴（放射線晩期障害）
急性出血性直腸潰瘍	血便（多量の新鮮血）	無痛性	高齢者
その他			
憩室出血	血便（大量出血）	無痛性	高齢者 再発が多い 便秘，食物繊維不足
粘膜脱落症候群	粘血便	便秘	若年女性 努責の習慣
大腸内視鏡治療後			抗凝固薬・抗血小板薬の服用歴
血管形成異常	血便（大量出血）	無痛性	高齢者
肛門疾患（痔核・痔瘻）	便終末に血液が付着	排便時出血，脱出 肛門痛（外痔核）	排便時間が長い 努責の習慣
異所性腸管子宮内膜症	血便 粘血便	腹痛	月経周期に対応 女性

（2）Location（部位）

> **質問例**
> 「便の色は真っ赤でしたか？ それとも少し暗い感じの赤色でしたか？」
> 「便全体が赤かったですか？ それとも便の表面に血がついている感じでしたか？」
> 「お尻を拭くとトイレットペーパーに血が付きますか？」

血便の色調から大腸内の停留時間がわかり，出血部位を予測することができる。鮮紅色であれば下部大腸や直腸からの出血，下部大腸より口側の出血であれば色調は黒味を帯びる。便に付着した血液は，肛門に近い部位からの出血である。

(3) Duration（持続時間）

> **質問例**
> 「初めて赤い便が出てから，その後も続いていますか？」
> 「便をするたびに赤い便が出ますか？ それとも何日おきかに出ますか？」

血便は常にあるのか，時々なのか，間欠的であればそれはどれくらいの間隔なのかを確認する。出血が急性かつ一過性なのか，再出血を繰り返しているのか，慢性的な出血なのか，下部消化管出血のパターンを把握する。

(4) Characteristic（特徴）

> **質問例**
> 「粘液に血が混ざってイチゴゼリーのようでしたか？」

便の性状で特徴的な疾患を予測することができる。イチゴゼリー様の粘血便は，潰瘍性大腸炎やアメーバ性大腸炎に特徴的である。

(5) Alleviating/Aggravating（寛解・増悪因子）

> **質問例**
> 「便をするとお腹の痛みがよくなりましたか？」
> 「最近，生活に変化はありませんでしたか？」

テネスムス（しぶり腹）を伴う場合，排便後に症状が寛解することがある。便秘がある場合，肛門疾患や粘膜疾患では出血を助長する。ストレスなどの環境要因もリスクとなりうる。

(6) Radiation（放散痛）

> **質問例**
> 「日常生活動作で息が切れたり，疲れやすかったりしませんか？」
> 「最近，めまいがしたり，転んだりということはありましたか？」

慢性的な出血は貧血を進行させる。

(7) Timing（タイミング）

> **質問例**
> 「血便が出るきっかけは何かありますか？」
> 「生理中にのみ血便が出るということはありませんか？」

月経周期に関連する血便は，異所性腸管子宮内膜症が考えられる。

（8）Severity（程度）

> 質問例
> 「ふらふらしたり，気が遠くなるような感じ，呼吸が苦しい感じはありませんか？」
> 「便器が真っ赤に染まるくらいの出血ですか？」

急性発症の大量出血では，バイタルサインの変動をもたらす。

上記に加え，必ず随伴症状も尋ねる。
＜随伴症状＞
・急激な下腹部痛を伴う→虚血性大腸炎の可能性。
・発熱・下痢・腹痛を伴う→感染性大腸炎の可能性。
・体重減少・貧血を伴う→悪性腫瘍の可能性。
・下痢や便秘を繰り返すなどの変化→大腸がんの可能性。
・肛門痛を伴う→痔疾患の可能性。

2）血便の生活への影響

　血便があるということは，消化管のどこかが出血していることを表している。患者は，便器が真っ赤に染まるくらいの大量の血便であれば驚いてすぐ受診するが，少量の出血の場合，放置するかもしれない。時々血便があるが，お尻の検査が恥ずかしいと感じて受診をためらうかもしれない。潜血便をみた患者が，痔による出血だと解釈し放置した結果，大腸にがんが潜んでいたということもありうる。血便をみた場合は，一度は必ず大腸内視鏡検査を受けるよう指導すべきである。

3）既往歴

　既往歴については，以下のような点を意識して確認する。
（1）過去の出血
・大腸憩室，痔，潰瘍，静脈瘤。
（2）過去に罹患した疾患や手術歴
・炎症性腸疾患，最近のポリープ切除術，過去の腹部手術。
・緑内障，虚血性心疾患，前立腺肥大の既往：内視鏡検査の際，抗コリン薬が禁忌。
（3）月経周期
　最終月経と月経周期を確認する。妊娠の可能性についても同時に尋ねる。閉経している場合は，いつ閉経したのかを尋ねる。
（4）現在の内服薬
　非ステロイド性抗炎症薬（NSAIDs），低用量アスピリン，抗凝固薬は出血のリスクを上昇させる。NSAIDsは潰瘍性大腸炎の発症と再燃に関連がある[1]。

4）家族歴
・家族性大腸腺腫症（大腸がん，その他のがんの家族歴）。

・炎症性腸疾患の家族歴。

5）個人歴・社会歴
個人歴・社会歴については，以下の項目について確認する。

（1）喫　煙
喫煙は日本人における大腸がんのリスクを上昇させる[2]。

（2）アルコール
過度の飲酒（エタノール換算で46g/日を超える）は，大腸がんのリスクを上昇させる[3]。

（3）食生活
魚，肉類の生食や，不衛生な地域では水系の感染性大腸炎が考えられる。また，動物性脂肪の摂取は，潰瘍性大腸炎の発症を増加させる可能性がある[1]。

（4）勤務内容
ストレスが高い状況かどうか確認する。ほかの環境要因と絡み合い，出血のリスクを上昇させる可能性がある。

（5）渡航歴
発展途上国の旅行者下痢症で問題となるアメーバ赤痢は，先進諸国においては流行はみられず，性感染症として問題視されている。海外渡航歴からこれらの感染症を予測する。

6）Review of systems（ROS）
患者が自分からは訴えない症状でも，「医療従事者が尋ねることで実は症状があった」ということはよくある話である。現病歴を補完するためにも，全身状態の聴き取りは必ず行う。

以下，特にはずすことのできないポイントをあげる。

・発熱→炎症性腸疾患の可能性。
・めまい，意識消失，転倒→貧血の進行，大腸がんの可能性。
・息苦しさ，息切れ→貧血の進行，大腸がんの可能性。
・動悸→貧血の進行，大腸がんの可能性。
・痔疾患。
・性器出血との区別。

5 フィジカルアセスメント

血便では，バイタルサイン，直接血便を観察できる場合はその性状の評価，腹部・直腸・肛門部のフィジカルアセスメントが中心となる。

1）手　順
病歴を念頭に置きながら診察を始めるが，まずバイタルサインが安定していることを確認し，視診，触診へと進める。腹部，直腸および肛門部のフィジカルアセスメントに必要

な準備のポイントを以下に示す。
・患者に排尿を済ませてもらい，膀胱が空の状態で腹部のアセスメントを行う。
・局部をさらすため，検査の目的と方法を伝え，かつ不要な露出を避けるよう配慮する。
・診察者は感染予防のために処置用手袋を着用し，粘膜を傷つけないよう潤滑剤をつける。
・患者をリラックスさせ，適宜声をかける。

2) バイタルサイン
発熱，頻脈（または徐脈），脈圧，頻呼吸，低血圧に注意する。

3) 視　　診
(1) 全身状態の観察
・顔色，末梢冷感，毛細血管再充満時間（capillary refilling time：CRT）。
・皮膚（発汗の有無），皮膚のツルゴール（脱水の評価）。
・表情，意識状態。
(2) 腹部の診察
　p.253参照。
(3) 肛門部の視診
①患者に左側臥位または砕石位をとってもらう。
②診察者は手袋を着用し，殿部を左右に広げる。
③肛門周囲に腫瘤，潰瘍，炎症，皮疹，擦過傷がないか観察する。

4) 触　　診
(1) 肛門周囲の触診（図7-1）
①診察者は手袋を着用する。
②肛門周囲に触れる際は必ず声をかけ，リラックスさせる。
③肛門括約筋の緊張具合，腫瘤がある場合は硬さ・熱感・疼痛・出血の有無を確認する。
(2) 肛門内の指診
①診察者は手袋を着用し，示指に潤滑剤を塗る。
②肛門に指を入れる際は必ず声をかける。患者を安心させて緊張をとく。
③肛門の開口部周辺にそっと触れ，無理をせず，示指をゆっくりと肛門内に挿入する。
④指を回しながら肛門の全周をゆっくりと触診し，狭窄・弛緩・硬結・圧痛を確認する。
(3) 直腸の触診（図7-2）
①診察者は手袋を着用し，示指に潤滑剤を塗る。
②届く範囲の直腸内面を，指の向きをゆっくりと変えながら，全周まんべんなく触診する。
③腫瘤・結節・狭窄の有無を確認する（前立腺，子宮頸部の病変も触診可能）。
④示指を静かに引き抜き，付着物（付着物の性状，血液成分の色調など）を確認する。
　＜注意事項＞
　直腸診は，再出血をきたす危険があるので，熟練した技術をもつ人，もしくは医師の指導監督のもとに実施し，出血をきたした際の緊急処置体制を整えておく。

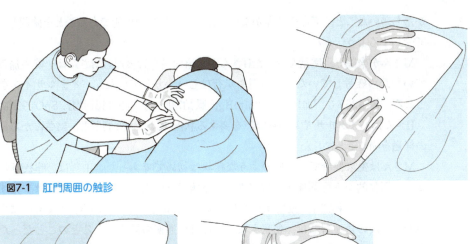

図7-1 肛門周囲の触診

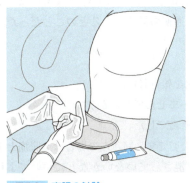
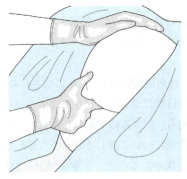

図7-2 直腸の触診

6 臨床推論トレーニング

　血便がみられるケースをもとに，健康歴の聴取，フィジカルアセスメントの実践例を紹介する。

　消化器外来に勤務している看護師のHさんは，大学院で高度実践看護学を専攻中である。ある日，Hさんは突然の下痢症状を呈する患者を担当した。医療面接をし，バイタルサインを測定した後，外来担当医師のKさんに報告したところ，さらに詳細に医療面接を行うよう，アドバイスを受けた。

●患者の状態

　Mさん，35歳，女性。昨夜21時頃，車を運転中に強い下腹部痛を自覚した。便意をもよおしたので車を駐車しトイレに入った。下痢状の便を大量に排泄し，排便後は腹痛も和らいだため，たいしたことはないと思い，自分で車を運転して20分ほどで帰宅した。同夜，再び腹痛を自覚し，同様に下痢状の便を排泄した。その後，間欠的な腹痛と下痢を繰り返した。腹痛は脂汗が出るほどつらく，便意と悪心を伴った。Mさんは救急車を呼ぶべきか悩んだが，徐々に腹痛の程度が和らいできたので，そのまま朝を迎えた。そして，消化器科の専門病院へ電話をかけた。

　電話を受けた看護師のHさんは，Mさんの電話の声から，口調がはっきりしており，痛み

が落ち着いたこと，下血や吐血がないこと，自力歩行が可能であることを確認し，タクシーで受診するよう伝えた。

　Mさんが来院し，電話を受けたHさんが医療面接を行った。Mさんは一晩中痛みと格闘していたため疲労していたが，口調や歩行はしっかりしていた。バイタルサインを測定したところ，体温36.7℃，血圧118/78mmHg，脈拍78回/分，呼吸16回/分，SpO$_2$ 99％であった。

　Hさんはバイタルサインから緊急を要する状況ではないと判断し，Mさんから詳しく症状の経過を聞くことにした。

　Mさんは生来健康で，今回のような症状は初めてであった。主訴は，昨夜21時頃から始まった間欠的な下腹部痛と下痢である。下痢は2回大量にあり，その後は少量ずつ4～5回繰り返した。来院時，腹痛はあるもののピーク時を10とした場合，3くらいにまで落ち着いた。普段の排便習慣は，便秘もなく，毎日普通便の排泄があるとのことだった。アレルギー歴はない。

　Hさんは外来担当医師のKさんにMさんの状況を報告した。

K：下痢の性状について，Mさんは何か言っていませんでしたか？
H：特に何も。Mさんは下痢としか言っていませんでした。
K：便の性状について詳しく聞くことはとても大切です。Mさんの場合は，腹痛と下痢の2つの症状があるので，下痢の性状，血液が混ざっていないかなどについてより詳しく聞いてみてはどうでしょうか。

　HさんはKさんのアドバイスを受け，さらに詳しく医療面接し，情報を整理した。皆さんもどの情報がたりないのか，一緒に考えてみてください。

●OLDCARTSによる情報整理

　HさんがOLDCARTSで整理した内容は，以下のとおりである。下線の部分は，最初の情報収集で得られなかった内容である。

> O（症状の始まり）：昨夜21時頃，突然の腹痛。
> L（部位）：左下腹部。
> D（持続時間）：間欠的な痛み。痛みは20～30分間隔で翌朝まで繰り返した。
> C（特徴）：腹痛は，絞られるような強い痛み。腹痛に伴い便意をもよおした。下痢は，茶色の下痢便に赤黒いゼリーが混ざったような（初めて経験した）便性。
> A（寛解・増悪因子）：排便により痛みは軽減。
> R（放散痛）：なし。
> T（タイミング）：腹痛はほぼ規則的に20～30分間隔で繰り返した。腹痛に伴い便意を自覚した。
> S（程度）：これまで経験したことのない強い痛み。ピーク時の痛みの程度を10とすると，来院時は3程度。
> ＜随伴症状＞
> 　悪心（下痢が落ち着くと悪心が増強），脂汗。

Ⓗ：Mさんは痛みで混乱していて，便が出た瞬間は気がつかなかったのですが，血便らしき症状があったようです。もしかして赤黒いかなと思った程度だったそうです。

Ⓚ：鮮血便でないと，初めて見る患者さんにすれば，ちょっといつもと違うかなくらいで，出血とは自覚しないかもしれませんね。Mさんが今，最もつらいのは腹痛だと訴えていますし。

Ⓗ：腹部症状の訴えはたくさんあるので，患者さんから具体的に引き出すことが重要だと気がつきました。semantic qualifier（SQ）を使って，記録をまとめてみます。

● semantic qualifier（SQ）を用いた記録

Hさんは，以下のように情報を記録した。

- ● 現在の症状：Mさん，35歳，女性。生来健康。昨夜21時頃，突然の左下腹部痛が出現。その後，暗赤色の血性下痢を排泄。腹痛は20〜30分間隔で間欠的，便意を伴う。腹痛は翌朝まで持続したが，排便により痛みは寛解。血性下痢を多量に2回，少量の粘液性の便が4〜5回あり。悪心あり。
- ● その他の症状：呼吸困難なし。動悸なし。末梢冷感なし。発熱なし。眩暈・眼前暗黒感なし。腹痛時，脂汗あり。疲労感あり（痛みのため不眠）。
- ● 既往歴：32歳で腰椎椎間板ヘルニア（手術），鎮痛薬服用なし。
- ● アレルギー：なし。
- ● 入院歴：腰椎椎間板ヘルニア（手術）。
- ● 家族歴：両親健在。母方祖母はくも膜下出血，父方祖母は胃がん。
- ● バイタルサイン：T 36.7℃，BP 118/78mmHg，P 78回/分，R 16回/分，SpO$_2$ 99％。

Ⓚ：Hさんは大学院で高度実践看護学を専攻中でしたね。一緒にフィジカルアセスメントを実施してみましょうか。

Ⓗ：はい，お願いします。

● フィジカルアセスメントの実施

Hさんは，Kさんと共に，Mさんのフィジカルアセスメントを実施した。

Ⓚ：ひととおり，終わりましたね。

Ⓗ：はい。教えていただいたとおりにやってみました。

＜フィジカルアセスメントの結果＞

- ● 全身状態：普通体型の35歳女性。末梢冷感なし。皮疹なし。
- ● 精神状態：会話明瞭，疲労感はあるが苦悶表情なし。
- ● 頭頸部：顔色はやや蒼白。眼瞼結膜貧血なし。
- ● 胸部

  呼吸音：正常範囲内，左右差なし。

  心音：S1・S2聴取，心雑音なし，S3・S4を聴取しない。
- ● 腹部

> 視診：平坦，手術痕なし。
> 聴診：腸雑音亢進なし。
> 触診：軟，腫瘤を触れない。左下腹部に圧痛あり，反跳痛なし。

●臨床推論

K：病歴やフィジカルアセスメントの結果から，どのような疾患が考えられると思いますか？

H：教科書どおりですが，虚血性大腸炎ではないかと思います。発熱がないという点では，炎症性の腸疾患や感染症も否定できますし，腹部疾患の既往や手術歴もありません。

K：そのとおりです。CTでも下行結腸に腸管浮腫像を認めました。急性発症の腹痛，それに続く血性下痢が特徴です。特に解剖学的に血流が粗である左側結腸に好発するので，左下腹部痛が多いといわれています。でも，実際には「痛すぎてどこが痛いかわからない，全部痛い」と訴える人もいますね。動脈硬化，高血圧，糖尿病などの基礎疾患のある高齢者に多いとされる疾患です。

H：「血便＝直腸診」ではないのですか？

K：Mさんは便秘もなく，痔疾患の既往もありませんでした。そして，発症の経過から虚血性大腸炎が最も疑わしかったので直腸診は行いませんでした。もし，既往があって新鮮血であれば最初に行ったかもしれません。直腸診は，患者さんにしてみればあまり受けたくない検査ですよね。

H：大腸内視鏡検査はしないのですか？

K：症状も落ち着いてきていましたし，バイタルサインも安定していて緊急に止血が必要という状況でもありません。超音波やCTでも壁肥厚の所見は得られるので，侵襲的処置を無理に行う必要もないでしょう。まずは絶食，補液，安静です。虚血性大腸炎の多くは一過性で予後も良好です。Mさんには，落ち着いたら，後日，その他の血便をきたす病変がないか，検査を受けていただくということでよいと思います。でも，治ってしまうと検査に来ない人が多いんですよね。

H：そうですね。重大な病気を放置しないために，Mさんにはしっかりと今後の検査について説明したいと思います。

【文　献】
1) Guidelines for the Management of Ulcerative Colitis in Japan：Developed through integration of evidence and consensus among experts：etiology, pathogenesis and risk assessment, *IBD Research*, 4（3）：12, 2010.
2) Mizoue T, Inoue M, Tanaka K, et al：Research Group for the Development, Evaluation of Cancer Prevention Strategies in Japan：Tobacco smoking and colorectal cancer risk：an evaluation based on a systematic review of epidemiologic evidence among the Japanese population, *Japanese Journal of Clinical Oncology*, 36（1）：25-39, 2006.
3) Mizoue T, Tanaka K, Tsuji I, et al：Research Group for the Development and Evaluation of Cancer Prevention Strategies in Japan：Alcohol drinking and colorectal cancer risk：an evaluation based on a systematic review of epidemiologic evidence among the Japanese population, *Japanese Journal of Clinical Oncology*, 36（9）：582-597, 2006.

8 下痢・便秘

下痢・便秘のある人へのアプローチ

　下痢・便秘のような便通の異常は，生活習慣の影響を受けやすく，安易に止痢薬や緩下薬を使用することも多い。しかし，なかには，イレウスなどの緊急性の高いものや，がんなどの重篤な疾患が原因となっていることもあり，それらを鑑別しながら原因をアセスメントしていくことが重要である。まず，医療面接で症状が急性か慢性かをとらえ，具体的な質問によって鑑別のアプローチをしていく。
　フィジカルアセスメントでは腹部の診察が重要であるが，内分泌疾患などの可能性も考えて全身的な身体所見をとる必要がある。

1 下痢・便秘とは

1）下痢とは

　下痢とは，便の中に含まれる水分量が増加して，水様（液状）もしくは泥状（半流動性）の便が排泄されることをいう。急性下痢と慢性下痢に分類される。急性の下痢は2週間以内の下痢であり，慢性の下痢は4週間以上続く場合を指す。急性下痢は感染性腸炎に起因するものがほとんどであるのに対し，慢性の下痢は重篤な疾患が潜む場合もあり，慎重な鑑別が必要となる。

2）便秘とは

　便秘は，腸の内容物が大腸内に長く停滞するために水分が吸収されて硬便となって排泄困難な状態になり，排便回数が減少することである[1]。急性便秘と慢性便秘に分類される。また，原因やメカニズムによって，症候性便秘（内分泌疾患，神経疾患など），薬物性便秘，器質性便秘（腸管の癒着，大腸がんなど），機能性便秘（弛緩性便秘，けいれん性便秘）に分類される。

2 トリアージ

1）下　痢

まず，下痢が急性か慢性かを確認する。

急性下痢の場合は，細菌・ウイルス感染や薬剤の摂取に起因する胃腸炎や，食事の不摂生によるものが大半である。悪心・嘔吐，発熱，悪寒，発汗などの随伴症状がみられた場合は感染性の下痢を疑う。急性下痢の場合は自然治癒することが多いが，72時間以上続く場合や他者への感染が考えられる場合，対応が必要となる。

慢性下痢の場合は非感染性がほとんどであり，生活習慣によるものや過敏性腸症候群，炎症性腸疾患であることが多い。原因疾患を鑑別していき，重篤な疾患を見落とさないように注意する。治療が必要で見落とせない疾患としては，潰瘍性大腸炎，クローン病，大腸がん，内分泌疾患などがあげられる。

急性，慢性のいずれの下痢も，症状に伴う脱水症状の補正が必要となり，原因の鑑別とともに脱水の有無を確認する。

2）便　秘

急性か慢性かを確認する。便秘の多くは習慣性のものが多いが，なかには重要な病因が潜んでいる場合もあり，その可能性を排除できるか検討しながらアセスメントを進めていく。

重篤な疾患で見落とせないのがイレウス，大腸がんである。放屁や排便がなく，激しい腹痛を伴うときは急性イレウスを疑い，緊急処置につなげる。慢性的な便秘には大腸がんや卵巣がんなどの悪性腫瘍が原因であることもあり，さらに鑑別が必要である。

下痢や便秘の便通異常が急性症状として現れた場合，緊急な対応が必要となる疾患を考えて随伴症状の確認と腹部の診察を行い，迅速対応が必要なケースを見落とさないようにする。

＜ドクターコール＞

患者の状態	疾患・病態
放屁や排便がなく，激しい腹痛を伴う	急性イレウスの可能性

3 下痢・便秘を起こす疾患

下痢を起こす疾患（状態）を表8-1に，便秘を起こす疾患（状態）を表8-2に示す。

高齢者の場合，加齢や運動量の低下などで腸蠕動運動が低下する。また，飲水量の低下や腸内細菌の変化によって糞便が硬化し，スムーズに腸内を移動できないことに加え，排便時の腹圧も低下する。さらに直腸粘膜での排便反射が低下するなどで便秘が多くみられる。

日常生活のなかで排便介助を受けなければならない高齢者の精神的なストレスは，いっそう便秘を助長させる。

表8-1 下痢を起こす疾患（状態）

分類	疾患（状態）	特徴，具体的な原因など
急性	細菌・ウイルス感染性	急性下痢の大半は感染性
急性	虫垂炎	腹膜炎により下痢を起こすことがある
急性	偽膜性腸炎	抗菌薬の使用による炎症が原因となる
慢性	クローン病	腹痛や体重減少を伴っていることが多い
慢性	大腸がん	便秘と下痢を繰り返し，体重減少や便が細くなる
慢性	吸収不良症候群	腸管切除・乳糖不耐症・慢性膵炎などによって吸収不良状態となる
慢性	過敏性腸症候群	便秘と下痢を繰り返す
慢性	内分泌疾患（甲状腺機能亢進症，アジソン病，カルチノイドなど）	倦怠感，嘔吐，皮膚症状など内分泌異常に伴う症状がみられる
慢性	腸結核	発熱・腹痛・食欲不振を伴う
共通	潰瘍性大腸炎	粘血便がみられる
共通	薬物による下痢	緩下薬・利胆薬・抗がん薬などの使用による

表8-2 便秘を起こす疾患（状態）

分類	疾患（状態）	特徴，具体的な原因など
急性	イレウス	腫瘤・虚血・炎症による腸の狭窄による便通障害
急性	痔核，肛門病変	内痔核・瘻孔などの病変がみられる
慢性	過敏性腸症候群	便秘と下痢を繰り返す
慢性	大腸がん	便秘と下痢を繰り返し，体重減少や便が細くなる
慢性	内分泌疾患（甲状腺機能低下症，副甲状腺機能亢進症，糖尿病など）	倦怠感，口渇など内分泌異常に伴う症状がみられる
慢性	神経疾患（パーキンソン病，脊髄病変など）	神経障害による排便障害
慢性	ライフスタイルによる便秘	運動量の低下，水分・食物繊維の摂取不足，環境変化
共通	薬物による便秘	鎮痛薬・抗うつ薬・降圧薬・抗コリン薬などの使用による

4 下痢・便秘のある患者の健康歴の聴取

OLDCARTSでアセスメントする。以下，下痢・便秘に分けて記載する。

下痢の場合

1）いまある症状のアセスメント（現症）

（1）Onset（症状の始まり）

> 質問例
> 「いつから下痢をしていますか？」

下痢が急性なのか慢性なのかによって考えられる原因と対応が異なるため，いつからどの

くらいの期間，下痢をしているのかを知ることが大事である．下痢と便秘を繰り返す疾患もあることから，最初に下痢をしたのはいつかを聞き，下痢を意識してどのくらいの期間なのか確認する．

急性の場合は感染性の下痢や食事の変化によるものが考えられる．4週間以上継続している下痢の場合は，がんや潰瘍性大腸炎などの原因も考えられる．

（2）Location（部位）

> **質問例**
> 「お腹のどこが痛みますか？ 痛い場所をさしてください」
> 「痛みは移動しますか？」

痛みを伴う場合，その部位を確認する．

（3）Duration（持続時間）

（1）Onset（症状の始まり）参照．

（4）Characteristic（特徴）

> **質問例**
> 「排便の後，またすぐにトイレに行きたくなりますか？」
> 「どのような便が出ますか？」
> 「便に血液が混ざっていませんか？」

便の性状を確認することは，非常に大きな手がかりとなる．水様便か泥状便かで，どのくらい水分を含んでいるか，小腸か大腸に由来するのかを推測する手がかりになる．また，血液が混ざっていれば，大腸がんや潰瘍性大腸炎の可能性もある．重要な疾患を除外するために，便の性状について十分な情報を得る．

（5）Alleviating/Aggravating（寛解・増悪因子）

> **質問例**
> 「何かをすると下痢がひどくなる（よくなる）ことはありますか？」

食事との関連や冷えなど，下痢の症状が寛解・増悪する要因を確認する．

（6）Radiation（放散痛）

> **質問例**
> 「腹部以外に痛む場所はありますか？」

腹部以外に痛みのある部分を確認する．

（7）Timing（タイミング）

> **質問例**
> 「いつ，何を食べたかを教えてください」

食事と下痢との関係を確認する．細菌やウイルス感染による急性腸炎を考え，下痢症状を起こす前3日間に食べたものを聞く．感染源となりうる食品，細菌の種類や潜伏期間を考慮

し，食べたものに感染の原因がないかを確認していく。

(8) Severity (程度)

　排便回数やテネスムス（しぶり腹）の有無を確認する。感染性の下痢であれば痛みや発熱を伴っていることが多い。また，感染性の下痢の場合，原因菌によって他者への感染を考慮する必要もあり，随伴症状の聴取は必要不可欠である。以下の随伴症状を必ず確認する。

＜随伴症状＞
・腹痛。
・発熱。
・悪心・嘔吐。
・食欲不振。

2) 下痢の生活への影響

　下痢は過剰に水分を失うことになり，倦怠感や疲労感を引き起こす。トイレに行く回数が増えるほど消耗が大きくなる。また，排便後の始末によって肛門部の皮膚粘膜が刺激されるため，頻回の排便は発赤やただれの原因となる。

　下痢そのものへのアプローチだけでなく，下痢による消耗で生活行動が低下しているものや，殿部の清潔と感染予防に注意して，患者の生活全般をアセスメントし，必要な介入を組み立てていく。

3) 既往歴

　薬物による下痢の可能性を考え，抗菌薬，利胆薬，緩下薬などの服用の有無を確認する。

4) 家族歴

　血縁に大腸がんや潰瘍性大腸炎，クローン病の人がいないかを確認する。
　感染性下痢の場合は，家族間や身近な人からの感染も考えられるため，身の回りに同じ症状の人がいないかを確認する。

5) 個人歴・社会歴

　海外渡航の有無を確認する。海外での食事による感染性の下痢も考えられるため，渡航先についても確認する。

6) Review of systems（ROS）

・体重の変化。
・睡眠状況。
・月経。
・排尿状況。
・甲状腺→内分泌疾患による下痢の可能性。
・皮膚状態。

> 便秘の場合

1）いまある症状のアセスメント（現症）

（1）Onset（症状の始まり）

> **質問例**
> 「いつから便が出ていませんか？」

　いつ最後の排便があったのかは，普段あまり意識していないものである。排便が1日に1回というリズムではなく，2日に1回，3日に1回という人もいる。そのため，何日間便が出ていないか，いつから便秘なのかが曖昧なことが多い。気がついたら腹部が張り，便が出なくて苦しいという状態のこともあり，患者の記憶をたどりながら，便秘になってどのくらいの期間が経過しているのか，持続的なのか，周期的なのかなどを聞く。

　急に便秘になった場合は，ライフスタイルによる変化（生活や食事の変化）が考えられ，慢性的な便秘はさらに具体的に質問し原因を鑑別していく。

（2）Location（部位）

> **質問例**
> 「お腹のどこが痛みますか？　痛い場所をさしてください」
> 「痛みは移動しますか？」

　痛みを伴う場合，その部位を確認する。

（3）Duration（持続時間）

　（1）Onset（症状の始まり）参照。

（4）Characteristic（特徴）

> **質問例**
> 「どんな便ですか？　形や量を教えてください」

　便の見た目（兎糞状，粘土状など），硬さ，量，便の太さなどを聞き，便の性状を把握する。排便時の便意の有無や，排便後の残便感の有無を確認する。

（5）Alleviating/Aggravating（寛解・増悪因子）

> **質問例**
> 「何かをすると便秘が強くなる（よくなる）ことはありますか？」

　食事との関連や罨法など，便秘の症状が寛解・増悪する要因を確認する。

（6）Radiation（放散痛）

> **質問例**
> 「腹部以外に痛む場所はありますか？」

　腹部以外に痛みのある部分を確認する。肩や背中に放散痛を伴うことがある。

(7) Timing（タイミング）

> **質問例**
> 「便秘になるのはどのようなときですか？」

ライフスタイルの変化など，ストレスの原因を確認する。

(8) Severity（程度）

痔疾患で排便時の痛みがあり，意識的に排便を我慢することによって便秘になることがあるため，肛門部の病変や排便時の痛みを把握する。大腸がんにより血便や体重減少が確認される場合があり，見逃さないよう医療面接をする。脊髄損傷など神経障害をもつ患者は便失禁などがある。

上記に加え，以下の随伴症状を確認する。

＜随伴症状＞
・血便。
・便失禁。
・排便痛。
・腹痛，腹部膨満感。
・体重減少。

2）便秘の生活への影響

便秘により食欲不振となり食事摂取量が減ると，高齢者の場合は特に栄養障害を招く。

3）既 往 歴

薬物の使用や手術歴を確認する。便秘を起こしやすい薬剤として，抗コリン薬，制酸薬，抗うつ薬，緩下薬などが考えられる。薬剤の服用状況から，薬物性の便秘の可能性を検討する。
腹部手術の既往があれば，腸の動きに影響をきたしている場合も考えられるため，手術経験を確認する。

4）家 族 歴

血縁にがんに罹患している人がいないかを確認する。

5）個人歴・社会歴

職業，ストレスなどについて注意深く聴取する。
運動不足やストレスを生じる環境が腸の動きを低下させ，便秘の原因になっていることがある。

6）Review of systems（ROS）

●**全身状態**：倦怠感，体重の変化，発熱の有無。
●**皮膚**：発疹，脱毛，爪の変化。

- ●神経系：頭痛，感覚障害，不随意運動。
- ●消化器系：食欲不振，悪心・嘔吐，腹痛。
- ●泌尿器系：排尿困難，妊娠，出産歴，最終月経，閉経月経，不正出血。
- ●精神面：精神症状。

5 フィジカルアセスメント

1）手　順
　下痢・便秘の原因が内分泌疾患や神経疾患の場合もあり，見逃さないためには全身の診察が大事である。脱水や栄養障害の有無を確認するために，皮膚の乾燥や張りを観察する。眼瞼結膜にて貧血を確認する。
　特に腹部の所見は重要であり，「視診→打診→触診→聴診」の順にフィジカルアセスメントを行っていく。腹部の詳細なフィジカルアセスメントは，p. 253参照。

2）視　診
　腹部の膨張や視覚的な蠕動がみられれば，腸閉塞が考えられる。また，腹部に手術痕がないか確認する。

3）打　診
　便の停滞部位は濁音となり，ガスの貯留部位は鼓音となるので，その音の分布を確認する。

4）触　診
　腹痛や腹膜刺激症状がないか確認する。腹膜刺激症状があれば，虫垂炎や腹膜炎から下痢や便秘を起こしていることが考えられる。腹部の筋力も確認できれば，腹部の加圧がかけにくい弛緩性便秘の場合もある。

5）聴　診
　腸蠕動音を聴診する。腸蠕動音が聴こえる回数は，1分間に4〜15回程度が一般的とされる。下痢の場合は，腸蠕動音の聴こえる回数が亢進している。同様に，腸蠕動音が亢進しているケースとして，腸管癒着や大腸がんなどで腸管が狭窄していることが考えられる。腸蠕動音が1分以上聴き取れない場合はイレウスの可能性がある。

6）その他のアセスメント
　便秘の場合は，重篤な疾患を見落とさないように直腸診によってアセスメントに重要な手がかりとなる情報を得ることができる。肛門部に腫瘤がないか確認する。
　直腸病変（内痔，瘻孔など）や直腸の狭窄，腫瘍の有無を調べ，痔疾患や直腸がんの可能性を検討する。さらに直腸内糞塊の有無を調べ，指に付いた便に血液が付着していないかを確認し，前述の疾患の裏づけとする。

> **コラム　下痢による体液減少を身体所見から得る**
>
> 　下痢による体液減少は脱水などにつながるため，高齢者では特に注意する。体液減少の程度を正確に把握する感度の高いものは，舌の縦溝85％，眼球陥凹62％，舌の乾燥59％，意識混濁57％とされている。脈拍が30回/分以上上昇している場合も体液減少を示す身体所見である[2]。

6　臨床推論トレーニング

　下痢，便秘を訴えるケースをもとに，健康歴の聴取，フィジカルアセスメントの実践例を紹介する。

　高度実践看護師として介護老人保健施設に勤務しているAさんは，施設入所者の健康評価および異常時のファーストコール対応を担当し，現場の看護職員と一緒に入所者全員の健康管理に努めている。高齢者の排泄管理は，各フロアの看護職員が一括して担当し，気になることがあればAさんへファーストコールし，看護職員と協働し，健康歴の聴取，フィジカルアセスメントを実施し，医師へ報告すべきなのかを判断している。

　介護施設に入所している高齢者は，要介護状態でADLに介助が必要な状態である。また，何らかの認知症の症状を有していることが多い。Aさんは，排泄に関する管理は看護職員の重要な業務の一つと考えている。

1）事例1（下痢）
●患者の状態

　Oさん，84歳，男性。認知症で，短期記憶障害，見当識障害があり，徘徊や暴言などがみられ，在宅での介護が困難となり妻のレスパイトを目的に入所する。

　Oさんの既往歴は，高血圧，胸部大動脈瘤術後，アルツハイマー型認知症，肺炎，緑内障（失明），慢性胃炎で，アンジオテンシン変換酵素（ACE）阻害薬，認知症治療薬，消化性潰瘍治療薬，脂質異常症治療薬が処方されている。

　OさんのADLは，食事は普通食を介助にて摂取可能，歩行は手引き歩行可能，排泄は定期的なトイレ誘導が必要である。難聴が強く意思疎通が難しい。

　病状の経過は，38℃の発熱，頸部痛を強く訴え，項部硬直がみられる。意識レベルに変化はなく，ケルニッヒ徴候もない。

　緊急に病院を受診し検査を実施するが，炎症反応はなく，偽痛風の診断にて帰設する。その後，39℃まで発熱し，非ステロイド性抗炎症薬（NSAIDs）を内服する。翌日には微熱となったが，1日7回の水様性下痢を起こした。血便はみられない。食事はいつもと変わりなく摂取できている。

　以上より，高度実践看護師のAさんと看護職員のBさんは共に情報を整理し，下痢のアセ

スメントを実施することにした。

Ⓐ：まず，トリアージについてですが，急性か慢性を確認し，随伴症状を確認しましょう。

Ⓑ：急性か慢性かでは，2週間以内の下痢なので，急性下痢です。随伴症状ですが，悪心・嘔吐，発熱，悪寒，発汗などはありません。

Ⓐ：下痢を起こす疾患には何が考えられますか？

Ⓑ：血便もないし虫垂炎などの手術の既往はありません。食事を摂取していますから，感染性の下痢ではないでしょうか？　それと薬剤による下痢も考えられます。

Ⓐ：では，虫垂炎の可能性も考慮し，フィジカルアセスメントが必要ですね。ほかにどのような情報が足りないのか，「OLDCARTS」で整理してみたらどうでしょうか。

Ⓑ：まだ系統的に情報が収集できていないので，OLDCARTSで整理してみます。

　BさんはAさんからアドバイスを受け，情報を整理した。皆さんもどの情報がたりないのか，一緒に考えてみてください。

●OLDCARTSによる情報整理

　BさんがOLDCARTSで整理した内容は，以下のとおりである。下線の部分は，最初の情報収集で得られなかった内容である。

> O（症状の始まり）：本日，下痢が始まった。本人に下痢の自覚はない。
> L（部位）：なし。
> D（持続時間）：本日から。
> C（特徴）：水様便，血液の混入なし。
> A（寛解・増悪因子）：なし。
> R（放散痛）：なし。
> T（タイミング）：1日に7回。3日間は特に家族からの差し入れもなく，施設の食事のみである。
> S（程度）：排便回数7回。
> ＜随伴症状＞
> 　テネスムス（しぶり腹）なし。微熱が続いているが，悪心・嘔吐，食欲不振なし。

Ⓑ：こうして整理すると，いろいろわかってきますね。本日からの下痢で，急性ですが，食事の変化がないため，感染性は考えにくいです。

Ⓐ：たしかに微熱はありますが，そのほかの症状は確認されないため，感染性の下痢ではなさそうです。また，水様便で血液が混ざっていないことから，小腸由来の下痢が考えられます。以上の情報と一緒に，既往歴など，アセスメントした内容を記載してみてください。

Ⓑ：はい。semantic qualifier（SQ）を使って記録してみます。

●semantic qualifier（SQ）を用いた記録

　Bさんは，以下のように情報を記録した。

- ●**現在の症状**：Oさん，84歳，男性。認知症で短期記憶障害，見当識障害がある。体重は変化なし。睡眠状態・排尿回数は変化なし。通常と変わりなく生活している。
- ●**その他の症状**：排尿痛なし。甲状腺腫脹なし。皮膚の乾燥・ツルゴール低下なし。肛門部にただれがある。
- ●**既往歴**：高血圧，胸部大動脈瘤術後，アルツハイマー型認知症，肺炎，緑内障（失明），慢性胃炎。
- ●**内服薬**：ACE阻害薬，認知症治療薬，消化性潰瘍治療薬，脂質異常症治療薬。
- ●**家族歴**：血縁に大腸がんや潰瘍性大腸炎，クローン病の人はいない。面会者およびほかの入所者に下痢症状の人はいない。
- ●**海外渡航歴**：なし。

A：きちんと記録できましたね。
B：はい。見やすくて，必要な情報がまとまっています。
A：では，次にフィジカルアセスメントを実施しましょう。

●**フィジカルアセスメントの実施**

BさんはAさんと共にOさんのベッドサイドでフィジカルアセスメントを実施した。

＜フィジカルアセスメントの結果＞
- ●**全身状態**：84歳，男性。
- ●**視診**：腹部膨張なし，視覚的な蠕動なし，腹部手術痕なし。
- ●**打診**：心窩部・臍部・下腹部にて鼓音。打診による痛みなし。
- ●**触診**：腹部の触診による腹痛・腹膜刺激症状なし。
- ●**聴診**：正常・腸蠕動音あり。亢進・減弱なし。金属性異常音なし。
- ●**直聴診**：肛門部に腫瘤なし，内痔なし，直腸の狭窄・腫瘍なし。
- ●**バイタルサイン**：BP 150/75mmHg，T 37℃，P 84回/分・リズム不整なし，R 13回/分・規則的。

●**臨床推論**

A：以上の情報から，Oさんの下痢の原因を絞り込んでいきましょう。まず，Oさんの下痢は緊急性がある下痢ですか？
B：緊急的なものというと食中毒と虫垂炎がありますが，触診で腹膜刺激症状がないので，虫垂炎による下痢ではないと思います。また直腸診からの情報では，直腸がんの可能性もないと思います。下痢による体液減少の身体所見もありません。Oさんの下痢は急性なので，感染性下痢や薬剤性下痢を考える必要があります。
A：感染性下痢ですが，Oさんに感染の徴候はみられませんから他者への感染の可能性は低く，隔離の必要はないと思います。薬剤性下痢ですが，Oさんの場合は何が考えられますか？
B：Oさんは下剤や抗菌薬を使用していないので，偽膜性腸炎は考えにくいです。でも，認知症治療薬の副作用に下痢があります。

Ⓐ：そうですね。微熱が続いていたため抵抗力が落ちて薬剤の副作用が現れたと考えられます。Oさんの全身状態はどうでしょう。
Ⓑ：疲労感や倦怠感はなく，生活行動の低下はみられません。全身状態は安定しているので，緊急性はないと思います。
Ⓐ：緊急性はありませんが，生活面に影響をきたしているので，清潔保持や感染予防に対する介入が必要だと思います。以上のアセスメント結果を医師へ報告し，認知症治療薬の一時中止と整腸薬の処方を検討してもらいましょう。

2）事例2（便秘）
●患者の状態

　Sさん，85歳，男性。認知症，糖尿病，右踵に褥瘡がある。Sさんは2型糖尿病および認知症で在宅サービスを利用していた。主たる介護は妻が行っていたが，肺炎・脱水にて救急搬送され，その後，寝たきり状態となる。在宅での介護は困難と判断し，当施設へ入所となる。

　Sさんの既往歴は，前立腺肥大症で，糖尿病治療薬（DPP-4阻害薬，スルホニル尿素薬），睡眠薬が処方されている。

　SさんのADLは，食事は全介助，排泄はおむつを使用，移動は全介助でリクライニング車椅子を使用している。介護に抵抗感が強く，大声を出したり，服薬拒否がある。

　施設に入所後は状態が安定し，特に介護拒否や服薬拒否はなく，食事（糖尿病食1,440kcal，全粥きざみ食）も調子がよければ自分で食べることが可能となり順調に経過していた。

　入所後1か月経過した時期に，担当看護師Cさんから「最近は排便が5日間ないこともある」と高度実践看護師のAさんに報告があった。

　以上より，Sさんの排便について，AさんはCさんとアセスメントを実施することにした。
Ⓐ：今までのところで，すぐに医師に連絡する必要があると思いますか？
Ⓒ：いいえ。Sさんは寝たきりの状態で，運動量が減っています。また，1か月前に入所したばかりで環境の変化もありますから，高齢者に多くみられる便秘ではないかと思います。
Ⓐ：便秘だからといって安易に緩下薬を使用するのではなく，がんや重篤な疾患を排除することが重要であることを意識してアセスメントしていきましょう。
Ⓒ：はい。
Ⓐ：まず，急性か慢性かですが，いかがですか。
Ⓒ：排便表を見てみると，2～3日排便がないこともあります。入所以後，排便回数が週3回未満なので，慢性便秘ではないかと考えます。
Ⓐ：そうですね。ほかにどのような情報がたりないのか，「OLDCARTS」で整理してみたらどうでしょうか。
Ⓒ：はい，やってみます。

CさんはAさんからアドバイスを受け，情報を整理した。皆さんもどの情報が足りないのか，一緒に考えてみてください。

●OLDCARTSによる情報整理

CさんがOLDCARTSで整理した内容は，以下のとおりである。下線の部分は，最初の情報収集で得られなかった内容である。

> O（症状の始まり）：5日間排便がない。入所してからの1か月は，2〜3日に1回のペースで排便。
> L（部位）：なし。
> D（持続時間）：5日間排便がない。
> C（特徴）：見た目は粘土状で，やや硬め。用手排便をすれば多量の排便がある。便意はなく，残便感の訴えもない。
> A（寛解・増悪因子）：なし。
> R（放散痛）：肛門部の病変や排便時の痛みなど訴えはない。
> T（タイミング）：なし。
> S（程度）：なし。
> ＜随伴症状＞
> 　血便，腹痛はない。便秘による食欲不振もない。

C：こうすると，多くの情報が抜けていたのがわかります。
A：一緒に，既往歴などアセスメントした内容も記載してみてください。
C：はい。semantic qualifier（SQ）を使って記録してみます。

●semantic qualifier（SQ）を用いた記録

Cさんは，以下のように情報を記録した。

> ●**現在の症状**：Sさん，85歳，男性。入所して1か月，寝たきりの生活。入所してから1か月がたち5日間排便がない。それ以前は，2〜3日に1回のペースで排便。倦怠感なし。発熱なし。
> ●**その他の症状**：皮膚に発疹なし，脱毛なし，爪変化なし。頭痛・不随意運動なし。感覚障害測定不能。食欲不振なし，悪心・嘔吐なし，腹痛なし。排尿困難なし。易怒性あり。
> ●**既往歴**：虫垂炎の手術の既往あり。
> ●**内服薬**：糖尿病治療薬（DPP-4阻害薬，スルホニル尿素薬），睡眠薬。抗コリン薬・制酸薬・抗うつ薬・緩下薬の服用なし。
> ●**家族歴**：血縁にがんに罹患している人はいない。

A：きちんと記録できましたね。
C：はい。見やすくて，必要な情報がまとまっています。
A：では次に，手術歴や個人歴などのアセスメント結果を考慮し，フィジカルアセスメントを実施しましょう。

●フィジカルアセスメントの実施

　Cさんは，Aさんと共にSさんのベッドサイドでフィジカルアセスメントを実施した。

＜フィジカルアセスメントの結果＞
- **全身状態**：85歳，男性。入所して1か月，寝たきりの生活。倦怠感なし，発熱なし。
- **視診**：やや腹部膨張気味，視覚的な蠕動なし，右下腹部に手術痕あり。
- **打診**：臍周囲で鼓音だが，全体的に濁音。
- **触診**：腹部触診による腹痛・腹膜刺激症状なし。右側腹部（手術痕周囲）やや緊満気味。
- **聴診**：正常・腸蠕動音あり。金属性の雑音なし。
- **直聴診**：肛門部に腫瘤なし，内痔なし，直腸の狭窄・腫瘍なし，血液の付着なし。

●臨床推論

A：以上の情報から，Oさんの便秘の原因を絞り込んでいきましょう。まず，Oさんの便秘は，先ほどのとおり慢性でいいですね？　緊急性はどうですか？

C：はい。Oさんの便秘は慢性的なもので，緊急性は高くないと思います。薬剤性の便秘の可能性はなく，打診で濁音だったため，便の貯留が考えられます。腹部の手術歴もあるので，腸の動きへの影響が考えられます。運動不足やストレスを生じる環境の変化による慢性便秘と考えます。

A：そうですね。では，緊急性の高い便秘として見落とせないものは何がありますか？

C：大腸がんやイレウスです。大腸がんについては，直腸診の結果，可能性は低いと思われます。また，聴診により腸蠕動運度や触診による痛みの訴えがなかったので，イレウスの可能性も考えにくいと思います。

A：ただし，Oさんには手術痕があり，今後イレウスのリスクを考慮する必要がありそうですね。以上のアセスメント結果を主治医へ報告し，大腸刺激性の緩下薬の処方を依頼しましょう。また，管理栄養士と一緒に，食物繊維の多い食品の提供について検討しましょう。

【文　献】
1）日本消化器病学会編：機能性消化管疾患診療ガイドライン，南江堂，2014.
2）徳田安春編：診断力を強化する！症候からの内科診療，増刊レジデントノート，13（2），羊土社，2011.
3）蓑田正祐・山中克郎編：重要情報から鑑別診断を絞り込み，華麗に診断する！キーワードから展開する攻める診断学，増刊レジデントノート，14（1），羊土社，2012.
4）竹内重五郎著，谷口興一改訂：内科診断学，改訂第17版，南江堂，2011.
5）聖路加国際病院内科チーフレジデント編：内科レジデントの鉄則，第2版，医学書院，2012.
6）金城光代・金城紀与史・岸田直樹：ジェネラリストのための内科外来マニュアル，医学書院，2013.
7）東京大学消化器内科編：消化器内科レジデントマニュアル，第2版，医学書院，2009.
8）Talley NJ, O'Connor S, 柴田寿彦訳：臨床診断法―身体診察への系統的ガイド，エルゼビア・ジャパン，2007.
9）古谷伸之編：診察と手技がみえる，vol.1，第2版，メディックメディア，2007.
10）橋本信也・福井次矢編：診察診断学，医学書院，1998.
11）岡庭豊・荒瀬康司：Year note，2011年版内科・外科等編，メディックメディア，2010.
12）浦部晶夫・島田和幸・川合眞一編：今日の治療薬―解説と便覧，2014，南江堂，2014.

9 高血圧症

高血圧症の人へのアプローチ

　血圧はきわめて変動しやすい。加齢に伴う動脈硬化の進行や，遺伝的因子，食事・運動・喫煙などの生活習慣など，様々な原因や誘因によって血圧は上昇する。看護師は，血圧の測定値だけに注目するのではなく，生活のなかで血圧を変動させる因子についての知識をもち，患者の健康歴や生活背景などから総合的にとらえる能力が必要である。

　高血圧症患者の病態は，定期的な経過観察のレベルから生命にかかわるほどの緊急治療が必要なレベルまで多様である。フィジカルアセスメントの実施においては，①緊急性を疑わせる徴候や身体所見を観察して，その高血圧に緊急性があるか否かを迅速に判断し，②本態性か二次性かを判別し，③臓器障害や心血管病の有無に注目して進めていく。

1 高血圧症とは

　一般に，末梢動脈の血圧が正常範囲を超えて高い状態を高血圧といい，高血圧が持続しているものを高血圧症とよぶ。臨床では，大循環系の安静時の動脈圧が異常に上昇した状態を高血圧と称し，肺高血圧症や門脈圧亢進症とは区別される。また，運動や情動などに伴う一過性高血圧は，単に反応性血圧上昇とよばれることが多い。高血圧は症状の一つにすぎないが，高血圧を示す患者の寿命は生命保険・医療統計上明らかに短いことから，一つの臨床疾患名として扱われる[1]。

　血圧は，個体内変動に加えて個体間変動が大きいので，血圧をどの値から異常高値とするのかの判断は難しい。血圧の診断基準には，WHOの基準や国内における高血圧治療ガイドライン2014（JSH2014）など複数存在するが，世界的には，収縮期血圧140mmHg以上または拡張期血圧90mmHg以上を高血圧とする基準が定着している。

　わが国における高血圧患者は4,300万人と推定されている。高血圧は，その原因により本態性高血圧と二次性高血圧に分けられる。高血圧の90％以上が本態性高血圧であるが，その診断は，二次性高血圧を除外することによってなされる。本態性高血圧は，原因が明らかでない高血圧，つまり血圧の上昇をきたす基礎疾患が見出せない高血圧であり，加齢に伴う動脈硬化の進行を主な原因とするものである。二次性高血圧は，高血圧をきたす原因が明らかなもので，種々の基礎疾患に伴う高血圧の総称である。

　高血圧の基準値は，診察室血圧測定，家庭血圧測定，24時間自由行動下血圧測定（ambulatory blood pressure monitoring：ABPM）で異なる。診察室血圧値は140/90mmHg以上、家庭血圧値は135/85mmHg以上、ABPMでの平均24時間血圧は130/80mmHg以上の場合に高血圧として対処する[2]。

高血圧の診断は、診察室血圧と診察室外血圧により、正常血圧、白衣高血圧、仮面高血圧、持続性高血圧の4つに分類される。

白衣高血圧は、未治療者において診察室で測定した血圧が常に高血圧で、診察室外で測定した血圧が常に正常である状態をいう。定義は、診察室血圧の平均が140/90mmHg以上、かつ家庭血圧が135/85mmHg未満またはABPMでの平均24時間血圧が130/80mmHg未満とされている。白衣高血圧が有害か無害かは、いまだはっきりわかっていない。なお、白衣高血圧は本態性高血圧に含まれる。

白衣高血圧とは逆に、診察室血圧は正常であり、診察室外で測定した血圧が高血圧状態にあるものを仮面高血圧とよぶ。定義は、診察室血圧の平均が140/90mmHg未満、かつ家庭血圧が135/85mmHg以上、またはABPMでの平均24時間血圧が130/80mmHg以上とされている。治療者、未治療者を問わず認められる。仮面高血圧には、早朝高血圧、夜間高血圧、昼間高血圧（ストレス下高血圧）が含まれる[3]。早朝高血圧にコンセンサスの得られた定義はないが、他の時間帯よりも早朝血圧が特異的に高い場合に狭義の早朝高血圧といい、早朝に測定した血圧平均値が135/85mmHg以上を広義の早朝高血圧という。夜間高血圧は、ABPMによる夜間睡眠中血圧の平均が120/70mmHg以上の場合をいう。ストレス下高血圧は、職場や家庭などストレスにさらされている昼間の時間帯の血圧平均値が、再現性よく基準値（たとえば135/85mmHg）を超えている場合などである。

2 トリアージ

高血圧患者の個々の病態は、定期的な経過観察のレベルから生命にかかわるほどの緊急治療が必要なレベルまで多様である。ただちにドクターコールが必要なものと、そうでないものを判断しなくてはいけない。

1）高血圧緊急症

高血圧緊急症（表9-1）[4]は、単に血圧が異常に高いだけの状態ではなく、血圧の高度の上昇（多くは180/120mmHg以上）によって、脳、心臓、腎臓、大血管などの標的臓器に急性の障害が生じ進行している病態である。高血圧緊急症には、高血圧性脳症、急性心筋梗塞および急性大動脈解離に合併した高血圧、肺水腫を伴う高血圧性左心不全、高度の高血圧を伴う褐色細胞腫クリーゼ、子癇などが該当する。高血圧性脳症とは、急激または著しい血圧上昇により脳血流の自動調節能が破綻し、必要以上の血流量と圧のために脳浮腫を生じる状態であり、最も重篤な高血圧緊急症である。悪化する頭痛、悪心・嘔吐、意識障害やけいれんなどを伴い、適切に治療しなければ、脳出血、意識障害、昏睡、死に至る。

高血圧緊急症は迅速に診断し、ただちに降圧を図らなければならない。子癇、糸球体腎炎による高血圧脳症や、大動脈解離などでは、高血圧が高度でなくても緊急降圧の対象で

ある。

なお，高度の高血圧であるが，臓器障害の急速な進行がない場合は，切迫症として扱う。切迫症の場合は数時間以内に降圧を図る。

表9-1 高血圧緊急症

- 乳頭浮腫を伴う加速型・悪性高血圧
- 高血圧性脳症
- 急性の臓器障害を伴う重症高血圧
    - アテローム血栓性脳梗塞
    - 脳出血
    - くも膜下出血
    - 頭部外傷
    - 急性大動脈解離
    - 急性左心不全
    - 急性心筋梗塞および急性冠症候群
    - 急性または進行性の腎不全
- 脳梗塞血栓溶解療法後の重症高血圧
- カテコラミンの過剰
    - 褐色細胞腫クリーゼ
    - モノアミン酸化酵素阻害薬と食品・薬物との相互作用
- 交感神経作動薬の使用
- 降圧薬中断による反跳性高血圧
- 脊髄損傷後の自動性反射亢進
- 収縮期血圧≧180mmHgあるいは拡張期血圧≧120mmHgの妊婦
- 子癇
- 手術に関連したもの
    - 緊急手術が必要な患者の重症高血圧
    - 術後の高血圧
    - 血管縫合部からの出血
- 冠動脈バイパス術後高血圧
- 重症火傷
- 重症鼻出血

加速型・悪性高血圧，周術期高血圧，反跳性高血圧，火傷，鼻出血などは重症でなければ切迫症の範疇に入りうる
ここでの「重症高血圧」はJSH2014のレベル分類に一致したものではない。各病態に応じて緊急降圧が必要な血圧レベルが考慮される
日本高血圧学会高血圧治療ガイドライン作成委員会：高血圧治療ガイドライン2014，日本高血圧学会，2014，p.109．より引用

表9-2 高血圧緊急症を考えるために注目が必要な病歴，症状，身体所見，病態把握のために必要な検査

病　歴	・症状の発症状況（現病歴） ・高血圧の病歴（診断，治療歴），高血圧治療の中断の病歴 ・交感神経作動薬の内服の有無 ・その他の内服薬（薬歴） ・既往歴
症　状	・頭痛，視力障害，神経症状，悪心・嘔吐，胸痛，背部痛の有無 ・呼吸器症状の有無 ・心不全症状の有無 ・乏尿の有無 ・体重の変化
身体所見	・血圧：著しい高血圧（収縮期血圧＞220mmHg，拡張期血圧＞130〜140mmHg） ・血圧の左右差（上肢・下肢で測定する） ・バイタルサイン ・体液量の評価：頻脈，脱水（舌の乾燥・皮膚乾燥・尿量減少など），浮腫の有無 ・中枢神経系の評価：意識障害，けいれん，片麻痺などの有無 ・眼底：線状-火災状出血，軟性白斑，網膜浮腫，乳頭浮腫の有無 ・頸部：頸静脈怒張の有無，頸動脈血管雑音の有無 ・胸部：肺音（cracklesの有無），心雑音の有無，Ⅲ・Ⅳ音の有無，心拡大の有無（打診にて） ・腹部：肝腫大，血管雑音，拍動性腫瘤の有無 ・四肢：浮腫の有無，大腿動脈・膝窩動脈・足背動脈の拍動
緊急検査	・血液：血算，生化学（BUN，Cr，Na，K，Cl，糖，LDH，クレアチンホスホキナーゼ，C反応性たんぱく，総コレステロール，LDLコレステロール，AST，ALT，総たんぱく）（必要に応じて，血漿レニン活性，アルドステロン，カテコラミン，脳性ナトリウム利尿ペプチド） ・尿（必要に応じて，微量アルブミン） ・心電図 ・胸部X線 ・動脈血ガス分析（必要に応じて） ・心臓超音波（必要に応じて） ・頭部CT，MRI（必要に応じて）

日本高血圧学会高血圧治療ガイドライン作成委員会：高血圧治療ガイドライン2014，日本高血圧学会，2014，p.109．より作成

2）高血圧緊急症の判断において注目が必要な病歴，徴候，身体所見

　高血圧緊急症を疑う病態と判断したときは，ただちに医師に報告しなければならない。高血圧緊急症に該当するか否かを考えるために注目が必要な病歴，症状，身体所見，病態把握のために必要な検査の一例を表9-2[5]）に示す。

＜ドクターコール＞

患者の病態
収縮期血圧＞220mmHg，拡張期血圧＞130～140mmHgの著しい高血圧
高血圧緊急症が疑われる病態

＜上記の症状がないが，速やかに受診が必要なもの＞
・収縮期血圧＞180～200mmHg，拡張期血圧＞100～110mmHgの高血圧。
・不安や興奮などの精神症状，パニック発作など。
・突然の動悸，呼吸困難，胸痛，めまい，吐き気，腹痛など多様な身体症状を伴う場合。

3　高血圧を起こす疾患

1）高血圧を起こす疾患（二次性高血圧）の判別

　二次性高血圧は，高血圧をきたす原因が明らかなもので，多くの種類がある。主要な疾患と示唆する所見を表9-3[6]）に示す。
　腎実質性高血圧，腎血管性高血圧，内分泌性高血圧などがあり，内分泌性高血圧の主体となるのは，原発性アルドステロン症，クッシング症候群，褐色細胞腫の3疾患である。たとえば，高血圧にたんぱく尿や慢性の腎疾患の病歴がある患者では，慢性糸球体腎炎などの腎実質性高血圧を考え，高血圧に四肢のしびれ，筋力低下，多尿，多飲などの症状がある患者では，原発性アルドステロン症の存在を考えるなど，二次性高血圧を疑う手がかりとなる情報を把握しておく。
　そのほかの種類として，血管性高血圧（大動脈炎症候群，大動脈縮窄症など），遺伝性高血圧，薬剤誘発性高血圧などがある。

表9-3　主な二次性高血圧と示唆する所見

原因疾患	示唆する所見
腎実質性高血圧	血清Cr上昇，たんぱく尿，血尿，腎疾患既往
腎血管性高血圧	RA系阻害薬投与後の急激な腎機能悪化，腎サイズの左右差，低カリウム血症，腹部血管雑音
原発性アルドステロン症	低カリウム血症，副腎偶発腫瘍
クッシング症候群	中心性肥満，満月様顔貌，皮膚線条，高血糖
褐色細胞腫	発作性・動揺性高血圧，動悸，頭痛，発汗
大動脈縮窄症	血圧上下肢差，血管雑音

日本高血圧学会高血圧治療ガイドライン作成委員会：高血圧治療ガイドライン2014，日本高血圧学会，2014，p.116．より抜粋

2）高血圧診断の進め方（基本方針）

まずは血圧測定，病歴と生活習慣の聴取をていねいに行い，身体所見，検査所見を合わせ，二次性高血圧を除外し，危険因子および合併症を評価し，生活習慣の修正を行う（高リスク群はただちに降圧薬治療が開始される）。治療対象となる患者に対しては，JSH2014の降圧目標に基づいて治療が開始される。合併症を考慮しながら，医師と連携・協働し治療にかかわる。

4 高血圧症のある患者の健康歴の聴取

OLDCARTSで高血圧の症状をアセスメントする。救急疾患，二次性高血圧，臓器障害の存在を疑わせる徴候の有無を確認する。

1）いまある症状のアセスメント（現症）

（1）Onset（症状の始まり）

> **質問例**
> 「いつ頃から血圧が高くなりましたか？」
> 「突然始まりましたか？」
> 「次第にひどくなりましたか？」

症状の始まりについて，突然か漸次か，急性か慢性かを把握する。

（2）Location（部位）

> **質問例**
> 「どこが痛いですか？ 痛い場所をさしてください」

症状のある部位はどこなのか，一側性か両側性か，限局性か全般性か，時間とともに症状のある部位が変化しているかを把握する。たとえば，高血圧があり突発的な激しい頭痛がある場合には，高血圧性脳症が疑われる。また，急性大動脈解離に合併した高血圧では，移動性（腰背部から胸部へ）の激痛を生じることがある。

（3）Duration（持続時間）

> **質問例**
> 「その症状はどれくらい続いていますか？ 今も続いていますか？」
> 「痛いときと痛くないときがありますか？」

症状がどの程度続いているのか，間欠的か持続的か，持続時間やパターンを把握する。

（4）Characteristic（特徴）

> 質問例
>
> 「汗をたくさんかいたり，体重が減少したりしていませんか？」
> 「動悸がしたり，頭痛がしたりすることはありませんか？」

　高血圧患者は，通常，自覚症状に乏しく，高血圧が長年にわたり徐々に進行してきた場合には，自覚症状を伴わない場合も多い。高血圧に共通してみられる症状としては，頭痛，肩こり，後頸部痛，視力障害がある。
　二次性高血圧，高血圧合併症，臓器障害の存在を疑わせる症状の有無を確認する。そのためには，二次性高血圧を示唆する徴候についての知識をもち，特徴的な症状があるかどうかを確認する。たとえば，発作性高血圧があり，頭痛，動悸，発汗，体重減少などの症状がある場合には，褐色細胞腫の存在を疑う。

（5）Alleviating/Aggravating（寛解・増悪因子）

> 質問例
>
> 「日頃の生活のなかで，ストレスを感じていることがありますか？」
> 「その症状が和らぐようなきっかけや，何かするとかえってその症状がひどくなるということはありませんか？」

　精神的緊張などはカテコラミンの分泌を亢進させ，心拍数の増加や末梢血管抵抗の増大を招き，血圧を上昇させる。たとえば，褐色細胞腫の場合には，運動，ストレス，排便，飲酒などで誘発される。

（6）Radiation（放散痛）

> 質問例
>
> 「胸以外に痛む場所はありますか？」

　急性冠症候群（急性心筋梗塞など）では，胸部以外にも頸部や肩などに痛みを感じることがある。

（7）Timing（タイミング）

> 質問例
>
> 「その症状が起こるのは，どのようなときですか？」
> 「ここ1週間で，その症状は何度ありましたか？」

　頻度や好発時間に特徴がないか，周期性か否かなどを把握する。

（8）Severity（程度）

> 質問例
>
> 「今までで一番痛いと感じた痛みを10とすると，今の痛みは1〜10のどの程度ですか？」
> 「その強さを，何かにたとえると？」

　高血圧性脳症は，急激または著しい血圧上昇によって生じる状態であり，長期の高血圧

患者では220/110mmHg以上，正常血圧者では160/100mmHg以上で発症しやすい。しかし，血圧上昇と自覚症状の程度とが必ずしも比例するとは限らず，高齢の高血圧患者では無症候性の場合も多いので，注意が必要である。

上記に加え，以下の随伴症状を確認する。高血圧の随伴症状は，その原因疾患や臓器障害の有無や程度によって異なるので，主要な病態の特徴を踏まえて，必要な情報を確認する。

＜随伴症状＞
・頭痛，頭重感。
・胸痛。
・動悸。
・肩こり。
・顔面紅潮。
・めまい。
・意識障害など。

2）高血圧症の生活への影響

明確な自覚症状がない場合や自覚症状が乏しい場合には，生活への支障をきたすことは少ないと考えられる。しかし，高血圧は生活習慣病の一つであり，生活習慣のなかで血圧を上昇させる因子を除去し，血圧の上昇を予防する必要があるので，生活習慣の修正が治療の柱となる。生活習慣の修正項目は，食塩摂取量の制限，野菜・果物の積極的摂取とコレステロール・飽和脂肪酸の摂取制限，適正体重の維持，運動，アルコール摂取量の制限，禁煙などである[7]。高血圧の治療は長期にわたるので，たとえば降圧薬の副作用による生活への支障など，治療を継続するうえでの生活への影響を考慮する。

3）既往歴

既往歴については，以下のような点を意識して確認する。

（1）過去に罹患した疾患

高血圧を指摘された時期とその状況，罹病期間，治療経過を聴取する。特に，高血圧が長期間持続したことにより心臓（狭心症などの心血管疾患，心不全の既往など），脳（脳出血などの脳血管障害の既往など），腎臓，眼底などに高血圧性合併症をきたしていないか，脂質異常症，糖尿病などの危険因子の有無に注意する。二次性高血圧を考える場合には，腎疾患や内分泌疾患などの病歴を確認する。

（2）過去の治療歴や外傷

高血圧の治療歴がある場合は，降圧薬の種類，有効性と副作用を確認する。頭痛のある患者では，頭部外傷の既往がないか確認する。

（3）月経周期，妊娠歴

妊娠歴がある女性では，妊娠時の高血圧，糖尿病，たんぱく尿を指摘されたことがないか確認する。

(4) 現在の内服薬

非ステロイド性抗炎症薬（NSAIDs），漢方薬，カンゾウ（甘草）製剤，グルココルチコイドなどは，血圧上昇作用を有し，高血圧を誘発するとともに，降圧薬との併用により降圧効果を減弱させる可能性が指摘されている。

(5) 健診歴

定期健診を受けているか，また健診で異常を指摘されたことがないかなど詳しく聴取する。

4) 家族歴

家族歴として，高血圧，糖尿病，脳卒中，心血管疾患（発症の有無と発症年齢），脂質異常症などを確認する。本態性高血圧症では，家族歴を有する場合が多い。また血縁者，特に両親に若年性脳卒中，虚血性心疾患を認めた場合にはリスクが高いので，注意が必要である。

5) 個人歴・社会歴

個人歴・社会歴については，以下のような点を確認する。

(1) アルコール

1日当たり日本酒で2合以上飲酒する人は，高血圧になりやすいことが疫学研究で明らかになっている[8]。長期にわたる飲酒は血圧上昇の原因となり，大量の飲酒は高血圧に加えて脳卒中を起こしやすい。

(2) 喫煙

喫煙中は血圧，心拍数ともに上昇する。ヘビースモーカーは高い血圧値が持続する可能性がある。ブリンクマン指数（喫煙指数）で記載する。

(3) 生活習慣

食習慣（塩分摂取量，食事内容，嗜好），運動習慣（頻度，強度），睡眠習慣（睡眠時間，睡眠の質），ストレスの状況などを聴取し，生活習慣の全体像を把握する。

食塩の過剰摂取が血圧の上昇と関連があることは，数多くの研究によって指摘されている。2012（平成24）年の国民健康・栄養調査結果では，国民1人1日当たりの食塩摂取量は男性11.3g，女性9.6gであり[9]，健康日本21（第二次）の食塩摂取量の目標値は1日当たり8gである[10]。6g/日前半まで食塩摂取量を減らさなければ有意な降圧を達成できないとする研究結果を根拠とした欧米のガイドラインに準拠して，わが国のガイドラインでも6g/日未満を減塩目標としている。また，有意な降圧効果を得るためには，野菜，果物，低脂肪乳製品などを中心とした食事，コレステロールや飽和脂肪酸の摂取制限や，魚の積極的摂取が推奨されている。

運動の降圧効果については，中等度の強さの有酸素運動で末梢血管抵抗を低下させることなどが示されている。身体活動の低下は心血管死亡の危険因子である。また，肥満は高血圧の重要な危険因子であり，4～5kgの減量で有意な降圧効果があることなどから，高血圧患者の生活習慣の修正において，運動は重要な項目である。

そのほかに，寒冷，便秘に伴う排便のいきみ，ストレスなどが，血圧を上昇させること

などが知られている。
　以上のような観点から生活習慣を把握しておくと，患者に対するリスクの評価や生活指導に役立つ。

（4）勤務内容

　シフトワーカー，夜間の飲食業などに携わっている人は，血圧調整が困難なことが多い[8]。

6) Review of systems (ROS)

　症状で患者が訴えなくても，医療者が尋ねて新たに病態が明らかになることがあるので，全身状態をていねいに聴取する。全身を概観し，体格，姿勢，顔貌などから全身状態を把握する。

- **体格**：肥満があれば体重増加の経過について詳しく尋ねる。身長，体重，BMI（body mass index），腹囲，体脂肪率などを測定し，肥満の程度を評価する。
- **姿勢，顔貌**：起座呼吸はうっ血性心不全，重症左心不全の徴候であり，満月様顔貌はクッシング症候群の特徴的な所見である。基礎疾患の存在が疑われる場合には，焦点を絞って特定の病歴を詳しく尋ねる。
- **精神状態，意識状態**：健康歴の聴取の際の患者の態度や，質問に対する応答の仕方を観察する。

5 フィジカルアセスメント

　高血圧では，バイタルサインの評価，そして心血管系のフィジカルアセスメントなどが中心となる。ポイントとして，以下の順にフィジカルアセスメントを進めるとよい。

① 救急性を疑わせる徴候や身体所見を観察して，緊急性があるか否かの判断を迅速に行う。
② 二次性高血圧を疑わせる徴候や身体所見を観察して，本態性高血圧症か二次性高血圧症かを考える。
③ 臓器障害や心血管病の有無に注目して，臓器障害を示唆する徴候や身体所見を観察する。

　本態性高血圧症と二次性高血圧症の鑑別は，その後の診断や治療において重要となるので，表9-4 [11] の二次性高血圧症を疑わせる所見を参考に，最小限度のことを押さえてアセスメントする。

表9-4　二次性高血圧症を疑わせる所見

- 発症年齢：35歳以下または50歳以上
- 急な発症・急に血圧コントロール困難
- 症状：発作性高血圧・夜間尿
- 身体所見：中心性肥満・腹部血管雑音
- 検査所見：臓器障害が強い，低カリウム血症・顕微鏡的血尿

後藤敏和編著：症例から考える高血圧の診かた─二次性高血圧を見逃さないために，金芳堂，2012，p.282.より引用

1）手　順

病歴聴取の結果を念頭に置いて診察を始める。まずバイタルサインを確認し、その後、「視診→触診→聴診」と進める。フィジカルアセスメントに必要な準備のポイントを以下に示す。

- 静かで適度な室温の環境を準備する。
- 患者に過度な緊張を感じさせないように配慮する。会話は必要最小限度とする。
- 患者のプライバシーを確保できるよう環境を整える。
- 測定前に喫煙、飲酒、カフェインの摂取を行わない状態で行う。

2）バイタルサイン

安静座位の状態で、バイタルサイン（血圧、脈拍、体温、呼吸、意識）を確認する。異常時はただちに医師に報告する。

（1）血圧測定

- 上肢では上腕に、下肢では大腿または足首にカフを巻く。
- 血圧は、1～2分の間隔をおいて複数回測定する。原則として安定した値（測定値の差が5mmHg未満を目安）を示した2回の平均値を用いる[12]。
- 状況に応じて血圧の左右差、上下肢差を確認する。急性大動脈解離では、高血圧の既往があり、両上肢の血圧測定で20mmHg以上の差がある場合、下行大動脈の狭窄により、「上肢＞下肢」の血圧差が認められる場合などがある。四肢の動脈解離による虚血症状がある場合には、四肢の一部で脈の減弱を認めることがあるので、四肢の脈拍と血圧測定を行い、確認する。
- 状況に応じて臥位と立位で血圧測定を行い、起立性変動を確認する。

（2）脈　拍

脈拍は、両側の橈骨動脈を同時に触診する。脈拍数、リズムを確認し、リズムに異常があり不規則な場合には、1分間測定する。また、脈拍の左右差もみる。左右差がある場合には、触れにくい側の動脈に血行障害や閉塞があることが考えられる。上肢脈拍に左右差があり、時に一方が触れなくなる場合は、鎖骨下動脈の閉塞・狭窄が考えられる。

3）全身状態の観察

全身状態を概観し、体格、栄養、姿勢、体位、顔貌、皮膚の状態などを観察する。

- 中心性肥満→クッシング症候群の可能性。
- 起座位（起座呼吸）、前屈姿勢→うっ血性心不全（左心不全）の可能性。
- 満月様顔貌→クッシング症候群の可能性。
- 腹壁皮膚の線条や多毛→クッシング症候群の可能性。
- 顔面紅潮→高血圧、高熱などによる色調変化を考慮。

4）頭頸部の視診・聴診

（1）頭頸部の視診

瞳孔の大きさ、左右差、対光反射を観察する。

（2）頭頸部の触診
①甲状腺腫の有無
　甲状腺機能亢進症，甲状腺機能低下症ともに高血圧を合併し得る。

　甲状腺は正常では触知できないことが多い。一般には，患者の後方に立って両手の示指と中指を患者の気管の一側甲状腺軟骨の高さより少し下の辺りにおき，嚥下する際に両葉同時に調べる。次に，頭を屈曲させて触診する。

正常からの逸脱

　甲状腺機能亢進症では，頻脈，眼球異常，手指の振戦で容易にわかることが多い。また，橋本病では，甲状腺が中程度に腫大し，硬く弾力性に富んでいることが多い。

②頸静脈怒張の有無
　頸静脈の拍動は，仰臥位のときに怒張しており，吸気で虚脱し，呼気で怒張する。頸静脈の拍動を確認し，呼吸による変化をみて，45度まで頭を傾けたときの変化をみる。

正常からの逸脱

　右心不全合併があれば，頭を傾けても怒張したまま変化しない。

（3）頭頸部の聴診
　頸動脈の血管雑音を聴診する。

正常からの逸脱

　血管雑音を聴取した場合には，聴取部位付近の動脈狭窄が疑われる。

5）胸部の触診・聴診
（1）胸部の触診
①心尖部の確認・心拡大の有無
　心尖拍動とスリルの触知（最強点と触知範囲）を確認する。通常の心尖拍動は，第5肋間左鎖骨中線のやや内側の部位に示指と中指の先端で触れる。

正常からの逸脱

　通常の心尖拍動の部位よりも外側で心尖拍動を触れる場合には，うっ血性心不全など左室拡大をきたす疾患を疑う。拍動が強く大きい場合には，甲状腺機能亢進症などを疑う。スリルの触知は，触知部位の弁の狭窄や動脈狭窄の存在を示唆する所見である。

（2）心血管系の聴診
①心雑音

正常からの逸脱

- 収縮期駆出性雑音→大動脈弁狭窄症（AS）：最強点は第2肋間胸骨右縁（2 right sternal border：2RSB），頸部への放散（+），肺動脈弁狭窄症（PS）。
- 全収縮期雑音→僧帽弁閉鎖不全症（MR），三尖弁閉鎖不全症（TR），心室中隔欠損症（VSD）。
- 拡張早期・中期雑音→大動脈弁閉鎖不全症（AR），僧帽弁狭窄症（MS）。
- Ⅲ音，Ⅳ音→心不全・虚血性心疾患の合併。
- ギャロップリズム（奔馬調律）→Ⅲ音とⅣ音がうっ血性心不全で頻脈になったときに聴取される。

(3) 肺野の聴診
慢性呼吸器疾患の合併の可能性に注意する。

> 正常からの逸脱

・水泡音（coarse crackles）→肺うっ血の可能性。
・起座位にて呼吸音減弱が認められる→胸水貯留の可能性。

6) 腹部の触診・打診
①動脈瘤の有無
中高年で動脈硬化の危険因子がある場合には，腹部大動脈瘤の存在を念頭に置き，拍動性腫瘤がないか確認する。
②血管雑音の有無
腹部血管雑音とその放散方向を確認する。腎動脈狭窄検索のため，心窩部と臍の脇で血管雑音を探る。

> 正常からの逸脱

血管雑音を確認した場合には，聴取部位付近の動脈狭窄を疑う（腎血管性高血圧）。

③肝腫大の有無
打診によって肝肺境界がどこにあるかを定め，次に肝臓を触診することにより肝の下縁を決める。

左手を肋骨部に置き，右手を鎖骨中線上を垂直になるように置き，呼吸させることにより肝臓を触知する。

打診にて肝腫大傾向が考えられたり，触診で肝の硬化を推測させるようなときは，肝の出血に留意し，強く触診しないようにする。

7) 四肢の触診
①動脈拍動
橈骨動脈，大腿動脈，膝窩動脈，後脛骨動脈，足背動脈を触診し，脈の性状や左右差の有無を確認する。皮膚色，温度をみて循環障害の有無を確認する。
②浮腫の有無
浮腫は主に下腿の脛骨に3本の指（第2・3・4指）をしっかり20秒押し付けることによりできるくぼみで評価する。
③アキレス腱の肥厚の有無

> 正常からの逸脱

家族性の脂質異常症では，アキレス腱の肥厚がみられる。

8) 神 経 系
①運動障害の有無
握力や蹴る力をみて四肢の運動障害の有無を確認する。
②触覚・深部覚，振動覚
痛覚異常や腱反射亢進などの深部覚異常の有無を確認する。なお，糖尿病の既往がある

> **コラム** 収縮期血圧から脳卒中の確率を予測
>
> 　意識障害がある患者をみるときには，多くの鑑別を考えなくてはならない。まず，バイタルサインの把握と評価をもとにして，意識障害の原因を考える。意識障害に加えて高血圧がある場合には，緊急度の高いものとして脳出血や高血圧性脳症を考える。
> 　「バイタルサイン」が意識障害患者における脳病変の有無の判定に役立つかを調べた研究がある[13]。国内における意識障害患者529名を対象にバイタルサインの各項目を調べた結果，収縮期血圧が109mmHg以下では脳病変の確率が低下し（収縮期血圧が低いほど脳病変の存在は低くなる），収縮期血圧が170mmHg以上で脳卒中などの脳病変の確率が増加することが報告されている。収縮期血圧から脳卒中の確率を予測できるという興味深い知見である。血圧測定は様々な場所で日常的に行われているが，その評価が大変重要であるということを再認識させられる。
> 　脳病変の鑑別診断にはCTなどの検査が重要となるが，すぐにCTを実施できるとは限らない。救急現場などでは，救急性の判断を迅速に行わなければならないため，危険な徴候を見逃さないための効率のよいフィジカルアセスメントが求められる。脳卒中のアセスメントのポイントとして患者の収縮期血圧値に注目しておくことは，緊急度の評価に役立つ。

場合には，音叉を用いて振動覚異常の有無を確認する。

9）その他のアセスメント

　その他，知っておくべき徴候，随伴症状をあげる。
　激しい頭痛がある場合には，痛みに伴って血圧が上昇する。髄膜炎とくも膜下出血では，きわめて重要な身体所見として，激しい頭痛と髄膜刺激症候がみられる。髄膜刺激症候には，項部硬直，ブルジンスキー徴候，ケルニッヒ徴候がある。したがって，頭痛の訴えがあるときや意識障害をみるときには，これらの髄膜刺激症候の観察が不可欠である（p.46参照）。

6 臨床推論トレーニング

　高血圧を訴えるケースをもとに，健康歴の聴取，フィジカルアセスメントの実践例を紹介する。
　大学院の高度実践看護コースを修了した看護師Xさんは，外来看護師長から3年目の看護師Yさんに対して，フィジカルアセスメントの能力をつけることができるように教育してほしいと頼まれた。Xさんは，Yさんに教育的にかかわるよい機会と思い，高血圧で来院した患者のアセスメントを行うよう伝えた。

●患者の状態

　Aさん，68歳，女性，無職。精査のため来院していたが，待合室で頭痛と悪心を訴え，

家族に付き添われて処置室のベッドに横になっていた。

　40歳のときに血圧高値を指摘されていたが，自覚症状がなかったので放置していた。2か月前に町内会の行事で保健師による健康チェックを受けたところ，血圧が200/100mmHgであり，受診を勧められた。その後，自宅で血圧測定を1日1回行ってチェックしていたが，同様の高値が続いたので，家族が心配して受診を勧め，1か月前に近医を受診した。降圧薬（Ca拮抗薬）を処方されて服用していたが，頭重感，めまいなどの自覚症状を伴うため，2週間前に当院を受診した。

　現在までの検査の結果，明らかな原因疾患は発見されていない。食後および起立後の血圧低下はないということであった。今朝の自宅での血圧は150/88mmHgで，普段どおりに朝食を済ませて来院している。体温35.9℃，安静臥位上肢血圧（右）164/96mmHg，（左）166/90mmHg，脈拍90回/分，呼吸16回/分であった。悪心・嘔吐はない。

　Yさんは，Aさんが事前に記載していた問診票から，現病歴，既往歴を確認し，バイタルサインを測定した後，Xさんのもとにやって来た。

🅧：これまでの情報から，今すぐに医師に連絡する必要はありそうですか？
🅨：いいえ，ベッドに横になってから悪心は回復したようですし，頭痛の増強や意識障害などの症状はないので，情報収集してから医師へ連絡しようと考えています。
🅧：それでよいと思います。不足している情報を収集するために，「OLDCARTS」に沿って情報を整理しながら聴いてみてはどうですか？
🅨：はい。やってみます。

　Yさんは，Xさんからアドバイスを受け，情報を整理した。皆さんもどの情報がたりないのか，一緒に考えてみてください。

●OLDCARTSによる情報整理

　YさんがOLDCARTSで整理した内容は，以下のとおりである。下線の部分は，最初の情報収集で得られなかった内容である。

> O（症状の始まり）：来院途中から頭重感があり，診察を待っている間に頭痛がし始めて，気分が悪くなってきた。
> L（部位）：頭全体にかけて頭重感と痛みがある。
> D（持続時間）：1時間程度持続している。
> C（特徴）：特にない。痛みの強さは一定ではない。
> A（寛解・増悪因子）：リラックスする，横になると，症状が軽減する。
> R（放散痛）：なし。
> T（タイミング）：頭重感や頭痛は，朝方に出現することが多い。
> S（程度）：頭痛の増強はない。最も症状が強かったときを10とすると，現在は5程度まで改善している。
> ＜随伴症状＞
> 　意識障害，悪心・嘔吐はない。血圧との関係は不明。以前は，頭重感が時折あっ

た以外に，特に症状はなかったが，近医で処方された降圧薬を服用し始めてからは，3日に1度の割合で朝方に頭痛を感じたり，昼過ぎにめまいを感じたりするようになった。横になれば症状が軽減していたため，患者本人は気にとめていなかったが，患者の様子をみていた家族が心配して，本日の受診に至った。なお，今朝は降圧薬を服用していない。

X：改めて情報を整理してみて，どうでしたか？
Y：多くの情報が抜けていることに気がつきました。
X：このように，OLDCARTSなどのツールを使って情報を整理すると，漏れのない情報収集ができますね。
Y：はい。
X：記録は多くの人が読みますから，簡潔に書くことが必要です。次は，Aさんから得られた情報を，semantic qualifier（SQ）を使って書いてみましょう。既往歴などのアセスメントをした内容も，一緒に書いてみてください。
Y：はい，わかりました。

●semantic qualifier（SQ）を用いた記録

Yさんは，以下のように情報を記録した。

- **現在の症状**：Aさん，68歳，女性。夫と息子夫婦の4人暮らし。主訴は頭痛（朝方に頻発），めまい（昼過ぎから），高血圧。来院途中から頭重感があり，診察待合中に頭痛と悪心を生じた。処置室のベッドで安静臥床後，1時間程度で頭痛は軽減した。痛みの強さは5/10。40歳のときに血圧高値を指摘されたが放置。2か月前，保健師による健康チェックを受けた際，血圧200/100mmHgで受診を勧められた。1か月間，家庭内血圧測定を実施したが，血圧高値が持続し，時折頭重感を伴うため，1か月前に近医受診。Ca拮抗薬を処方され経過観察していた。しかし，内服を開始し始めた頃から，3日に1回の頻度で朝方に頭痛，昼過ぎにはめまいを自覚するようになり，安静臥床により症状は軽減。家族の勧めで受診。今朝の家庭内血圧は150/88mmHgで降圧薬は服用していない。
- **その他の症状**：意識障害はない。発熱・動悸・胸痛・呼吸困難はない。
- **既往歴**：白内障で60歳のときに手術を受けた。頭部外傷の既往はない。
- **内服薬**：Ca拮抗薬（アムロジピン5mg）1日1回（朝食後）を1か月前から服用開始。
- **アレルギー**：なし。
- **入院歴**：出産時（22・25・27歳のとき）と，白内障の手術時に1週間程度入院。
- **職業**：無職（主婦）。
- **家族歴**：父は脳出血で70歳のときに死亡。母は肺炎で90歳のときに死亡。兄と妹は高血圧症で内服治療中。
- **バイタルサイン**：T 35.9℃，安静臥位上肢BP（右）164/96mmHg，（左）166/90mmHg，P 90回/分，R 16回/分，意識清明。SpO_2 97%。

X：きちんと記録がとれています。わかりやすくまとまったと思います。
Y：はい。SQを用いたので情報がわかりやすくなったと思います。
X：冠危険因子の評価などができるような情報があれば，なおよいと思います。では，次に，フィジカルアセスメントを実施してみてください。
Y：はい。

● **フィジカルアセスメントの実施**

　Yさんは，Aさんのベッドサイドでフィジカルアセスメントを実施し，Xさんのもとに戻って来た。

Y：Xさんに教えてもらったとおりにやってみました。

＜フィジカルアセスメントの結果＞

- **全身状態**：身長155cm，体重50kg，BMI 20.8でやせ型。60歳代，女性。頭痛による苦痛様の表情あり。顔面色やや紅潮。中心性肥満や満月様顔貌なし。
- **頸部**：頸静脈怒張なし。頸動脈血管雑音なし。
- **胸部**
　心雑音（−），Ⅲ音・Ⅳ音（−）。
　心尖拍動の触知範囲に異常なし。スリルなし。
　肺野の副雑音なし。
- **腹部**：血管雑音なし。拍動性腫瘤なし。
- **四肢**
　末梢動脈の拍動の上下肢差・左右差なし。
　血管雑音なし。冷感なし。浮腫なし。
- **神経系**：四肢の運動障害・感覚障害・腱反射亢進なし。項部硬直なし。
- **眼底**：乳頭浮腫・網膜出血なし。

● **臨床推論**

X：必要なアセスメント項目がとてもよくまとまっています。情報をまとめてみて，Aさんの高血圧は生命に危険のある状態でしたか？
Y：頭痛の増強や意識障害，発熱などの症状はありませんし，頭痛の症状が次第に軽減しているので，脳卒中などの緊急性の高い病態の可能性は考えにくいと思います。血圧の上昇がありますが，バイタルサインは安定しています。
X：では，頭重感や頭痛の原因として，どのような病態を考えましたか？
Y：頭痛が主訴となる救急疾患では，高血圧緊急症として高血圧性脳症，脳出血が考えられます。頭痛とめまいを主訴に考えると脳梗塞，小脳梗塞も考えられます。急激な発症ではなく，意識障害，胸痛，急激な神経症状などがないことから，脳，心臓，腎臓，大血管などに急性の障害が生じている救急性の病態は考えにくいと思います。頭痛は軽減していますが，悪心を伴っていることより，頭蓋内圧亢進症状の出現を考慮する必要があります。それから，二次性高血圧を疑わせるような，つまり腎血管性や，クッ

シング症候群などの徴候や身体所見はありませんでした。少なくとも，緊急性が高い状態ではないと思います。

X：健康歴の聴取と身体所見を併せて考えることができていてよいと思います。現症より，頭蓋内圧亢進症状の出現を考慮する必要があると思いますので，頭部CT検査で脳浮腫の確認は必要となるでしょう。症状が軽快している様子ですが，外来ベッドでもう少し時間を追って症状の経過を観察しながら判断していくことが重要です。

Y：今朝，降圧薬を内服していないので，その影響も考えられると思います。

X：そうですね。薬の飲み忘れについては，注意が必要です。

Y：降圧薬を処方されて服用し始めた頃から，3日に1度ぐらいの割合で，朝方に頭痛を感じたり，昼過ぎにめまいを感じたりするとおっしゃっていました。降圧薬による血圧の変動が大きいために，このような症状が出ている可能性があるのではないでしょうか？

X：頭痛やめまいが日内変動することを考えると，そういう可能性は考えられます。Aさんの場合は，生活状況をもっと詳しく聞いてみるとよいでしょう。肩こりがひどくないか，目を使う仕事をしていないか，ストレスはないかなど，生活スタイルが診断につながる場合があります。高齢者高血圧の特徴の一つに，血圧が変動しやすいというのがあります。特に，起床直後に急激に血圧が上昇することがあります。降圧薬を再度検討することも必要でしょう。まずは検査ですが，それを判断するために，24時間血圧を確認します。それから，二次性高血圧を疑わせるような所見はないとのことでしたが，本態性か二次性かを考えるためには，詳しく検査をしてみなければわからないと思います。Aさんの状態には当てはまらないかもしれませんが，白衣高血圧も臨床では比較的多いので，視野に入れておいてよいかもしれません。

Y：はい。

X：では，まもなくAさんの診察の順番が回ってくるので，診察の前に担当の医師にフィジカルアセスメントの結果を伝えましょう。

Y：はい。そうします。

【文　献】
1）南山堂医学大辞典，第19版，南山堂，2006，p.773．
2）日本高血圧学会高血圧治療ガイドライン作成委員会：高血圧治療ガイドライン2014，日本高血圧学会，2014，p.21．
　　http://www.jpnsh.jp/data/jsh2014/jsh2014v1_1.pdf
3）前掲書2），p.22-23．
4）前掲書2），p.109．
5）前掲書2），p.109．
6）前掲書2），p.116．
7）前掲書2），p.39-44．
8）後藤敏和：症例から考える高血圧の診かた―二次性高血圧を見逃さないために，金芳堂，2012，p.72．
9）厚生労働省：平成24年国民健康・栄養調査結果の概要，2012．
　　http://www.mhlw.go.jp/file/04-Houdouhappyou-10904750-Kenkoukyoku-Gantaisakukenkouzoushinka/0000032813.pdf
10）厚生労働省：二十一世紀における第二次国民健康づくり運動，健康日本21（第二次），2012．
　　http://www.mhlw.go.jp/bunya/kenkou/dl/kenkounippon21_01.pdf
11）前掲書8），p.282．
12）前掲書2），p.15．
13）Ikeda M, Matsunaga T, Irabu N, et al：Using vital signs to diagnose impaired consciousness：cross sectional observational study, *BMJ*, 325 (7368)：800, 2002.

10 ショック

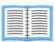 **ショックを呈する人へのアプローチ**

　ショックは，全身の血液循環が突然阻害された状態をいい，生命が危機的な状況に陥ることである。緊急度が高いため，応援を要請し，診断と治療を同時に行う必要がある。

　フィジカルアセスメントは，発見から接触までの数秒以内に第一印象で意識・呼吸・循環の変化を評価することから始まる。緊急度の有無を認識し，応援を要請し，酸素や救急カート，患者監視モニターの準備などの状態安定化への行動につなげていくことが最優先される。その後，「A（気道），B（呼吸），C（循環）」を評価し，どこに異常があるのか，重篤なのか，緊急度が高いのかを確認し，さらなる状態安定化の手段への行動につなげる。変化する状態に合わせ，繰り返し評価し，行動する一連の流れでショックの原因を鑑別し，より早く原因への対処を開始する。

　ショックへの対応は1分1秒を争うため，医療チームによる協働が非常に重要である。日頃から医師や他の看護師との連携，コミュニケーションを深めておく。

1 ショックとは

　一般に，末梢組織での酸素需要に対し十分な酸素供給ができなくなり，主要臓器の循環障害をきたした状態をショックとよぶ。酸素は，気道から取り込まれ，呼吸によって肺でガス交換され，血液循環に移行し組織に供給される。ショックは，酸素が中枢神経系に供給されて呼吸刺激が起こり，再び気道が開くという酸素循環のいずれかが破綻することにより生じ，急速に重篤化し死に至ることが特徴である。

　ショックでは，収縮期血圧が90mmHg未満の低血圧の場合が多いが，低血圧でない場合でも全身性に主要臓器の循環障害をきたせばショックとよばれる。たとえば，高血圧症で血圧が高い患者の場合，収縮期血圧が180mmHgから100mmHgに低下した場合でも主要臓器の循環障害をきたす。よって，血圧のみを指標にショックを判断してはいけない。判断に血圧は重要であるが必須ではない。

　また，重症度や緊急度が高い状況ほど，患者の訴えや目立つ身体所見に注目しがちであるが，その判断は慎重に行わなければならない。

174

トリアージ

　第一印象とそれに次ぐ一次評価にて，意識（外観），A（airway：気道），B（breathing：呼吸），C（circulation：循環）を評価し，トリアージを行う。

　意思の疎通が図れない，話さない，視線が定まらないなどの意識の変調は，脳血流低下による酸素供給不足が示唆される。

　呼吸の異常は，異常な呼吸音，呼吸パターン（呼吸量の増加・減少など）や呼吸数の変化，呼吸補助筋の使用などとして現れる。

　顔面の蒼白，冷汗，まだら模様の皮膚は循環不良を示し，酸素化不良を示唆する。

　ショックを呈している場合は，すぐに状態の安定化や原因の解除を行わなければ死に至る可能性がある。異常や原因が特定できなくても状態の変化があることを認識し，少しでもショックの徴候がある場合には，まず応援を要請し対応する。

＜ドクターコール＞

患者の状態
呼びかけに対して反応がない場合（意識レベルの低下）
ショックの5P*のどれか1つでもみられた場合
毛細血管再充満時間（capillary refilling time：CRT）2秒以上（図10-1参照）

*ショックの5P：pallor（顔面の蒼白），perspiration（冷汗），prostration（虚脱），pulmonary deficiency（呼吸不全），pulselessness（脈拍触知不能）。

 ## ショックを起こす疾患

　ショックの主要な原因は，低容量性（血液量減少性），血管拡張性（血液分布異常型），心原性，閉塞性・拘束性の4つである（表10-1）。

1）ショックと血圧の関係
（1）代償性ショックの状態
　組織への酸素供給が不十分なとき，重要臓器である脳や心臓に通常の血流を維持しようと代償機能（頻拍や全身の血管抵抗の増加）が働く。そのため，早期には収縮期血圧は低下しないが，末梢の皮膚の冷感や湿潤，頻脈，呼吸促迫などが生じる。
（2）低血圧性ショックの状態
　代償機転が破綻して収縮期血圧が90mmHg以下になると，低血圧性ショックとなる。収縮期血圧の低下は，心停止直前であることを認識しなければならない。

2）ショックの5Pの評価
　血圧にたよらず，ショックの5P（顔面の蒼白，冷汗，虚脱，呼吸不全，脈拍触知不能）

表10-1 ショックの主要な原因

ショックの分類	考えられる疾患	静脈圧による分類	初期治療	ポイント
低容量性ショック（血液量減少性ショック）	重症脱水（下痢・嘔吐などによる） 大量出血（出血性ショック）	低静脈圧タイプ	大量輸液	・循環血液量が不足 ・貧血などにより不十分な酸素運搬能が合併することもある
血管拡張性ショック（血液分布異常型ショック）	敗血症（感染性ショック） 原因抗原の曝露（アナフィラキシーショック） 脊髄損傷（神経原性ショック）	低静脈圧タイプ	大量輸液 カテコラミン投与	・循環血液量の分布と血流が不十分な状態 ・敗血症によるショックの初期は、血液は正常に維持され、四肢の温感が現れることがある（warm shock）が、ない場合もある
心原性ショック	重症心不全 急性心筋梗塞	高静脈圧タイプ	ポンプ機能の改善	・心臓のポンプ機能が不良のため心拍出量が不十分
閉塞性・拘束性ショック	重症肺塞栓 緊張性気胸 心タンポナーデ	高静脈圧タイプ	原因の解除	・心臓に出入りする血流の障害

と意識状態，末梢循環不全を早期に把握し評価することが重要である。

（1）顔面の蒼白・冷汗

ショックの初期は，交感神経の緊張亢進によって全身の血管が収縮するため皮膚が蒼白となる。また汗腺が開くため冷汗となる。

（2）虚脱・呼吸不全

通常は血圧が低下し呼吸促迫となる。初期には代償作用として血管が収縮するため，最低血圧が比較的保たれ臓器血流は維持されているが，徐々に循環血液量が低下することで血圧はさらに低下して80〜60 mmHgとなり，臓器は虚血状態に陥る。

（3）脈拍触知不能

循環血液量の減少と心拍出量の低下を反映する。脈拍数は100〜120回/分の頻脈となることが多い。しかし，相当量の出血や神経原性ショックではむしろ徐脈となることもある。

（4）意識状態

脳の循環状態を反映する。不安，不穏から無関心，さらに昏迷，昏睡に至ることもある。

4 ショックを呈している患者の健康歴の聴取

まずはA（気道），B（呼吸），C（循環）の安定化を優先させる。患者を視認すると同時に，状況を把握するための医療面接をする。健康歴の詳細な聴取はABC安定後か，同時進行で行う。

急変の可能性が高いため，聴取可能な情報はなるべく早く聴取し，状態の安定後も速やかに情報を得る。意識レベルが低下している状況では聞き取れない場合もある。

特に，現病歴や既往歴，経過を把握することはショックの原因検索につながり（表10-2），治療方針にも影響を及ぼすため重要である。

表10-2 原因検索によって関連づけられるショックの例

症状・徴候・既往歴	可能性のあるショック分類
外傷，突然の腹痛，腹部の膨隆	大出血による低容量性ショックの可能性
悪心・嘔吐，下痢	脱水による低容量性ショックの可能性
食欲不振，便秘	腸管虚血やイレウスによる脱水に起因した低容量性ショックの可能性
突然の胸痛	心筋梗塞による心原性ショックの可能性 大動脈解離による出血性ショックの可能性 肺塞栓による閉塞性・拘束性ショックの可能性
突然の呼吸困難	肺塞栓・気胸による閉塞性・拘束性ショックの可能性
原因抗原の曝露	アナフィラキシーショックの可能性
感染が前駆症状としてある	感染性ショックの可能性
イレウス・膵炎・胆管炎様の腹痛	感染性ショックの可能性
過度な精神的ストレス	神経原性ショックの可能性
外傷による脊髄損傷	神経原性ショックの可能性

1）いまある症状のアセスメント（現症）

「OLDCARTS」で詳細に健康歴を聴取することも重要であるが，迅速に焦点を絞った病歴聴取として「SAMPLE法」を紹介する。症状別の詳細な「OLDCARTS」での健康歴聴取は，他の症状別の項目を参照されたい。

SAMPLE法
- <u>S</u>ings/<u>S</u>ymptoms（徴候と自覚症状）：頭痛，胸痛など。
- <u>A</u>llergies（アレルギー）：薬物，食物，その他のアレルギーの有無。
- <u>M</u>edications（薬剤）：薬の服用の有無。
- <u>P</u>ast medical history（既往歴）：重要な基礎疾患，手術歴など。
- <u>L</u>ast meal（最後の食事）：最後に食事を摂取した時間，食事量。
- <u>E</u>vents leading to injury or illness（現病歴）：現状に至る経過など。

入院している場合は，カルテやスタッフからの情報収集，救急外来の場合は家族や関係者からの情報収集も重要である。人手が充足している場合は，状態の安定化を図る人，聴取する人とに役割を分担して行う。

2）ショックの生活への影響

ショックは急速に重篤化し死に至ることが特徴である。ショックが重篤化することを防ぎ回復につなげ，少しでも今後の患者の生活への影響を少なくすることに力を注ぐ。

院内停止では心停止の数時間前から何らかの異常が起こっていたとの報告もある。患者が急変し心停止に陥るのを回避するために，ショックの前兆となる症状と徴候を早期に評価し，医師や同僚と協力して状態の安定化を図る必要がある。

3）既往歴

前述のように既往歴を把握することはショックの原因検索にもつながる。さらに現病歴・

経過と併せて原因を検索すると病態把握につながりやすい。SAMPLE法を用い速やかに情報収集する。

　ショックとなり得る主な既往歴を以下にあげる。
・循環血液量減少性ショックとなり得る既往：脱水，下痢，嘔吐，イレウス。
・出血性ショックとなり得る既往：高血圧，動脈硬化，大動脈解離，大動脈瘤など。
・心原性ショックとなり得る既往：心不全，不整脈，狭心症，心筋梗塞など。
・アナフィラキシーショックとなり得る既往：アレルギー歴など。
・感染性ショックとなり得る既往：感染徴候を示すあらゆる疾患。腎盂腎炎，胆嚢炎，蜂窩織炎，消化管穿孔，イレウスなど。
・閉塞性ショックとなり得る既往：肺塞栓の原因となり得る深部静脈血栓症など。

4）家族歴

　患者の状態安定後，または家族や関係者に対し情報収集できる人員が確保され次第速やかに情報をとることが大切である。心筋梗塞などの冠動脈疾患の家族歴は心原性ショックのリスクが高い。

5）個人歴・社会歴

　家族歴と同じく状態安定後，または家族や関係者に対し情報収集できる人員が確保され次第速やかに情報をとることが大切である。詳細な個人歴・社会歴の聴取は他の症状別アセスメントの項目を参照されたい。

6）Review of system（ROS）

　ショックの患者は急速に重篤化し死に至ることが特徴である。状態が不安定の場合は治療が優先されるが，診断のための原因検索が求められる。ROSではショックの原因となり得る重篤な疾患を漏れなくルールアウトするために治療と併行し可能であれば素早く端的に聴き取りを行う。以下に，特にはずすことのできないポイントをあげる。
・外傷→臓器損傷，大量出血，緊張性気胸，不安定型骨盤骨折の可能性。
・胸痛→心筋梗塞，大動脈解離，緊張性気胸などの可能性。
・腰背部痛→大動脈瘤破裂などの可能性。
・呼吸苦→心不全，肺塞栓，緊張性気胸，アナフィラキシーなどの可能性。
・発熱・悪寒・倦怠感→感染徴候の可能性。

5　フィジカルアセスメント

　ショックは重症化すると心停止に陥る可能性が高まる。ショックの5Pの前兆として現れやすい意識レベルの低下と末梢循環不全をより早期に発見する。

1）手　順

基本的に，一次救命処置（basic life support：BLS）の観察手順に準じる。ショックの可能性を判断した時点で，すぐに応援の要請や緊急コールを行う。

2）第一印象での予測

第一印象での予測とは，パッと見て「ショックかもしれない」という一瞬の評価である。異常の有無と緊急度などについては，この第一印象で見当をつける。どこに異常があるかが判断できなくても，状態の変化を認識できればよい。

患者を視認してから患者に近づくまでの数秒以内に，意識・呼吸・循環の変化についてすばやく評価する。「何か変」「いつもと違う」という印象がポイントである。

●意識（外観）：意識状態の変化（ぐったり，興奮），視線，言葉など。
●呼吸：努力呼吸・異常な呼吸音の有無，呼吸数が異常に速く（遅く）ないかなど。
●循環：皮膚の色が蒼白でないか，発汗はないか。

3）視診・触診

実際に身体に触れながら，1分以内に，気道・呼吸・循環の観察と併行してショックの5Pの発見に努める。

（1）声をかける

意識レベルの変化をみる。血液循環不良による血圧の低下や低酸素があると意識障害が出現する。受け答えがいつもと違う，反応が鈍い，不安や不穏・攻撃的な態度など意識の変調がないか確認する。

（2）皮膚所見の視診

声をかけると同時に顔色や皮膚の色をみる。顔面の蒼白とは，白っぽい感じや血の気が引いている感じである。四肢や口唇のチアノーゼの有無も確認する。

（3）呼吸状態の視診

呼吸不全の有無を確認する。顔色を見ながら，呼吸を「（胸郭の動きを）見て・（呼吸音を）聴いて・（呼気を）感じる」。さらに，片手を胸部において胸郭の動きや呼吸パターン，喘鳴を感じ取る。

（4）脈拍の触診

脈拍触知不能かを確認する。呼吸不全が明らかであれば頸動脈の触知を行う。なければ心肺蘇生を開始する。

通常は，両手で患者の橈骨動脈を触知して脈拍の有無やリズムを確認する。微弱で速い脈や触知不能がないか確認する。橈骨動脈が触知できなければ大腿動脈，大腿動脈が触知できなければ頸動脈で行い，触知部位からだいたいの血圧を予測し（表10-3），ショックの程度を評価する。

（5）皮膚所見の触診

脈拍触知で皮膚に触りながら冷感や湿潤がないかを感じる。さらに末梢から中枢に向かって皮膚の冷感や湿潤を観察する。ショックの前兆は，より末梢の循環不全から現れやすい。

表10-3 動脈と血圧値の目安

動　脈	予測される血圧値の目安
橈骨動脈が触知可能	80mmHg
大腿動脈が触知可能	70mmHg
頸動脈が触知可能	60mmHg

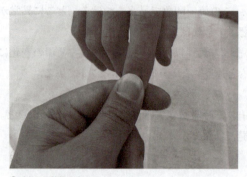 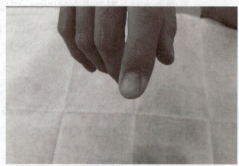

①爪床を5秒間圧迫する　　　　　　　　　　　　②圧迫を解除し，爪床が2秒以内に赤色調に戻れば正常である

図10-1 毛細血管再充満時間（CRT）

表10-4 ショックスコア

スコア	0	1	2	3
収縮期血圧 (mmHg)	>100	80〜100	60〜80	<60
脈拍数 (回/分)	<100	100〜120	120〜140	>140
塩基過剰 (base excess：BE) (mEq/L)	−5〜+5	±5〜±10	±10〜±15	>±15
尿　量 (mL/時)	>50	25〜50	0〜25	0
意識状態	清　明	興奮〜軽度の応答遅延	著明な応答遅延	昏　睡

合計 0〜4点：非ショック，5〜10点：軽度・中等症ショック，11〜15点：重症ショック
Ogawa R, Fujita T：A scoring for quantitative evaluation of shock, *Japanese Journal of Surgery*, 12 (2)：122-125, 1982. より改変

（6）CRTの測定
　　CRTを測定し，2秒を超える場合は末梢循環不全の所見である（図10-1）。
（7）眼瞼結膜の視診
　　眼瞼結膜の蒼白の有無を確認する。あれば貧血の可能性が示唆される。

4）重症度の評価
　　バイタルサインなどにより，ショックの重症度をスコアリングし評価する（表10-4)[1]。

> **コラム　ショックを見逃さないために**
>
> 　　　　ショックの初期は意外に判断が難しい。「パッと見て何か変だ」「いつもと何か違う」と思っても確信がもてない場合がある。そして「ショックかもしれない」と思いつつフィジカルイグザミネーションを開始し，所見を得た後も評価に自信がもてず次の行動に出られず，その結果，ショックが進行してしまうことも起こりがちである。
> 　　まずは「何か変だ」「ショックかもしれない」と感じることが大切で，最初から正確な評価は不要である。応援を要請し相談することで多人数の目で見ることが可能となり，対応も迅速になる。重症度に関係なく，医療スタッフみんなで患者の安全を確保していくことの大切さを忘れてはいけない。

5）ショックの分類

（1）中心静脈圧の推定

　身体所見により，一般的には頸静脈圧を測定することで静脈圧（CVP）を推定できる。それにより，CVPが低いタイプ（低静脈圧）か，CVPが高いタイプ（高静脈圧）かのショックの推定ができ，治療方針の予測ができる（表10-5）。

　頸静脈には内頸静脈と外頸静脈があるが，静脈圧を正確に測定する場合には，上大静脈と直接的に接続している内頸静脈を用いる。簡便にかつ迅速に評価したい場合には，外頸静脈を用いた静脈圧を測定してもよい。ただし，外頸静脈は上大静脈と直結していないため，精度が落ちることを認識しておく。

　外頸静脈の観察が困難な場合は，手背静脈を用いて評価する。こちらも精度が低いため参考程度になるが，他の所見と併せて静脈圧上昇の可能性を評価することができる。

（2）外頸静脈を用いた静脈圧の推定

　45度程度の半座位で外頸静脈の怒張がみられた場合には，右心房圧が高い可能性がある。やせている患者では，45度の上体挙上でも，外頸静脈の怒張が観察される場合がある。

（3）手背静脈を用いた静脈圧の推定（図10-2）

①手背を上部に向け心臓の高さより低い位置に置く。しばらくすると手背静脈が怒張する。
②手背を上に向けたまま，徐々に手の高さを上げていく。
③心臓の位置を超えて高くしていくと，急激に手背静脈が虚脱するポイントがある。
④そのポイントと右心房（第4肋間腋窩中線）までの垂直距離を測ると静脈圧となる。

　中心静脈圧の基準値は5～10cmH$_2$Oで，カテーテルによる中心静脈圧との誤差は4cmH$_2$O以内といわれている。垂直距離が右心房以上の場合，右心房圧が高い可能性が示唆される。

　仰臥位で外頸静脈の輪郭が観察されなかったり，手背を心臓の高さより下げたときに手

表10-5　静脈圧の推定

低静脈圧→低容量性ショック，血管拡張性ショック（血液分布異常型ショック）
高静脈圧→心原性ショック，閉塞性・拘束性ショック

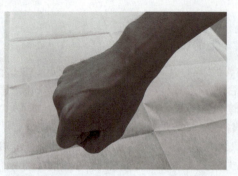
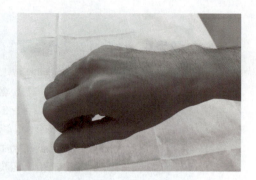

図10-2 手背静脈の怒張(左)と虚脱(右)

背静脈の怒張がみられない場合は，血管内脱水の可能性が示唆される。

6 臨床推論トレーニング

ショックを呈しているケースをもとに，緊急度の判断，フィジカルアセスメントの実践例を紹介する。

救急外来での経験の浅い3年目の看護師Aさんは，救急外来で急変症例を経験した。自分なりに考えて行動したが，果たして最良の方法だったのか悩んでいた。その経験を先輩看護師Bさんに相談し，共に振り返った。

●患者の状態

Yさん，75歳，女性。1週間前から夜間の呼吸困難を自覚していた。ここ数日は横になれないほど悪化し，症状が改善しないため休日に救急外来を受診した。救急外来へは家族に付き添われ，車椅子およびタクシーで受診した。その日の救急外来は受診患者が多く，Yさんも内科日直医（呼吸器科）の受診を待っていた。

Aさんは，Yさんの来院直後に簡単に医療面接をし，バイタルサインを測定した後で，待ってもらうことにした。Aさんはほかの業務をこなしながらYさんのことが気になり，10分後にもう一度見に行くと明らかに症状が増悪していた。

医師到着後，すぐにルートを確保し，膀胱留置カテーテルを挿入した。循環器科にコンサルトし非侵襲的陽圧換気（non-invasive positive pressure ventilation：NPPV）装着となり，心不全の急性増悪のためICUへ緊急入院となった。

A：今振り返って，もっと早く対応できたのではないかと思います。
B：第一印象はどうだったのですか？
A：少しぐったりしていて，前かがみになり息苦しそうでした。受け答えははっきりしていたので，簡単な医療面接とバイタルサインなどの測定後，待ってもらうことにしました。
B：でも気になっていたんですよね。

🅐：はい。何か変だと感じていました。10分後に再び見に行ったときには，苦悶様顔貌，呼吸苦の増大，喘鳴が出ていたので急いで医師に連絡し，待合室からベッドへ移しました。

🅑：第一印象で異変を感じていたんですね。第一印象と医療面接，10分後に行ったフィジカルイグザミネーションで得られた情報を，ショックのアセスメント方法に従ってもう一度整理してみましょう。

🅐：はい。

●ABCアプローチとSAMPLE法による情報整理

Aさんが整理した内容は，以下のとおりである。

> ・第一印象はぐったりとした印象。呼吸苦があり，努力呼吸がみられる。
> ・声をかけるとややボーっとし，息苦しいという答えが返ってきた。
> A（気道）：発語はあり，気道は開通。
> B（呼吸）：努力呼吸，20回/分，軽度喘鳴。
> C（循環）：脈拍は橈骨動脈で微弱触知・促迫。末梢の皮膚に冷感あり。
> ・CRT 2秒。
> ・外頸静脈の怒張あり。
> ・バイタルサイン：T 37.2℃，HR 110回/分，R 20回/分，BP 80/54mmHg，SpO_2 95％。
>
> ＜SAMPLE法による情報収集＞
> S（徴候と自覚症状）：1週間前から呼吸苦。昨日からひどい。
> A（アレルギー）：特になし。
> M（薬剤）：ワルファリンと降圧薬を内服中。
> P（既往歴）：心房細動と高血圧の既往あり。
> L（最後の食事）：昨日の夜，少し食べた。
> E（現病歴）：最近，靴に足が入りにくくなっていた。起き上がっていたほうが楽。

●フィジカルアセスメントの実施と臨床推論

🅑：かなり情報が整理できましたね。

🅐：はい。努力呼吸があった時点で緊急性は高いと判断していいのでしょうか。

🅑：努力呼吸とややボーッとしているという状況から，緊急度が高いことは間違いないでしょう。これだけでドクターコールしてよかったかもしれません。その後はしっかりABCを確認していますね。

🅐：はい。バイタルサインを含めてすばやく行えるようにしています。

🅑：では推論しながら考えていきましょう。ABCではどうでしたか？

🅐：気道は開通しています。呼吸はやや速く喘鳴が軽度聴取されています。循環は橈骨動脈が微弱に触知でき促迫していました。

🅑：ここで何が考えられますか？

🅐：喘息発作とショック状態でしょうか。

B：そうですね。意識レベルの変化，呼吸不全と脈拍促迫，末梢冷感によりショックと考えていいと思います。また，喘息の可能性もありますが決めつけてはいけません。CRTと外頸静脈の観察ではどうでしたか。

A：CRTはぎりぎり2秒でしたが，末梢の冷感があるのでやはり末梢循環不全の可能性があると思います。外頸静脈も怒張しています。

B：外頸静脈の怒張があるということは，CVPが高いことが推測されますね。末梢循環不全，ショックの可能性と併せてCVPが高い高静脈圧型のショックの可能性が考えられます。では，高静脈圧型のショックにはどのような種類がありますか？

A：心原性ショックと閉塞性・拘束性ショックだと思います。

B：そうですね。Yさんの場合はどちらだと予測できますか。

A：医療面接から考えると，下腿の浮腫が著明になってきていることを考えると心不全による心原性ショックでしょうか。

B：もう少し踏み込んでみましょう。既往にある心房細動で長期間頻脈になっていたとすると，心臓のポンプ機能が低下し血液が送り出せなくなりますよね。

A：左心不全ですね。それで肺うっ血が起こって喘鳴が聴取できたのですね。

B：そうですね。だから座位が楽なのです。さらに前負荷がかかっていて，右心不全の状態から下腿に浮腫ができていたのでしょう。それが増悪し静脈圧が上がり，外頸静脈が怒張したと考えられます。

A：なるほど，スッキリしました。

B：心不全の急性増悪による心原性ショックの可能性があることは間違いないと思いますが，決めつけるのはよくありません。喘息や，ほかのタイプのショックが混在している可能性もあるので，引き続き観察・評価をする必要があります。

A：はい。

B：ともかく，ショックはショックなので，このタイミングで医師にわかりやすく報告できるように，semantic qualifier（SQ）を意識して記録してみましょう。

A：はい。

●semantic qualifier（SQ）を用いた記録

Aさんは，以下のように情報を記録した。

- ●現在の症状：Yさん，75歳，女性。1週間前から続く夜間の呼吸困難が増悪し来院。現在，努力呼吸，脈拍微弱で促迫，末梢冷感あり，外頸静脈の怒張あり。
- ●バイタルサイン：T 37.2℃，HR 110回/分，R 20回/分，BP 80/54mmHg，SpO_2 95％。
- ●既往歴：心房細動と高血圧にて内服中。下肢に浮腫がみられる。

・ショック状態であると考えられる。
・心不全による心原性ショックを否定できない状況。
・ベッドに移し，酸素投与を開始。
・急いで救急外来に来てください。末梢ルートを確保しておきますか。

B：これなら医師にも緊急性が伝わり対応がスムーズになりますね。ショックの可能性があるという判断にポイントを絞ってもいいかもしれません。

A：はい。今後もこのように整理しながらアセスメントしていきたいと思います。ありがとうございました。

【文　献】
1) Ogawa R, Fujita T：A scoring for quantitative evaluation of shock, *Japanese Journal of Surgery*, 12 (2)：122-125, 1982.
2) Marino PL著, 稲田英一訳：ICUブック, 第3版, メディカル・サイエンス・インターナショナル, 2008, p.167-180.
3) 石田順朗：ショックの鑑別, 清水敬樹編著, ICU実践ハンドブック―病態ごとの治療・管理の進め方, 羊土社, 2009, p.128-130.
4) 道又元裕：ショック, 勝見　敦・佐藤憲明編著, エキスパートナース・ガイド, 急変時対応とモニタリング, 照林社, 2009, p.8-21.
5) 田中圭：INARSコースガイド, シェパード, 2010, p.12-36.
6) 佐藤憲明：臨床実践フィジカルアセスメント―急変対応力10倍アップ, 南江堂, 2012, p.81-84, 102-105.
7) 徳田安春：Dr. 徳田のバイタルサイン講座, 日本医事新報社, 2013, p.16-28.

11 頭　　痛

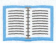 **頭痛のある人へのアプローチ**

　頭痛を主訴として受診する患者は多いが，その原因は様々である。最初に行うことは，急を要する症状であるかの確認で，緊急対応が必要と判断した場合には，医師へ報告し，人を集める。緊急性がないと判断した場合には，医療面接，フィジカルイグザミネーションを継続する。

　頭痛は主観的なものであり，患者の痛みの強弱の表現方法には個人差がある。医療面接では，患者の既往歴や現在の症状から可能性のある疾患を考えながら話を聴いていく。

　一次性頭痛（機能性頭痛）の場合，検査は鑑別診断に役立たない場合も多い。頭痛患者のアセスメントとして重要なのは健康歴の聴取であり，頭頸部だけに固執せず，頭からつま先まで全身のフィジカルイグザミネーションが重要である。

 1 頭痛とは

　頭痛は頭部に感じる痛みの総称で，発症様式は急性，亜急性，慢性に分類される。わが国の人口の約40％において慢性頭痛がある[1]といわれるほど，臨床でよく遭遇する症状である。

　国際頭痛分類第2版（International Classification of Headache Disorders 2nd Edition：ICHD-Ⅱ）では，頭痛を一次性頭痛（機能性頭痛），二次性頭痛（症候性頭痛），その他の頭痛，頭部神経痛，中枢性・原発性顔面痛の3つに大別している[2]。また，下村ら[3]は，全頭痛患者の約51％が緊張型頭痛，約29％が片頭痛であったと報告している。このように，臨床では一次性頭痛に遭遇する機会が多いが，二次性頭痛のなかには緊急度が高く，放置すると生命に影響を及ぼす危険があるくも膜下出血や髄膜炎などが含まれている。そのため，二次性頭痛の特徴を念頭におき，危険な頭痛を見逃さないことが必要である。

　米国頭痛協会（American Headache Society：AHS）では，重症な症状を見逃さないために「SSNOOP」を提唱している。頭痛に加え，以下の症状がみられた場合は緊急性の高い疾患を想定する。

● **S**ystemic symptoms（全身症状）：発熱，体重減少など。
● **S**ystemic disease（全身性の疾患）：ヒト免疫不全ウイルス（HIV）感染，悪性腫瘍など。
● **N**eurologic symptoms（神経症状）：意識障害，ろれつが回らないなど。

- **O**nset sudden（急な症状出現）：今まで経験したことがないような痛み。
- **O**nset after age 40 years（40歳以降の発症）：頭痛の出現が40歳以降。
- **P**attern change（パターンの変化）：随伴症状が異なる，以前よりひどい痛み，痛む部位が違うなど。

患者に症状を確認する場合には，このような記憶術を利用すると系統的に情報を得ることができる。

2　トリアージ

突然発症し，急激に進行する意識障害，バイタルサインの異常，神経症状の異常がある場合には，すぐに血管確保のためのカテーテルを挿入したうえで，速やかに医師へ連絡する。

＜ドクターコール＞

患者の状態	疾患・病態
高度な意識障害がある（GCS 8，JCS 30以下）	頭蓋内圧が上昇している
意識障害による舌根沈下や去痰困難のため，気道が確保できない	気道閉塞の可能性がある
クッシング現象（徐脈，拡張期圧の低下，収縮期圧の上昇）がある	頭蓋内圧が上昇している 脳ヘルニア徴候の可能性がある

＜次の場合はできるだけ早く受診＞

これまで経験したことのない頭痛を訴えている場合。

3　頭痛を起こす疾患

頭痛を起こす疾患を表11-1[4)]に示す。

4　頭痛のある患者の健康歴の聴取

患者は頭痛に対する苦痛だけでなく，不安や焦燥感，孤独感などを抱えている場合がある。健康歴を聴取する前に，礼儀正しく挨拶し，温かく受け入れる姿勢を示す。自分の身分，名前などを患者にわかりやすく伝え，患者が楽な姿勢で会話できるよう環境を整える。また，知的レベルや視力，聴力，記憶力などを早めに把握し，患者の特性によって対応を変えることが必要である。

臨床推論を行うには，情報を取捨選択・補足し，系統だった情報整理を行うことが必要となる。「OLDCARTS」などのツールを活用することも有効な方法である。

表11-1 頭痛を起こす疾患

生理学的分類			考えられる疾患	発症様式	頭痛の症状と特徴	その他の症状
頭蓋内病変による分類（症候性頭痛）	牽引性頭痛	髄膜刺激症候あり	脳腫瘍	亜急性	朝方に増悪傾向（いわゆる早朝頭痛），進行性	悪心・嘔吐，意識障害などの頭蓋内圧亢進症状
			脳出血	急性	突然発症する，出血の部位や程度によって違いがある	
			脳梗塞	急性または亜急性	脳穿通枝領域の脳梗塞では頭痛は起こらず，比較的太い血管の急性閉塞による脳梗塞の場合に一過性の頭痛を伴う	意識障害，片麻痺
			慢性硬膜下血腫	亜急性	頭重感，進行性	片麻痺，意識障害，認知症状など，血腫のできた脳の局在により異なる
			腰椎穿刺後や脳髄液減少症（低髄液圧症候群）	亜急性または慢性	持続性の頭痛	首の痛み，腰痛，肩や手のしびれ，めまい，耳鳴り，悪心，視覚障害，微熱，血圧や脈拍異常，胃腸障害，記憶力低下，思考能力・集中力低下，睡眠障害，うつ症状，強い倦怠感などが長期にわたって続く
			くも膜下出血	急性	突然発症の激しい頭痛，経験したことがないような痛み	悪心・嘔吐，重症の場合，意識障害やけいれん
			脳動脈解離	急性	突然発症，激しい（主に後頭部）	くも膜下出血の場合は2相性の頭痛
	炎症性頭痛		髄膜炎・脳炎	亜急性	頭全体のずきずきする痛み，数時間で徐々に痛みが増強	発熱や項部硬直などの髄膜刺激症候を伴う
			脳静脈血栓症	亜急性	けいれんを伴う頭痛，妊娠や経口避妊薬との関連がある	悪心・嘔吐，倦怠感，片頭痛
頭蓋外病変による分類（機能性頭痛）	血管性頭痛		片頭痛	慢性	発作性，拍動性，数時間から数日持続，「ズキンズキンと脈打つような頭痛」，反復性	前兆（眠気など，人によって異なる），羞明，めまい，悪心・嘔吐，結膜充血，流涙，鼻閉塞，鼻漏を伴うことがある
			側頭動脈炎	慢性	拍動性で激しい	視力障害，側頭動脈の圧痛
	緊張性頭痛			慢性	締め付けられる，頭重感，午後から夕方にかけて増強，数時間から数日持続，「ギューッと鉢巻きで締め付けられたような頭痛」	神経学的異常所見なし
	中毒性頭痛		一酸化炭素中毒	急性または亜急性	頭重感	意識障害，精神症状
	顔面諸器官からの関連痛		副鼻腔炎	慢性	反復性，持続性，頭重感，圧迫性の前頭部痛，頬部痛	発熱，歯痛，鼻汁
			急性緑内障	急性	眼窩部から前頭部にかけての痛み（激しい片眼痛）	著しい視力低下，激しい眼痛，結膜充血，悪心・嘔吐
			群発頭痛	慢性	15分から3時間程度持続，夜間や早朝の毎日ほぼ決まった時間に短時間反復して起こる，拍動性	結膜充血，流涙，鼻閉，鼻漏，縮瞳などを伴うことがある

1）いまある症状のアセスメント（現症）

(1) Onset（症状の始まり）

> **質問例**
> 「痛みは、いつ、どんなふうに始まりましたか？」
> 「痛みは突然始まりましたか？」

　頭痛がいつ始まり、急性・亜急性・慢性のどの経過をたどっているのか確認する。すべてが当てはまるわけではないが、瞬間的に最強の頭痛が出現し持続している突発完成型では、くも膜下出血を考える。瞬間的ではないが、数時間で徐々に痛みが増強している場合は、椎骨動脈解離、高血圧性脳内出血、髄膜炎、脳炎、急性緑内障などがある。数日から数週間にわたって頭痛が進行する亜急性頭痛には、脳腫瘍、硬膜下血腫などがあり、数か月から数年以上にわたり慢性の経過をたどっている場合は、片頭痛、群発頭痛、緊張性頭痛などが考えられる。

(2) Location（部位）

> **質問例**
> 「どこが痛みますか？　痛みの強い部分に触れてみてください」

　高齢者や小児では痛みの部位を明確に表現できないことがある。そのような場合には、痛む部位に触れてもらうとより正確な情報を得ることができる。一次性頭痛の場合、片頭痛では側頭部、後頭部では緊張型頭痛のことが多い。また二次性頭痛の場合、眼窩部では緑内障、頬部であれば副鼻腔炎、三叉神経支配の部位に沿った痛みが持続するようであれば三叉神経痛、末梢神経に沿った痛みが持続すれば帯状疱疹を考慮するが、必ずしも明らかでないことも多い。

(3) Duration（持続時間）

> **質問例**
> 「痛みはどのくらい続いていますか？」

　二次性頭痛の場合には、疾患により持続時間が異なることが多い。一次性頭痛の場合には、重要な項目となる。持続時間が数秒から30秒間程度で、発作的に繰り返す場合には三叉・舌咽神経痛、15分から3時間程度の場合には群発頭痛を考える。数時間から数日持続する場合には、片頭痛や緊張性頭痛などを考える。

(4) Characteristic（特徴）

> **質問例**
> 「どのような痛みですか？」（具体的に語ってもらう）
> 「今までに同じような痛みを経験したことがありますか？」

　患者によって痛みの表現方法は様々である。一般的に片頭痛では「ズキンズキンと波打つような頭痛」、緊張型頭痛では「ギューッと鉢巻きで締めつけられたような頭痛」と表現することが多い。二次性頭痛では激しい頭痛を呈することが多い。特にくも膜下出血は

「バットで殴られたような」「今までに経験したことのない痛み」などの表現をすることがあり，早急な対応が必要となる。

（5）Alleviating/Aggravating（寛解・増悪因子）

> **質問例**
> 「どのような状況で痛みが強くなりますか？　また，どのような状況で和らぎますか？」

片頭痛では，労作や環境の変化（ストレス，天候，気圧），食事（空腹，チョコレートなど）で増強することがある。また，飲酒などで群発頭痛が，咳や排便，臥床など頭蓋内圧が亢進することにより脳腫瘍が，特定の部位を触れることで三叉・舌咽神経痛が増強することがある。

（6）Radiation（放散痛）

> **質問例**
> 「頭のほかにも痛む場所はありますか？」

痛みが後頭部から肩に放散する場合には，髄膜刺激症候を示唆している場合がある。

（7）Timing（タイミング）

> **質問例**
> 「1日のなかで痛みが強くなったり弱くなったりする時間はありますか？」

発症時期，日内変動についても確認する。群発頭痛は，夜間や早朝の毎日ほぼ決まった時間に短時間反復して起こることが多い。緊張型頭痛は午後から夕方にかけて増強し，脳腫瘍などの脳占拠性病変では早朝に増強する傾向がある。また，片頭痛はストレスの負荷時よりも解放されたときに起こりやすい。

（8）Severity（程度）

> **質問例**
> 「今までで一番痛いと感じた痛みを10とすると，今の痛みは1〜10のどの程度ですか？」

痛みの程度には個人差があるが，くも膜下出血や群発頭痛では，頭を抱えて転げ回るほど強烈な痛みを訴え，緊張型頭痛では仕事や家事はできる軽い痛みを訴える傾向がある。痛みは時間経過とともに増減するため，痛みの程度を数字で表現してもらうとよい。

上記に加え，以下の前兆・随伴症状を確認する。

＜前兆・随伴症状＞

より緊急度の高い随伴症状は，発熱や項部硬直を伴う髄膜炎，意識障害や項部硬直，神経症状，悪心・嘔吐を伴うくも膜下出血である。

前兆を伴わない片頭痛もあるが，前兆のある片頭痛では，頭痛が起こる前に，目の前にチカチカと光るフラッシュのようなものが現れ，視野の片側や中心部が見えにくくなる閃輝

暗点が生じることが多い。随伴症状としては，悪心・嘔吐，結膜充血，流涙，鼻閉塞，鼻漏などがみられることがある。

群発頭痛は随伴症状として結膜充血，流涙，鼻閉塞，鼻漏，縮瞳などを伴うことがある。

2）頭痛の生活への影響

一次性頭痛は生命的予後に直接影響を及ぼすことは少ないが，頭痛のために仕事や学校を休んだり，社交行事をキャンセルするなど，日常生活および周囲や社会に影響を与えている場合がある。

慢性頭痛のある患者のQOLについてSF-36を用いて評価した研究では，頭痛のある人とない人とを比較して，日常役割機能（身体），体の痛み，社会生活機能，活力の部分で統計学的有意に低い結果が示されている[5]。患者が頭痛に対してどのように感じているのか，ていねいにアセスメントすることが重要である。

3）既往歴

既往歴については，以下のような点を意識して確認する。

（1）過去に罹患した疾患

数週間前に感冒症状があり，その後改善したが数日前から痛みが出現しているときには副鼻腔炎が疑われる。既往歴の確認は，臨床推論を進めるうえで重要である。

（2）外傷

外傷の既往がある場合には，慢性硬膜下血腫を疑う根拠となりうるが，全例に外傷があるわけではないので注意する。

（3）月経周期

最終月経と月経周期，妊娠の可能性，閉経している場合には，いつ閉経したのかも同時に確認する。片頭痛は月経時に誘発されやすく，妊娠時に減少する特徴がある。

（4）現在の内服薬

処方されている薬剤と服薬状況を把握する。トリプタンやオピオイドなどの鎮痛薬を3か月以上服用することにより薬物乱用性頭痛や，ニトログリセリンなど血管拡張薬の服用により群発頭痛を引き起こすことがある。また，抗血小板薬や抗凝固薬を服用している場合，手術の際に影響する可能性がある。

（5）周囲の環境

一酸化炭素中毒でも頭痛が出現する。暖房器具の使用の有無や，周囲で同様の症状を訴えている人がいないか確認する。

4）家族歴

一次性・二次性頭痛を問わず，家族歴があることがある。片頭痛は母系遺伝がよく知られている。

5）個人歴・社会歴

個人歴・社会歴については，以下の項目について確認する。

（1）アルコール

アルコールを摂取した翌日に片頭痛が誘発されることがある。また、飲酒量の多い人の場合には脳出血や慢性硬膜下出血に注意する。

（2）生活習慣

片頭痛の誘発因子として、睡眠不足や生活リズムの乱れ、熱い湯での入浴などがある。睡眠状況、入浴習慣についても確認する。

（3）勤務内容

冷凍庫作業、保線作業など寒冷に曝露される職業では、緊張型頭痛の頻度が高い[6]。また、光刺激が多い職業では片頭痛が誘発されやすい。職業名や業務内容について（姿勢、扱う物質、環境など）確認する。

6）Review of systems（ROS）

医療面接の最後に、全臓器系統について訴えや徴候の見落としがないか確認する。以下、特に大切なポイントをまとめる。

・感染症→髄膜炎、脳炎、副鼻腔炎などの炎症性・感染性疾患の可能性。
・産婦人科疾患（最終月経、妊娠の可能性、閉経時期）→片頭痛、更年期障害の影響。
・精神科疾患（気分の落ち込み、入眠状態、倦怠感、手足のしびれ）→仮面うつ病の可能性。

5 フィジカルアセスメント

患者が落ち着いてフィジカルアセスメントが受けられるように、プライバシーに配慮した環境調整、必要物品を準備してから開始する。頭痛では、バイタルサインと頭頸部の観察がフィジカルアセスメントの中心となる。所見を見逃すことがないよう、ていねいな診察を心がける。

1）手　順

医療面接で得た情報を念頭に置きながら、診察を行う。意識レベル、バイタルサイン、頭頸部の視診・触診・打診・聴診、神経学的所見、髄膜刺激症候を確認する。

2）意識レベル，バイタルサイン

意識レベルの評価には、ジャパンコーマスケール（Japan Coma Scale：JCS）とグラスゴーコーマスケール（Glasgow Coma Scale：GCS）が用いられる。患者の名前を呼び、その反応をみる。開眼している場合には、自分の名前、生年月日、日時を質問する。閉眼している場合には、痛み刺激を加えて開眼するか、指示動作に従うことができるか確認する。意識障害のある患者に痛み刺激を加えると特徴的な姿勢（除皮質硬直：大脳皮質の広範囲な障害、除脳硬直：中脳・橋の障害）を示すことがあるため（p.39参照）、痛み刺激を加えたあとの反応も確認する。

意識障害がある場合には舌根沈下や、吐物やけいれんによって気道確保が困難となり低

酸素脳症に陥ることがある。また，頭蓋内圧が亢進し呼吸中枢が障害されることで呼吸パターンに変化を呈している場合がある。①チェーン-ストークス呼吸：間脳の障害，②中枢神経性過呼吸：中脳の障害，③無呼吸性呼吸・ビオー呼吸：橋の障害，④失調性呼吸・呼吸停止：延髄の障害（p.24参照）。低酸素脳症が持続すると，頭蓋内圧亢進が助長される可能性があるため，気道確保と酸素投与を行う。

また，急激な頭蓋内圧が亢進した場合には，脳血液循環障害の代償として末梢血管抵抗が上昇し，全身の血圧が上昇する。さらに，上昇した血圧を一定に保とうとして心拍出量が低下することがある。意識レベル，バイタルサインに異常を認めた場合には速やかに医師に連絡する。

3）視　診
（1）状態・体動・姿勢・歩行
患者は無意識に安楽な体位をとっていることが多い。片頭痛では両目を閉じ安静にしている，低髄液圧による頭痛では臥位を，頭蓋内圧亢進による頭痛では頭部を挙上していることがある。待合室での姿勢や，診察室に入ってくるときの歩行状態も観察する。

（2）顔面全体
顔面の色調，頭頸部の左右対称性，打撲や裂傷などの外傷も観察する。

（3）眼
眼瞼の左右差，腫脹の有無，眼球結膜の充血を観察する。群発頭痛では，患側の結膜の充血，流涙がみられることがある。

（4）鼻
副鼻腔炎の場合には，気道感染を繰り返し，鼻甲介の充血と膿性粘液分泌が確認されることがある。群発頭痛の場合には，患側の鼻汁，鼻閉がみられることがある。

（5）口　腔
う歯や歯槽膿漏などの歯由来の頭痛は，三叉神経の上顎枝，下顎枝で知覚される。咬合不全や顎関節の炎症による頭痛では，咀嚼時やあくびをしたとき疼痛が増強する。

4）触　診
顔面に外傷や転倒のエピソードがある場合には，両手で頭蓋全体と左右の眼窩周辺から頰骨，下顎骨に触れ，腫脹・疼痛，骨の欠損がないかを観察する。
側頭部，頸部の血管の圧痛の有無，脈の触知の有無を確かめる。側頭動脈炎の場合には，炎症している血管の圧痛を訴えることがある。

5）打　診
副鼻腔炎は，頰骨の内側にある上顎骨の内部に位置する上顎洞，鼻腔の両側にある篩骨洞，その裏側にある蝶形骨洞，両眉の上にある前頭洞という4か所の副鼻腔のどこにでも起こり得る。両眉毛の上，および左右の頰骨を指先で軽く叩き，痛みを訴えた場合には副鼻腔炎を疑う根拠となる。

6）聴　診

頸動脈の血管雑音の有無を観察する。脳にいく血管の解離は頭痛として認識されることがあり，内頸動脈解離は解離側の前頸部痛，椎骨動脈解離は後頸部痛として出現することがある。

7）神経学的所見

頭痛で注意しなければならないのは，緊急性の高い頭痛を見逃さないことである。頭蓋内圧の急激な上昇や，頭蓋内圧上昇に伴う脳幹の圧迫があるのか。ある場合には中脳，橋，延髄のどのレベルなのかを把握するために，瞳孔や脳神経所見の観察を行う。

（1）瞳　孔

被殻出血，視床出血，橋出血，小脳出血にみられる瞳孔の典型的な症状を図11-1に示す。

（2）脳神経と障害部位および，診察方法

頭痛で特に着目すべき脳神経として，第Ⅲ脳神経〜第Ⅻ神経の診察について述べる（表11-2）。

①動眼神経（第Ⅲ脳神経）・滑車神経（第Ⅳ脳神経）・外転神経（第Ⅵ脳神経）の診察（図11-2）

患者と向かい合い，患者の前方約50cmのところに示指もしくはペンなどを置く。顔を動かさず眼だけで指先もしくはペンなどを追うように説明する。検者は示指もしくはペンなどを4方向に動かし端で止める。眼球運動の異常，眼振，複視の観察をする。両側で実施する。動眼神経，滑車神経，外転神経のいずれかに障害がある場合，指先を眼だけで追うことができない外眼筋運動障害が起こる。

②三叉神経（第Ⅴ脳神経）の診察（図11-3）

左右の三叉神経3枝の各領域である額，頰，あごをティッシュペーパーで触れ，顔面の触覚と左右差を確認する。次に，同部位をつまようじで軽く刺し，顔面の痛覚および左右差を確認する。

典型的な症状		被殻出血消去	視床出血消去
		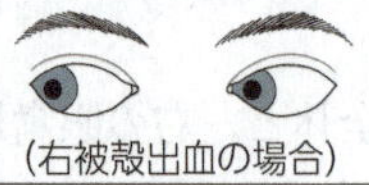 （右被殻出血の場合）	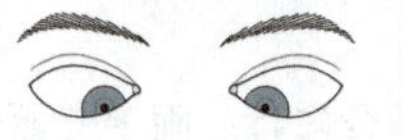
眼症状	眼位	病側への共同偏視	内下方への偏位（鼻先凝視）
	眼瞼	正常	正常
	瞳孔	正常	両側の縮瞳（時に左右不同）

典型的な症状		橋出血消去	小脳出血消去
		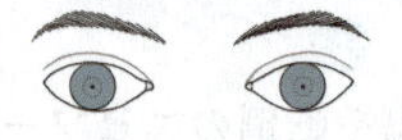	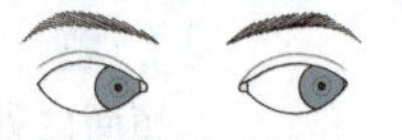 （右小脳出血の場合）
眼症状	眼位	正中位で固定	健側への共同偏視
	眼瞼	正常	正常
	瞳孔	両側の著しい縮瞳（pinpoint pupil）	両側の縮瞳（時に左右不同）

図11-1 被殻出血・視床出血・橋出血・小脳出血

表11-2 脳神経と障害部位

脳神経	障害部位
Ⅲ：動眼神経　Ⅳ：滑車神経	中脳の障害
Ⅴ：三叉神経　Ⅵ：外転神経　Ⅶ：顔面神経　Ⅷ：内耳神経	橋の障害
Ⅸ：舌咽神経　Ⅹ：迷走神経　Ⅺ：副神経　Ⅻ：舌下神経	延髄の障害

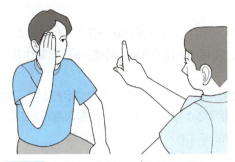

図11-2 動眼神経・滑車神経・外転神経の診察

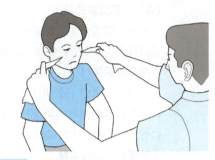

図11-3 三叉神経の診察

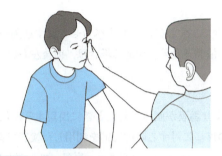

図11-4 副神経の診察

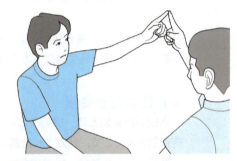

図11-5 指鼻指試験

③顔面神経（第Ⅶ脳神経）の診察
- **眉持ち上げ運動**：額にしわを寄せてもらい，しわの左右差をみる。
- **閉眼運動**：両眼を固く閉じてもらい，閉眼不能，まつげの隠れ方の左右差をみる。
- **口角挙上試験**：「いーっ」と言ってもらい，口角の偏位，鼻唇溝の左右差をみる。

④舌咽神経（第Ⅸ脳神経）・迷走神経（第Ⅹ脳神経）の診察

口を大きく開けて，「あーっ」と声を出してもらう。正常の場合には，左右対称に軟口蓋ごと口蓋垂が挙上する。異常の場合には，後咽頭のヒダの偏位，口蓋垂の健側への偏位，障害側の軟口蓋の挙上が消失する。

⑤舌下神経（第Ⅻ脳神経）の診察

患者に口を大きく開け，舌を出してもらう。舌の萎縮・偏位を観察する。

⑥副神経（第Ⅺ脳神経）の診察（図11-4）

患者に側方を向いてもらい，向いている側の下顎に手を当てる。反対側に向かって力を加えるので，患者には抗うように力を入れることを指示し，患者の胸鎖乳突筋を触診する。両側を確認する。胸鎖乳突筋が萎縮している場合には，抗力が低下する。
- **肩挙上試験（僧帽筋）**：患者の両肩に検者の手を当て，患者には両肩を持ち上げるように指示する。検者の力に抵抗するように肩が持ち上がるかを観察する。

⑦内耳神経（第Ⅷ脳神経）の診察
- **高音**：患者には眼を閉じてもらい，親指と示指をこすり合わせた音が聴き取れるかを確認する。両側の耳で実施する。
- **低音**：患者に眼を閉じてもらい，音叉の音が聴き取れなくなったら教えてもらい，すばやく検者が聴き取れるかを確認する。両耳で実施する。

（3）小脳機能評価

小脳に障害が生じた場合には，めまいや嘔吐に加えて頭痛を伴うことがある。患者が指示に従えるようであれば，指鼻指試験，手回内・回外試験，踵膝試験を確認する。

①指鼻指試験（図11-5）

検者は患者が手を伸ばして届く程度の距離に示指を置き，患者に示指を使って自分の鼻の頭と検者の指との間を行ったり来たりするように説明する。小脳失調がある場合は正確に行えず，検者の指に到達できず前後左右にずれる。両側を確認する。

②手回内・回外試験

患者に手の回内と回外を反復してもらう。異常がある場合には周期が不規則になる。

③踵脛試験

仰臥位で一方の踵を他側の膝につけて，すねに沿ってすべらせて戻す運動を繰り返してもらう。小脳性運動失調による下肢の協調運動障害がある場合は，前後左右にずれる。

8）髄膜刺激症候

髄膜刺激症候とは，感染や出血により髄膜が刺激されたときに出現する症候である。負荷が加わることで，刺激された髄膜の疼痛に対する防御反応を利用した検査である。

髄膜刺激症候には，項部硬直，neck flexion test，ケルニッヒ徴候，ブルジンスキー徴候，jolt accentuationがある（p.47参照）。

6 臨床推論トレーニング

頭痛を訴えるケースをもとに，健康歴の聴取，フィジカルアセスメントの実践例を紹介する。

大学院の高度実践看護コースを修了したCさんは，救命病棟の看護師長から4月から救急外来の業務を開始している3年目の看護師のTさんに対して，フィジカルアセスメント能力が向上するよう教育を行ってほしいと依頼を受けた。

Cさんは，Tさんが頭痛を主訴に救急外来を受診した患者のフィジカルアセスメントを実施している場面に同席しながら，アドバイスを行うことにした。

●患者の状態

Aさん，37歳，女性。夫と子ども2人との4人暮らし。

20歳頃から1年に2～3回程度の頭痛を認めていたが，市販の鎮痛薬を内服すると痛みは改善していた。

来院当日は午前8時頃に起床，9時頃に家族で朝食をとり，その後家事をしていたが，午前11時頃から中等度の頭痛を感じるようになった。痛みの部位は右側前頭部で，子どもの声で痛みが増強した。市販の鎮痛薬を内服し安静にして休んでいたところ，頭痛は徐々に軽減していたが，12時と12時10分に2回嘔吐を認めたため，12時30分に夫に付き添われて救急外来を受診した。

救急外来受診時で意識障害はなく，瞳孔径両側2.5mm，対光反射は両側迅速であった。バイタルサインを測定したところ，体温35.9℃，血圧123/85mmHg，脈拍123回/分，呼吸16回/分，SpO$_2$ 98％であった。入院は，10歳時の虫垂炎，30歳時の第1子出産の2回である。

Tさんは，Aさんが事前に記載していた問診票から，職業，既往歴，内服歴，現病歴を確認し，バイタルサインを測定した後で，Cさんのもとにやって来た。

C：ここまでの情報から，すぐに医師に連絡する必要はありそうですか？
T：いいえ，頭痛は軽減しているし，意識障害もなく，バイタルサインは安定していますから，情報収集してから医師へ連絡しようと考えています。
C：それでよいと思います。不足している情報を収集するために，「OLDCARTS」に沿って情報を整理しながら聞いてみてはどうでしょう？
T：はい，やってみます。

Tさんは，Cさんのアドバイスを受け，情報を整理した。皆さんもどの情報がたりないのか，一緒に考えてみてください。

● **OLDCARTSによる情報整理**

Tさんが OLDCARTS で整理した内容は，以下のとおりである。下線の部分が，最初の情報収集で得られなかった内容である。

O（症状の始まり）：両眼の視野の右側にキラキラするものが現れ，一部見えにくくなった。その後，午前11時頃から頭痛が出現した。
L（部位）：右側前頭部。
D（持続時間）：約2時間持続している。
C（特徴）：拍動性でズキンズキンと波打つような痛み。
A（寛解・増悪因子）：子どもの声で痛みが増強し，静かな部屋で安静にしていると軽減する。
R（放散痛）：特記すべきことはなし。
T（タイミング）：痛みが始まる時間はいつも違っていた。
S（程度）：午前11時頃から中等度の頭痛を自覚した。鎮痛薬内服後，痛みは徐々に軽減していた。来院時には，10段階のスケールで2程度まで改善している。

＜随伴症状＞
　悪心・嘔吐（2回）。
＜その他＞
内服：市販の鎮痛薬
　アレルギー：なし。
　職業：事務職（パソコンを使うことが多い）。
　家族歴：母親に片頭痛あり。

C：改めて情報を整理してみて，どうでしたか？
T：多くの情報が抜けていることに気がつきました。

C：そうですね。OLDCARTSなどのツールを使って情報を整理すると，抜けなく情報収集ができますね。ところで，両眼の視野の右側の「キラキラするもの」は，前兆と考えられますね。視野の中心が見えにくくなり，その周囲がキラキラと輝くようにみえる症状を，閃輝暗点と言います。

T：学生のときに授業で習いました。

C：記録は多くの人が読みますから，簡潔でわかりやすくまとめることが必要です。時には，患者の表現した言葉を，そのまま記載するほうが読んだ側に伝わりやすい場合もありますね。次は，患者から得られた情報を，semantic qualifier（SQ）を使って記録してみましょう。一緒に，既往歴などのアセスメントした内容も記載してみてください。

T：はい。

●semantic qualifier（SQ）を用いた記録

Tさんは，以下のように情報を記録した。

> Aさん，37歳，女性。家族構成：夫と子ども2人との4人暮らし。
>
> 　来院当日は午前8時頃に起床，9時頃に家族で朝食をとり，その後家事をしていたが，午前11時頃に両眼の視野の右側にキラキラするものが現れ，一部見えにくくなった。その後，右側前頭部に，拍動性のズキンズキンと波打つような中等度の頭痛が出現したため，市販の鎮痛薬を服用した。痛みは子どもの声で増強し，静かな部屋で安静にしていると軽減した。頭痛は徐々に軽減したが，12時と12時10分に2回嘔吐を認めたため，12時30分に夫に付き添われて救急外来を受診した。救急外来受診時には意識障害はなく，痛みの程度は10段階のスケールで2程度まで改善していた。
>
> ●その他の症状
> 　JCS 0，GCS 15（E4V5M6），瞳孔径両側2.5mm，対光反射両側迅速。
> 　最終月経2週間前。睡眠は十分とれている。気分の落ち込みなし。
>
> ●既往歴
> 　①10歳で虫垂炎により摘出術を受けたが，術後特に合併症はなかった。
> 　②20歳頃から，1年に2〜3回程度の頭痛があるが，市販の鎮痛薬を内服すると改善する。痛みが始まる時間はいつも違っている。
>
> ●内服歴：来院前の午前11時頃に市販の鎮痛薬を服用。
>
> ●アレルギー：なし。
>
> ●入院歴：10歳で虫垂炎，30歳で第1子出産。
>
> ●職業：事務職（パソコンを使うことが多い）。
>
> ●家族歴：母親に片頭痛あり。
>
> ●バイタルサイン：T 35.9℃，BP 123/85mmHg，P 123回/分，R 16回/分，SpO_2 98％。

C：きちんと記録できましたね。とてもわかりやすくまとまっています。

T：はい，情報がわかりやすくなったと思います。

C：では次にフィジカルアセスメントを実践してください。

T：はい，頑張ります。

●フィジカルアセスメントの実施

　Tさんは，Aさんのベッドサイドでフィジカルアセスメントを実施し，Cさんのもとに戻って来た。

T：Cさんに教えてもらったとおりにやってみました。

＜フィジカルアセスメントの結果＞

- ●**全身状態**：中肉中背の30歳代，女性。顔色は青白い。両眼を硬く閉じており，疲弊した表情をしている。待合室では臥床している。
- ●**頭部**
  視診：打撲や裂傷などの外傷所見なし。眼瞼の浮腫・眼球結膜の充血なし。
  触診：頭蓋全体と左右の眼窩周辺から頬骨・下顎骨の腫脹・疼痛なし。
  打診：前頭洞・篩骨洞・蝶形骨洞の痛みなし。
  聴診：頸動脈の血管雑音なし。
- ●**胸部**：心音リズム整，心雑音（－），S3・S4（－）。
  　　　　呼吸音清明，複雑音なし。
- ●**腹部**：目立った隆起なし。右側腹部に虫垂炎の手術痕あり。圧痛・反跳痛なし。腸蠕動音良好に聴取。

  ＜瞳孔，対光反射＞
  ・2.5同大，対光反射両側迅速。
  ＜第Ⅲ～Ⅻ脳神経所見＞
  ・異常所見なし。
  ＜小脳機能評価＞
- ●**指鼻指試験，手回内・回外試験，踵膝試験**：異常所見なし。
  ＜髄膜刺激症候＞
- ●**項部硬直，ケルニッヒ徴候，ブルジンスキー徴候，neck flexion test，jolt accentuation**：異常なし。

●臨床推論

C：患者の必要とするアセスメント項目が，とてもよくまとまっていますね。頑張りましたね。

T：ありがとうございます。

C：情報をまとめてみて，A氏の頭痛は緊急性の高い頭痛でしたか？

T：緊急性の高い頭痛で考えなければいけないのは，くも膜下出血や中枢感染症（髄膜炎・脳炎）だと思います。くも膜下出血であれば，痛みは突発的で時間の経過とともに増悪し血圧の上昇や発熱を伴っていると思います。Aさんの場合は意識障害もありませんでしたし，頭痛は前日から発症し来院時には軽減していました。血圧の上昇や発熱も認めていませんから，くも膜下出血や中枢感染症（髄膜炎・脳炎）の可能性は考えに

C：そうですね。緊急性が高く命にかかわるような危険な頭痛は，発症様式や経過が特徴的であることが多いので，問診をていねいに行うことが大切ですね。他に，頭痛の原因としてどのような疾患を考えましたか？

T：発症様式が急性であり，緊急性の高い頭痛として急性緑内障も考慮しなければいけませんが，Aさんの痛みの部位は右側前頭部でした。眼窩部の痛みではありませんでしたし，視力の低下や結膜充血などの随伴症状もありませんでしたから，緑内障発作もあまり考えにくいのではないでしょうか。

C：問診と身体診察を合わせて考えてアセスメントできていますから，とってもいいと思いますよ。

T：問診と身体診察からは，一次性頭痛が考えられると思います。

C：一次性頭痛には緊張性頭痛，片頭痛，群発頭痛がありますね。

T：頭痛は拍動性でしたから，緊張性頭痛は考えにくいのではないでしょうか。閃輝暗点の前兆があり，光と音で増悪していたので，片頭痛の可能性が高いのではないかと思いました。

C：そうですね。痛みの性質についてもよく観察できていると思いますよ。

T：ありがとうございます。

C：診察を待っている間に，意識状態や頭痛の程度が変化する場合がありますから。待ち時間が長くなるようであれば，適宜声をかけるようにし，繰り返し状態を確認しておきましょう。

T：そうか。問診や身体診察は，一度行ったからといって安心するのではなく繰り返すことが大切なんですね。

C：では，担当の医師にフィジカルアセスメントの結果を伝えましょう。

T：はい，そうします。

【文　献】
1) 日本頭痛学会：慢性頭痛の診療ガイドライン2013，2013.
　 https://www.jhsnet.org/guideline_GL2013.html
2) 国際頭痛学会・頭痛分類委員会，日本頭痛学会（新国際分類普及委員会）・厚生労働科学研究（慢性頭痛の診療ガイドラインに関する研究班）訳：国際頭痛分類 第2版（ICHD-Ⅱ），日本頭痛学会誌，31（1），2004.
　 https://www.jhsnet.org/gakkaishi/jhs_gakkaishi_31-1_ICHD2.pdf
3) 下村登規夫・他：鳥取県西部における片頭痛の疫学的検討，頭痛研究会誌，19：93-95，1992.
4) 池松裕子・山内豊明編：症状・徴候別アセスメントと看護ケア＜BN books＞，医学芸術新社，2008，p.510-511.
5) Guitera V, Muñoz P, Castillo J, et al：Quality of life in chronic daily headache: a study in a general population, *Neurology*, 58（7）：1062-1065, 2002.
6) 福武敏夫：今冬の低温気象は若年成人の緊張型頭痛を増加させた，神経治療学，23（3）：310，2006.

12 排尿障害

排尿障害のある人へのアプローチ

　尿が漏れる，尿が出ないなどの排尿障害は，男女共によくみられる症状で，加齢に伴い増加する。高齢男性では前立腺肥大に関連するもの，高齢女性では骨盤底筋の脆弱化や閉経後の女性ホルモン減少による下部尿路機能の低下などに関連するものが多い。排尿障害は，日常生活を送るうえで，活動意欲の低下，寝たきりの助長など，生活の質を大きく左右する。医療面接では，排尿の回数・時間・1回量，残尿感，疼痛，夜間帯の排尿回数など直接，排尿にかかわる情報に加え，日常生活リズム，運動習慣，睡眠習慣，精神状態などのライフスタイルの情報を収集する。

　フィジカルアセスメントの実施では，特に下腹部の緊満症状に注意する。腹部の緊満は，膀胱の尿の貯留だけでなく，腸管浮腫，便秘による便塊，腹水貯留なども考えられる。また，基礎疾患に関連する徴候や合併症の有無など，原因が複数併存することを念頭に置いてフィジカルアセスメントし，検査の選択や，本人・家族への支援を行う。

1 排尿障害とは

　排尿障害は，排尿中枢をつかさどる大脳，神経路が走る脊髄，尿を生成する腎臓，尿が通過する尿管，尿をためる膀胱，排尿路の尿道，排尿調節をする骨盤底筋群，心因性の問題などのどこかが障害されて出現する。本項では，膀胱または尿道の形態的・機能的異常に起因する排尿異常を排尿障害とする。

表12-1 排尿障害の分類

下部尿路障害	症状名	状態
蓄尿障害 （尿失禁）	切迫性尿失禁 腹圧性尿失禁 溢流性尿失禁 昼間頻尿 夜間頻尿	排尿を抑制できないことにより尿が漏れる状態 咳・体動などに伴う腹圧上昇により尿が漏れる状態 膀胱内に尿が充満し膀胱の収縮を伴わず尿が漏れる状態 起きている間の排尿回数が多い 夜間1回以上排尿のために起きる
尿排出障害	尿閉 残尿 排尿困難	膀胱内に尿があるにもかかわらず排尿できない状態 尿を完全に排出できず，膀胱内に残っている状態 遷延性排尿（遅延性排尿）：排尿に時間を要する状態 苒延性排尿（延長性排尿）：排尿時間が長くかかる状態

排尿障害は，膀胱に尿をためる機能に障害がある場合の蓄尿障害（尿失禁）と，尿を排泄する機能に障害がある場合の尿排出障害の2つに大別される（表12-1）。

蓄尿障害とは，不適切な時間や場所で尿が不随意に流出する状態である。尿意切迫感を主症状とし，頻尿や夜間頻尿を伴う。切迫性尿失禁を伴う状況は，過活動膀胱症候群とよばれる。

尿排出障害は，障害の程度により，尿閉，残尿，排尿困難に分かれる。

2 トリアージ

突然に発症した尿閉や骨盤骨折などの外傷性の血尿，我慢できないほどの腰背部の激痛がみられた際には，まずはバイタルサインを確認する。下腹部・陰部・殿部・腰背部の外傷の有無，内出血・膨隆の有無，全身の循環血流量低下のサイン（低血圧や頻脈など）を確認し，早急に適切な処置を行う。

＜ドクターコール＞

患者の状態	疾患・病態
長時間尿が出ない	急性尿閉*
無尿で尿意がない，下腹部に緊満がない，つじつまの合わないことを言う，顔が腫れてきた，食事摂取ができない	急性腎不全など尿毒症の可能性
外傷に伴う尿量減少，血尿	骨盤骨折などによる尿道損傷・膀胱損傷・腎損傷の可能性
腰背部の激痛	腎梗塞・水腎症（結石，腫瘍）の可能性
高熱を伴う排尿時痛，外陰部痛	尿路感染症（急性腎盂炎，急性前立腺炎，急性膀胱炎など）の可能性

＊急性尿閉：高齢男性に多くみられ，尿意があっても尿が出ず，尿意の訴えがなくても不穏な症状がある状態で，抗コリン作用のある薬の内服，飲酒などをきっかけに発症する。下腹部正中の球状腫瘤で緊満した膀胱を触れる

＜次の場合はすぐに受診＞

外傷や疼痛がみられない場合でも，血尿や内膿尿が続く場合はすぐに受診する。

3 排尿障害を起こす疾患

排尿障害を起こす疾患を表12-2に示す。

4 排尿障害のある患者の健康歴の聴取

排尿障害のある患者の医療面接では，まず膀胱，尿道，腎臓，尿管，神経系などの障害部位を鑑別する。また，器質性障害なのか機能性障害なのか，心因性の問題があるのかを

表12-2 排尿障害を起こす疾患

蓄尿障害 (尿失禁)	尿道括約筋損傷	外傷,手術,膀胱外反症
	下部尿路閉鎖	前立腺肥大,前立腺がん,前立腺炎 尿道狭窄,尿道周囲膿瘍,尿道断裂,尿道結石 膀胱結石,膀胱腫瘍,膀胱結核,膀胱頸部硬化症
	骨盤底筋の脆弱化	多産婦,高齢女性,婦人科手術後
	排尿筋異常	膀胱炎,尿道炎,前立腺炎,膀胱結石,膀胱腫瘍 多発性硬化症,パーキンソン病,シャイ-ドレーガー症候群 脳血管障害,脳腫瘍,正常圧水頭症,多発性ラクナ梗塞 子宮がん・直腸がん術後,糖尿病,二分脊椎,頸部脊椎症
	その他	乳幼児,心理的要因(夜尿症)
	薬剤	抗コリン薬(溢流性尿失禁,尿閉) 抗不整脈薬(溢流性尿失禁,尿閉) Ca拮抗薬(溢流性尿失禁,尿閉) α刺激薬,β刺激薬(溢流性尿失禁,尿閉) α遮断薬(尿道の緊張低下)
尿排出障害	下部尿路閉塞	前立腺肥大,前立腺がん,前立腺炎 尿道狭窄,尿道周囲膿瘍,尿道断裂,尿道結石 膀胱結石,膀胱腫瘍,膀胱結核,膀胱頸部硬化症
	排尿筋機能低下	下位脊髄疾患:馬尾腫瘍,脊椎椎間板ヘルニア,二分脊椎 末梢神経障害:糖尿病,帯状疱疹,直腸がん・子宮がん術後 脳血管障害急性期,脊髄損傷急性期 脳腫瘍(小脳,延髄,橋)
	薬剤	かぜ薬,抗不整脈薬,抗うつ薬,抗ヒスタミン薬など
	精神的要因	認知症,精神科系疾患

イメージし,その人の全体像をとらえていく。OLDCARTSを利用してアセスメントする。

1) いまある症状のアセスメント(現症)

(1) Onset(症状の始まり)

> **質問例**
> 「いつから症状が始まりましたか?」
> 「最終の排尿は何時でしたか?」
> 「以前にも同じような症状がありましたか?」
> 「排尿回数の変動はありますか?」
> 「急激に始まりましたか? 徐々に起きたのですか?」

　突然発症の尿閉は緊急性が高く,迅速で適切な処置が必要な場合がある。尿閉では,まず尿の生成があるかどうかを確認し,無尿であれば下部尿路の問題だけでなく,その上部の腎臓の障害を疑う。尿意があり下腹部に緊満がみられる場合は,カテーテルによる導尿が必要になることがある。一方,糖尿病や脳血管障害後遺症などに起因する神経因性膀胱では,症状がはっきりせず様々な発症様式を示す。

(2) Location（部位）

> **質問例**
> 「どこが痛みますか？ 痛い場所をさしてください」
> 「下腹部に張りがありますか？」

　痛みがある場合は，下腹部，会陰部，尿道，外尿道口のいずれかを確認し，炎症部位，閉塞部位を鑑別していく。下腹部の膨隆・緊満は，尿の生成および尿の貯留があることを示す。下腹部に膨隆がなく長時間の排尿がない場合は，尿を生成する腎臓の異常などを考え，腎性，腎前性，尿管閉塞などを鑑別する。

(3) Duration（持続時間）

> **質問例**
> 「症状はどれくらい持続していますか？」
> 「最終排尿から何時間経過しましたか？」
> 「排尿を終えるのに，時間はどのくらいかかりますか？」
> 「排尿が始まるまでに，どのくらい時間がかかりますか？」

　疼痛があれば，突発的な疝痛か，間欠的なものか，排尿時だけ痛みがあるかを確認する。尿閉の場合は，排尿がなくなってからの経過時間を確認する。

(4) Characteristic（特徴）

> **質問例**
> 「IPSS 1～7までの合計点数で何点ですか？」
> 「排尿状態のQOLスコアで，どう感じますか？」
> 「OABSSで何点ですか？」

　排尿障害は1つの症状だけでなく重複することが多いため，様々なスクリーニング目的の質問表が開発されている。中高年男性では国際前立腺スコア（International Prostate Symptom Score：IPSS，表12-3）とQOL（Quality of Life）スコア（表12-4）をもとに前立腺の評価をする。また，男女共に，過活動膀胱症状質問票（Overactive Bladder Symptom Score：OABSS，表12-5）[1]も広く用いられる。

(5) Alleviating/Aggravating（寛解・増悪因子）

> **質問例**
> 「夜間の排尿回数が多いですか？ 日中の排尿回数が多いですか？」
> 「尿漏れは，運動時や重い物を持ったときに起こりますか？」
> 「尿漏れは，咳嗽やくしゃみの際に起こりますか？」
> 「飲酒後の排尿に変化はありますか？」
> 「最近，かぜ薬などの薬を飲みましたか？」

　いつ，どんなときに症状が出現する頻度が高いのか，改善する因子があるのかを確認する。

表12-3 国際前立腺症状スコア（IPSS）

1. 過去1か月間で，排尿後，尿がまだ残っている感じがありましたか
2. 過去1か月間で，排尿後2時間以内にまたトイレに行きたくなったことがありますか
3. 過去1か月間で，排尿の途中に尿が途切れることがありましたか
4. 過去1か月間で排尿を我慢するのがつらいことがありましたか
5. 過去1か月間で尿の勢いが弱いことがありましたか
6. 過去1か月間で排尿開始時にいきむ（きばる）必要がありましたか
7. 過去1か月間で，夜寝てから朝起きるまで何回トイレに行きましたか（回数=点数）
　0：なし，1：あまりない（5回に1回未満），2：時々ある（2回に1回未満），
　3：4回に1回くらい，4：しばしばある（2回に1回以上），5：ほとんどいつも
　IPSSの合計点から症状の程度を3段階に区分する。
（0〜7点：軽度，8〜19点：中等度，20〜35点：重度）

表12-4 排尿状態のQOLスコア

現在の排尿状態が，今後一生続くとしたらどう感じますか
 0：うれしい　1：満足　2：大体満足　3：満足・不満足どちらでもない
 4：不満気味　5：気が重い　6：つらい
QOLスコアは現在の排尿状態に対する患者自身の満足度を表す指標で，0点(大変満足)から6点(大変不満)までの7段階で評価し，軽症（0〜1点），中等症（2〜4点），重症（5〜6点）に区分する。

表12-5 過活動膀胱症状質問票（OABSS）

質問	症状	頻度	点数
1	朝起きたときから寝るときまで，何回くらい尿をしましたか	7回以下	0
		8〜14回	1
		15回以上	2
2	夜寝てから朝起きるまでに，何回くらい尿をするために起きましたか？	0回	0
		1回	1
		2回	2
		3回以上	3
3	急に尿がしたくなり，我慢が難しいことがありましたか	なし	0
		週に1回より少ない	1
		週に1回以上	2
		1日1回くらい	3
		1日2〜4回	4
		1日5回以上	5
4	急に尿がしたくなり，我慢できずに尿を漏らすことがありましたか	なし	0
		週に1回より少ない	1
		週に1回以上	2
		1日1回くらい	3
		1日2〜4回	4
		1日5回以上	5
		合計点数	点

日本排尿機能学会過活動膀胱ガイドライン作成委員会編：過活動膀胱診療ガイドライン，ワイリー・ジャパン，2005．より引用

（6）Radiation（放散痛）

> **質問例**
> 「左右の背部や腰部に広がる痛みはありますか？」
> 「下腹部に広がる痛みがありますか？」
> 「陰部全体に痛みが広がりますか？」
> 「両下肢に疼痛やしびれが放散しますか？」

　腎結石や尿管結石時には，背部や腰部に叩打痛がみられる。また，炎症や腫瘍の影響によって，腫脹や痛みが生じる場合もある。

（7）Timing（タイミング）

> **質問例**
> 「いつ症状が起こりますか？」
> 「夜間の排尿回数が多いですか？　日中の排尿回数が多いですか？」
> 「下着やパッドの交換回数や時間は？」
> 「尿漏れは，運動時や重い物を持ったときに起こりますか？」
> 「尿漏れは，咳嗽やくしゃみの際に起こりますか？」
> 「飲酒後の排尿に変化はありますか？」

　蓄尿障害は，いつ，どのような状況で起こるかにより失禁の性質がわかる（表12-1参照）。

（8）Severity（程度）

> **質問例**
> 「今までで一番痛いと感じた痛みを10とすると，今の痛みは1〜10のどの程度ですか？」
> 「以前と比較して症状はどうですか？」

　疼痛や尿漏れの程度，下腹部の腫れなどを確認する。

＜随伴症状＞

　排尿障害は下部尿路の通過障害以外に，炎症性，感染症，結石や腫瘍などの異物，外傷性の尿路組織の損傷，腎不全などの基礎疾患により出現することがある。以下のような排尿障害に随伴する基礎疾患の症状について，医療面接で確認する。

・発熱→急性前立腺炎の可能性。
・肉眼的血尿→膀胱がん・膀胱結石・膀胱異物・膀胱組織損傷の可能性。
・排尿後の不快感や頻尿傾向がある→膀胱結石・膀胱炎の可能性。
・夜間の頻尿傾向がある→前立腺炎・前立腺がんの可能性。
・尿の混濁，悪臭，排尿痛→膀胱炎・尿道炎・膀胱結石の可能性。
・末梢神経障害による感覚障害→糖尿病の可能性。
・病的反射の亢進→脳血管疾患・神経系の異常の可能性。

2）排尿障害の生活への影響

　排尿障害は日常生活の身体活動や社会活動に影響するだけでなく，対人関係においても支障をきたし，気分の落ち込み，抑うつ症状などの精神面への影響も少なくない。夜間頻尿がある場合は睡眠障害の原因となり，尿意切迫感がある場合は外出や運動を避け，筋力低下や認知症を助長する。

　介護者にとっても，頻回なトイレ誘導や尿汚染に対する清潔援助，排泄ケア時間の増加などの介護負担が大きくなる。家族介護力の不足や，地域の介護・看護サービスなど社会資源の不足した環境下では，おむつもしくはカテーテルを留置するケースが多く，さらなるQOLの低下を助長することになる。

3）既往歴

　既往歴については，以下のような点を意識して確認する。
- 尿閉や無尿の既往の有無。
- 手術中のカテーテル留置の既往➡尿道狭窄の可能性。
- 経尿道的内視鏡手術の既往➡尿道狭窄・尿失禁の可能性。
- 尿道炎などの尿路感染症の既往➡繰り返す尿路感染症の可能性。
- 全身性疾患・神経系疾患・糖尿病の既往➡神経因性膀胱の可能性。
- 骨盤内手術歴➡神経因性膀胱の可能性。
- 月経周期，妊娠・分娩歴。

4）家族歴

- 脳血管障害，神経・筋疾患，糖尿病，膠原病などの全身性疾患の有無。
- 直腸がんや膀胱がんなどの腫瘍の有無。
- 先天性・遺伝性の腎疾患，脊髄疾患などの有無。

5）個人歴・社会歴

- 家族構成（高齢独居），認知症・精神疾患の有無。
- 嗜好（喫煙，飲酒，食生活の偏り）➡脳血管障害・膀胱がんのリスク状態。
- アルコール➡急性尿閉のリスク状態。
- 生活習慣（運動習慣）➡生活習慣病（糖尿病，腎臓疾患など）のリスク状態。
- 職業歴，膀胱がんなどの環境特性，腎毒性物質（重金属，リチウム，パラコート，有機溶剤など）の使用。
- 薬剤服用習慣➡急性尿閉のリスク状態。
- 認知症，意欲低下，心因性の変化，ひきこもり➡うつ病のリスク状態。

6）Review of systems（ROS）

- 発熱，発汗➡炎症性・感染性疾患の可能性。
- 浮腫，体重増加・減少➡腎臓機能低下・腫瘍の可能性。
- 麻痺，しびれ➡脳神経疾患・脊髄系の疾患・糖尿病の可能性。

- 尿量減少→心機能低下・循環血漿量低下・出血・脱水の可能性。
- 頻尿→慢性閉塞性肺疾患（chronic obstructive pulmonary disease：COPD）・過換気症候群の可能性。
- 慢性の便秘→パーキンソン病などの神経疾患の可能性。
- 歩行障害→神経・筋疾患，骨疾患の可能性。
- 意欲の低下，尿意の消失→認知症・精神疾患の可能性。

5 フィジカルアセスメント

排尿障害では，前述のように脳神経系の疾患が原因となる場合があるので，バイタルサインの評価と下腹部のフィジカルアセスメントが中心となる。

1）手　順

病歴の聴取を念頭に診察を始めるが，まずバイタルサインを確認し，その後「視診→聴診→打診→触診」を腹部全体に進めていく。以下，下腹部にポイントをしぼって解説する。

下腹部および陰部，肛門部のフィジカルアセスメントの際の体位は，仰臥位で膝を曲げて腹部の緊張を取り除いた状態で行う（腹部のフィジカルアセスメントおよび聴診はp.253を参照）。

2）下腹部の視診・打診・触診

（1）下腹部の視診

正常からの逸脱

- 腹部膨満，肥満，手術瘢痕→骨盤内手術による骨盤底組織の断裂や脆弱性・神経系の切断の可能性。

（2）下腹部の打診

膀胱内に200～500mLの残尿がある例では，腹部の膨隆や尿意の訴えがない場合もあるので，下腹部の打診により濁音を確認する。200mL未満の残尿を身体所見で判断することは難しいので，膀胱部の超音波検査が必要となる。

（3）下腹部の触診

正常からの逸脱

- 圧迫すると疼痛や尿意を訴える→無尿か尿閉の可能性。

3）外陰部の視診と触診（尿を膀胱にためた状態で行う）

（1）外陰部の視診

正常からの逸脱

- 外尿道口の異常→尿道カルンクル（外尿道に発生する良性腫瘍）の可能性。
- 尿道口の発赤・腫脹・疼痛・排膿→淋菌性・クラミジア性尿道炎の可能性。
- 腹圧をかけると，腟前壁の下垂・突出がある→膀胱瘤・尿道瘤・腹圧性尿失禁の可能性。

> **コラム　導尿時の血圧低下に注意**
>
> 導尿により腹部膨満感は一気に改善するが，時に急激な腹腔内圧の低下により，低血圧発作を起こすことが知られている．血圧の変動に注意しながら行い，急激な血圧低下に対処できるよう準備を整える．

・咳嗽をしてもらい尿道口からの尿噴出・漏出がある→腹圧性尿失禁の可能性．
・外陰部の手術痕→骨盤底支持組織の切断や脆弱化・エストロゲン作用の不足．
・生殖器の異常→性器脱（膀胱瘤，直腸瘤，子宮脱）の可能性．

（2）外陰部の触診

正常からの逸脱

・尿道部の腟前庭を圧迫して，尿や膿が出る→尿道憩室などの可能性．

4）前立腺の触診

　排尿後，仰臥位で膝を立てて膝を開き，腹部の緊張をとる．検者は患者の右側方に位置し，ゴム手袋をした示指にゼリーなどの潤滑剤を塗り，肛門内に挿入する．肛門括約筋の緊張度や球海綿体筋反射の有無を確認する．
　正常の前立腺は，大きさがクルミ大，表面は平滑，中央に縦走する中心溝を触知する．

正常からの逸脱

- 前立腺肥大症：腫大した前立腺（小鶏卵大＜鶏卵大＜超鶏卵大），表面平滑，弾性硬，圧痛はない．
- 前立腺がん：軟骨様硬〜石様硬．表面は凹凸不整化，境界不明瞭化．

5）直腸，その他

- 神経因性膀胱：S2-4領域の知覚障害，肛門括約筋の緊張，肛門反射などの低下や消失．神経因性膀胱が疑われた際には，歩行状態，知覚・運動麻痺の程度，膝蓋腱反射，アキレス腱反射などを評価し，脳血管障害や脊髄損傷の有無などを確認する．

6　臨床推論トレーニング

　排尿障害を訴えるケースをもとに，健康歴の聴取，フィジカルアセスメントの実践例を紹介する．
　訪問看護ステーションに勤務している看護師のAさんは，訪問介護員から「患者の尿が出ていない」と連絡を受けた．Aさんはフィジカルアセスメントの能力を高めたいと日頃から考えていたので，この機会に同じ訪問看護ステーションに勤務する，大学院のNP（Nurse Practitioner）養成コースを修了したKさんに同行を依頼した．

●患者の状態

Sさん，86歳，男性。糖尿病，前立腺肥大症，脳梗塞後遺症があり，訪問看護や訪問介護を利用し療養生活をしている。主介護者の妻は90歳と高齢で腰痛がある。排泄はおむつを使用して管理しているが，頻回のおむつ交換ができない状態であり，訪問介護員の1日2回，朝・夕の訪問までおむつ内に失禁したまま経過することが多い。尿取りパッドには臭気があり，汚垢が多くみられていた。昨日，不眠のため飲酒したとの発言がある。訪問介護員により今日は朝・夕ともに尿が出ていないと連絡が入る。バイタルサインは体温37.2℃，血圧145/90mmHg，脈拍80回/分，呼吸18回/分，SpO_2 98％であった。

Aさんは指導者Kさんと共にSさんの自宅を訪問し，尿が出ていないことから，緊急性も考えて症状を尋ねていった。

Sさんは今朝から下腹部の張りと軽度疼痛を自覚している。7時に訪問介護員が訪問した際には尿取りパッドに排尿はなかった。同日16時にも同様に排尿がないことを確認した。尿意は80歳時の脳梗塞発症後から自覚できなくなっている。

以上，AさんはSさんの情報収集を行い，指導者Kさんに報告した。

K：ここまでの情報から，すぐに医師に連絡する必要があると思いますか？

A：バイタルサイン上からは，ショックなどの状態ではないと思いますが，排尿がない時間が9時間以上経過していること，下腹部に膨隆がみられ，尿の貯留があることから尿閉状態であると考えます。尿閉の原因について情報収集をしつつ，早急に医師へ報告する必要があると考えます。

K：それでよいと思います。尿閉の原因を明らかにするために「OLDCARTS」で整理してみましょう。

AさんはKさんからアドバイスを受け，情報を整理した。皆さんもどの情報がたりないのか，一緒に考えてみてください。

●OLDCARTSによる情報整理

AさんがOLDCARTSで整理した内容は，以下のとおりである。下線の部分は，最初の情報収集で得られなかった内容である。

O（症状の始まり）：今日は朝・夕ともに尿が出ていない。今朝から下腹部の張りと軽度疼痛を自覚している。

L（部位）：下腹部の張りと軽度疼痛。

D（持続時間）：今日は朝・夕ともに尿が出ていない（7〜16時，排尿なし）。下腹部の張りと痛みは現在もある。最終排尿時間は不明。

C（特徴）：尿取りパッドに尿漏れはない。普段，尿意は自覚できない。

A（寛解・増悪因子）：昨夜は不眠のためアルコールを摂取した。

R（放散痛）：下腹部全体に放散する軽度疼痛。

T（タイミング）：今朝から徐々に下腹部が張ってきている。

S（程度）：今朝から徐々に下腹部が張ってきている。疼痛は軽度あり。痛みは10段階のスケールで3/10レベル。現在は4/10レベル。
　＜随伴症状＞
　　最近，夜間に寝つけない状態が続いている。2週間前から妻のもの忘れが多くなっており，心配している。糖尿病管理をしているが，薬の服用忘れが多くなっている。両足底の感覚がわかりにくくなってきている。
　　排便習慣が不規則で，慢性の便秘状態にあり，5日間排便がなく経過している。排便は週1回，訪問看護師により摘便を受けている。70歳代から前立腺肥大を指摘されていた。80歳で脳梗塞発症後，左片麻痺状態となる。

Ⓐ：こうしてみると，多くの情報が抜けていたことがわかります。
Ⓚ：「OLDCARTS」など系統的に情報を収集するツールが有効ということがわかりますね。排尿がなかった時間については，最終排尿時間がわかる場合はその時間も記録します。
Ⓐ：はい。妻は認知症のため，おむつ交換をしたのか確認できませんでした。
Ⓚ：では，semantic qualifier（SQ）を使って記録してみましょう。患者さんに症状を尋ねるときは，患者さん自身の言葉で語ってもらいますが，記録は簡潔でわかりやすいことが大切です。
Ⓐ：はい。
Ⓚ：一緒に，既往歴などアセスメントした内容を記載してみてください。

●semantic qualifier（SQ）を用いた記録

Aさんは，以下のように情報を記録した。

- ●**現在の症状**：Sさん，86歳，糖尿病，前立腺肥大症，脳梗塞後遺症にて自宅療養中。今朝7時～16時（9時間）排尿なし。下腹部に膨隆および疼痛を自覚しており，徐々に膨隆および疼痛症状ともに増大。80歳で脳梗塞発症後，尿意不明瞭，便秘傾向。左片麻痺あり。HbA1c 8.0，両足底に感覚障害の自覚あり。服薬アドヒアランス不良。不眠傾向あり。昨日は日本酒500mL飲酒。主介護者（妻）の認知症症状に対して不安感あり。処方薬の変更なし。
- ●**既往歴**：60歳で糖尿病，70歳で前立腺肥大，80歳で脳梗塞。
- ●**内服薬**：シタグリプチンリン酸塩水和物，クロピドグレル。
- ●**アレルギー**：なし。
- ●**入院歴**：60歳で糖尿病，70歳で前立腺肥大，80歳で脳梗塞治療。
- ●**家族歴**：父は脳梗塞，前立腺がん。母は糖尿病，高血圧。兄弟は前立腺がん。
- ●**バイタルサイン**：T 37.2℃，BP 145/90mmHg，P 80回/分，R 18回/分，SpO_2 98％。

Ⓚ：よく整理されていますね。排尿障害では，様々な原因が併存していることもあるので，フィジカルアセスメントで確認していきましょう。
Ⓐ：頑張ります。

●フィジカルアセスメントの実施

Aさんは，脳梗塞の既往があること，糖尿病があることを念頭に置き，フィジカルアセスメントを進めた。

＜フィジカルアセスメントの結果（下腹部，外陰部，直腸）＞

- **●全身状態**：80歳代，男性でやせ形。表情は苦痛様表情軽度あり。最近睡眠不足で，日中も終日床上にて経過。アルコール口臭あり。左片麻痺の状態は増悪なし。両足底の感覚障害は以前より増悪なし。
- **●下腹部**
  視診：膨部膨満あり，腹痛は3〜4/10レベルで徐々に増悪している持続痛あり。手術瘢痕なし。
  聴診：腸雑音弱。
  打診：濁音あり。
  触診：圧迫すると疼痛増強。尿意は自覚できない。
- **●外陰部**：外尿道口の異常なし。尿道口の発赤・腫脹・疼痛・排膿なし。手術痕なし。血尿なし。陰嚢腫瘍・発赤なし。皮膚色調変化はみられない。
- **●直腸**
  前立腺の性状：小鶏卵大，表面平滑，弾性軟〜軽度硬い，境界明瞭。
  肛門括約筋の緊張：過緊張状態あり，肛門反射あり。
  外・内痔核なし，直腸脱はみられない。
  硬便多量にあり，出血などはみられない。

●臨床推論

K：限られた時間で最小限のアセスメントはできたと思います。
A：ありがとうございます。
K：尿が出ない患者でまず確認することは何ですか？
A：尿ができているのか，尿ができていないのかを確認します。
K：Sさんに尿の生成はありますか？
A：尿意は80歳頃から自覚できないので，他覚的な判断が必要でした。下腹部の膨隆があること，下腹部の打診で濁音を確認できたことから，膀胱内の尿の貯留を確認しました。
K：では尿閉の原因として，どのようなことが考えられますか？
A：高齢男性であることから，前立腺肥大の増悪や前立腺炎，前立腺腫瘍，尿路感染症，糖尿病の末梢神経障害の増悪，脳梗塞再発による排尿筋機能低下，中枢神経障害などの神経因性膀胱の増悪などがあります。
K：たくさんあがりましたね。そのほかにはありますか？
A：かぜ薬などの副作用がありますが，Sさんは薬の変更はありません。ただ，薬の管理をしている妻が最近もの忘れが多く，薬の準備を忘れるため，内服忘れがあります。
K：尿閉の原因となりうる薬物は抗精神病薬，麻薬系鎮痛薬，Ca拮抗薬やかぜ薬などの抗

コリン作用のある薬物でみられます。在宅療養生活をしている人は，家族が市販薬を買ってきていたり，本人以外の家族の薬を用いたりすることがあるので，処方薬の変更の有無だけを確認するのでは不十分なこともあります。

A：はい。それと，最近，妻のもの忘れが多くなってきたので心配していること，夜間に眠れないなどの精神的ストレスも原因でしょうか？

K：そうですね，心因性も1つの原因となります。それ以外には何かありますか？

A：アルコール摂取でしょうか？

K：アルコールも尿閉の原因になります。アルコールは，膀胱の排尿筋の収縮を抑えること，利尿効果により尿が大量に膀胱に流れ込み膀胱が急速に膨らむことで，排尿筋の働きを低下させる作用があります。また，前立腺のうっ血やむくみを生じ，前立腺肥大を助長します。

A：最近，不眠傾向だったので，久しぶりに昨日多量にアルコールを摂取したとあります。男性の場合，前立腺肥大の人が多いことは知っていますが，アルコールを摂取する人も多いのではないでしょうか？

K：そうですね。ですから，日常の生活指導が重要になります。在宅では，本人だけでなく家族への説明も大切ですね。最近は，一人暮らしや夫婦共に認知症などの家庭が多いので，訪問の際繰り返し日常生活習慣の確認や説明・指導が必要ですね。

A：病棟では一次的な説明や指導しかできない面がありますが，在宅では繰り返し確認や説明する機会があるので，継続的なかかわりができますね。

K：そうですね。ではＳさんの状態を主治医に報告・相談して，必要ならば導尿の準備をしましょう。

【文　献】
1）日本排尿機能学会過活動膀胱ガイドライン作成委員会編：過活動膀胱診療ガイドライン，ワイリー・ジャパン，2005．

13　発　　熱

> 　**発熱している人へのアプローチ**
>
> 　発熱は，最も一般的な臨床症状であり，米国のデータでは患者が救急外来を受診する理由の第3位となっている[1)2)]。発熱の原因は，感染症，手術，外傷，悪性腫瘍，薬剤熱，膠原病など多彩であるが，入院患者の発熱の原因の37〜74％は感染症である[3)]。発熱を呈し，かつ緊急性の高い病態（敗血症性ショックなど）も感染症に多いので，発熱患者をみたら，まずは感染症を検索する。一般外来における感染症の多くは，ウイルス性上気道感染など予後良好な疾患であるが，入院患者の場合は，細菌・真菌を起因菌とする医療関連感染と，院外持ち込みの市中感染の両方の可能性を鑑別していかなければならない。
> 　発熱患者へのアプローチは，的を絞った医療面接，頭の先からつま先までの系統だったフィジカルイグザミネーションが重要である。

　① 発熱とは

　発熱とは，内因性サイトカインに反応して起こる体温の上昇である[4)]。マクロファージや単球が病的原因に刺激されサイトカインを産生すると，視床下部の体温調節中枢のセットポイントが正常より高いレベルに設定され，体温が上昇する。18〜40歳の健常者の平均口腔温度は36.8±0.2℃，日内変動（朝＜夜）の幅は0.5〜1.3℃といわれている[5)]。

　体温の測定値は，測定部位によって異なる（直腸温＞鼓膜温＞口腔温＞腋窩温）。国内では腋窩温の測定が一般的で，その正常範囲は臨床的に36.0〜37.0℃であり，直腸温より0.5℃低いとされる。体温の評価は，環境因子，年齢，代謝，運動，日内変動，月経周期による月変動（女性の場合）を加味する。

　② トリアージ

　まず重症かどうかを見た目で判断し，バイタルサインの異常がないかをチェックする。
＜ドクターコール＞
　以下の場合は，敗血症や中枢神経感染症など，生命にかかわる重篤な感染症を起こしている可能性があるため，速やかにドクターコールする。また，第一印象で患者がぐったり

表13-1 全身性炎症反応症候群(SIRS)の診断基準

体 温	>38℃ または <36℃
心拍数	>90回/分
呼吸数	>20回/分
白血球数	>12,000/mm³ または <4,000/mm³ または 未熟顆粒球>10%

以上のうち，2項目以上に該当するものをSIRSと診断する

している，つらそうにしている場合は，以下の項目を満たさなくても重篤な病態が隠れていることがあるので，注意深い観察が必要である。

患者の状態
呼びかけに対して反応なし，意識レベルの低下
全身性炎症反応症候群（systemic inflammatory response syndrome：SIRS，表13-1）の診断基準を満たす場合
好中球減少症患者の発熱
連続携行式腹膜透析（continuous ambulatory peritoneal dialysis：CAPD）患者の腹痛と発熱

＜全身状態が安定している場合は通常受診＞

全身状態が安定していれば，通常の受診を勧める。全身状態が安定していても，コントロール不良な糖尿病患者や，大量アルコール摂取者，海外渡航歴のある人の発熱は，将来，重篤化するリスクが高いため，早めに医師の診察を受けるよう指導する。

＜感染管理の観点から＞

集団感染を予防する目的で，感染力の強い感染性疾患が疑われるケースをトリアージし，伝播経路を適切に遮断する。この場合に想定すべき感染症は，インフルエンザ，結核，感染性胃腸炎，麻疹，水痘，風疹，流行性耳下腺炎，クロストリジウム・ディフィシル関連下痢症などである。

3 発熱を起こす疾患

上述したように，発熱を起こす疾患は，感染症，膠原病，悪性腫瘍など幅広い。臨床では，随伴症状などできるだけ多くの情報を統合して，発熱の原因をアセスメントする。なかには38.3℃以上の発熱が3週間以上続き，1週間の入院下での検査を行ってもなお診断名が確定しない「不明熱」がある[6]。不明熱の原因は，感染症47％，膠原病18％，悪性腫瘍6％であったという報告[7]がある。

発熱性疾患の主なものとその臨床症状，身体所見を表13-2に示す。

表13-2 発熱を起こす疾患

	疾患	症状・特異的エピソード	発熱以外の身体所見
感染症	**中枢神経感染症**		
	髄膜炎，脳炎，脳膿瘍	・頭痛，光過敏，記憶障害	・嘔吐，けいれん，項部硬直，神経学的異常，筋力低下，知覚低下，意識障害
	呼吸器感染		
	副鼻腔炎	・膿性鼻漏，後鼻漏 ・7日以上続くかぜ ・5日目に増悪するかぜ ・かぜにしては重症	・下を向くと増強する頭痛 ・副鼻腔部・顔面の圧痛・打痛
	中耳炎	・耳漏，耳痛，聴力障害 ・子どもの場合，耳を叩くしぐさ	・鼓膜の発赤・腫脹，鼓膜内の滲出液
	咽頭炎	・咽頭痛，嚥下痛	・滲出性扁桃炎，頸部リンパ節腫脹
	気管支炎，肺炎	・咳，痰，呼吸困難感，吸気時胸痛	・呼吸数増加，ラ音，打診で濁音
	尿路感染		
	腎盂腎炎	・側腹部・背部の痛み	・肋骨脊柱角（CVA）叩打痛
	前立腺炎	・下腹部痛，排尿時痛	・直腸診で前立腺圧痛
	腹腔内感染		
	胃腸炎，虫垂炎，胆道系感染，憩室炎	・腹痛，下痢，嘔吐	・腹膜刺激症状，マーフィー徴候，黄疸，マックバーニー点の圧痛 ・ブルンベルグ徴候
	特発性細菌性腹膜炎	・肝硬変患者の腹痛	・腹水増加
	血流感染・全身の感染症		
	感染性心内膜炎	・胸痛，動悸，呼吸困難 ・歯科治療歴	・心不全症状：浮腫，心雑音，水泡音 ・塞栓症状：呼吸困難，片麻痺，構音障害，頭痛，項部硬直，意識障害，腹痛，腹膜刺激症状，ジェーンウェー斑点（指趾の無痛性紅斑），オスラー結節（指趾の有痛性小結節），ロート斑（中心部が白色の眼底出血性梗塞），糸球体腎炎，関節炎
	毒素性ショック症候群	・下痢，嘔吐	・突然の高熱（>39℃），低血圧 ・びまん性斑状紅皮症
	結核	・結核菌への曝露歴，高齢，易感染状態，ステロイド治療，胃切除後 ・体重減少，食欲不振，寝汗 ・肺結核では咳，痰（血痰）	・感染臓器の症状がない場合が多い ・不明熱の原因であることが多い
	ヒト免疫不全ウイルス（HIV）感染	・不特定多数との性交渉，同性愛者 ・麻薬中毒，汚染した注射針の使用 ・輸血歴，HIV感染者の母子感染 ・体重減少，倦怠感	・クラミジア感染，淋病，梅毒など他の性感染症や口腔カンジダ感染を併発して発見されることが多い
	皮膚・軟部組織の感染症		
	蜂窩織炎，褥瘡感染，手術部位感染	・局所の痛み	・発赤，熱感，腫脹，排膿
	腸腰筋膿瘍	・手術歴，外傷歴，腰背部痛	
	肛門周囲膿瘍	・排便時の疼痛（発熱以外に自覚症状がないこともある）	・直腸診で圧痛・腫脹・熱感
	その他の感染症		
	骨盤内炎症性疾患（PID）	・異常な悪臭のある帯下，性交痛，下腹痛，頻尿，排尿時痛	・直腸診で子宮頸部圧痛 ・内診で付属器圧痛
	骨髄炎	・外傷，骨折，手術歴 ・可動時の疼痛，倦怠感，体重減少	・腫脹 ・脊椎炎の場合，神経症状
	医療デバイス感染症		
	血管カテーテル 膀胱留置カテーテル 尿管ステント 経鼻チューブ，胃瘻	・自覚症状がないこともある ・デバイスが挿入されている場合は疑う	・挿入部位の局所に発赤・疼痛・熱感・腫脹・排膿
	輸入感染症		
	マラリア 腸チフス A型肝炎 デング熱 アメーバ赤痢　など	・海外渡航歴のある患者 ・頭痛，倦怠感，食欲不振，悪寒戦慄，悪心・嘔吐，下痢，筋肉痛	・黄疸，出血傾向など
膠原病	全身性エリテマトーデス（SLE）	・10〜30歳代女性 ・易疲労感，体重減少，関節痛	・蝶形紅斑，円板状紅斑，脱毛，光線過敏，口腔内潰瘍，レイノー現象，浮腫，不安，うつ状態など
	シェーグレン症候群	・30〜50歳女性， ・口・鼻腔・目粘膜の乾燥，嚥下困難，関節痛	・う歯，環状紅斑，レイノー現象，リンパ節腫脹など

表13-2 発熱を起こす疾患（続き）

	疾患	症状・特異的エピソード	発熱以外の身体所見
膠原病	リウマチ性多発筋痛症	・60歳以上，女性に多い ・頸部・肩・殿部の慢性疼痛 ・全身倦怠感，食欲不振，体重減少	・貧血
	成人スティル病	・咽頭痛	・体幹・四肢のサーモンピンク皮疹 ・リンパ節腫脹，関節痛
	その他，血管炎，関節リウマチ（発症時）など		
内分泌代謝性疾患	甲状腺クリーゼ	・治療アドヒアランス不良の甲状腺機能亢進症の患者＋誘発因子（感染，自己断薬，外傷，甲状腺への直接的な外力） ・易疲労感，不眠，体重減少，悪心	・頻脈，過剰発汗，不安，焦燥，興奮，せん妄，けいれん，胸痛，呼吸困難，嘔吐，腹痛，下痢
	副腎クリーゼ	・副腎ステロイド内服中の患者が急に服薬を中止した場合＋誘発因子（感染・外傷・手術） ・脱力，食欲不振，悪心・嘔吐	・低血圧
悪性腫瘍	悪性リンパ腫	・倦怠感，大量の寝汗，体重減少	・無痛性のリンパ節腫脹
	急性白血病	・全身倦怠感，顔面蒼白，息切れ ・鼻・歯肉・皮下出血	・リンパ節腫脹，肝脾腫，歯肉腫脹
	その他，肝細胞がん，悪性腫瘍の肝転移，腎細胞がんなど		
その他	薬剤熱	・薬剤の使用歴（多い原因薬剤は抗菌薬），全身状態が良好 ・薬剤中止後48～72時間で軽快	・皮疹を伴うことがある
	悪性症候群 セロトニン症候群	・抗精神病薬内服患者 ・選択的セロトニン再取り込み阻害薬（SSRI），三環系抗うつ薬の内服患者	・高体温，骨格筋の硬直，自律神経失調（血圧低下，頻脈，発汗過多），意識障害 ・セロトニン症候群ではミオクローヌスや深部腱反射亢進もみられる
	熱中症	・高温環境への曝露 ・リスクが高いのは高齢者，基礎疾患（冠動脈疾患，アルコール依存症，糖尿病，肥満），過剰な運動をした若年者	・異常な高体温（>40℃） ・脱力，血圧低下，意識障害

4 発熱のある患者の健康歴の聴取

OLDCARTSで発熱の原因をアセスメントする。

1）いまある症状のアセスメント（現症）

（1）Onset（症状の始まり）

> **質問例**
> 「いつから発熱がありましたか？」
> 「最近，周囲に発熱している人がいましたか？」

発熱の始まりときっかけを確認する。

（2）Location（部位）

発熱は全身症状なので，「Location」の聴取は省略する。

（3）Duration（持続時間）

> **質問例**
> 「発熱はどのくらいの期間続いていますか？」

多くの感染症では，発熱は急性症状として現れる。結核，心内膜炎，膿瘍，骨髄炎などの一部の感染症，膠原病，悪性腫瘍による発熱，薬剤熱などでは発熱期間が長く慢性経過

をたどる。

（4）Characteristic（特徴）

> **質問例**
> 「熱は最高で何度まで上がりましたか？」
> 「発熱にパターンがありますか？」

41℃を超える発熱は，中枢神経系感染，悪性症候群，セロトニン症候群，熱中症を疑う。
発熱のパターンは，診断的価値が低いとする報告[8]があるが，マラリア感染では，48時間，または72時間ごとに高熱を繰り返すことが知られている。

（5）Alleviating/Aggravating（寛解・増悪因子）

> **質問例**
> 「解熱薬を使いましたか？」

解熱薬を使用している場合，患者が申告する体温は低く見積もられている可能性がある。解熱薬の使用は，市販薬を含めて必ず聴取する。

（6）Radiation（放散痛）

発熱は全身症状なので，「Radiation」の聴取は省略する。

（7）Timing（タイミング）

> **質問例**
> 「何をすると熱が出ますか？」
> 「暑い場所に長時間いたり，暑い場所で激しい運動をしましたか？」

通常，「Timing」は，何をすると症状が起きるかを問う質問なので，急性経過をたどる発熱では適切でない場合があり，場合によって省略する。高熱があり，温度の高い環境で十分な水分を摂らずにいた場合は，熱中症を疑う。

（8）Severity（程度）

> **質問例**
> 「悪寒や倦怠感はありますか？」
> 「仕事や家事を休んでいますか？」

たいていの場合，発熱は患者にとってつらい急性症状である。日常生活への影響度を確認する。

上記に加え，以下の随伴症状を確認する。

＜随伴症状＞

随伴症状の聴取は特に重要である。発熱の原因が感染症の場合は，通常，感染臓器に症状が現れるからである。詳細は表13-2を参照。

2）発熱の生活への影響

発熱の程度は様々である。微熱があり，倦怠感や頭痛，悪寒，めまいなどの症状を抱えながら，無理に仕事や家事を行っている場合もある。発熱が日常生活にどの程度影響を与えているのかを確認しながらアセスメントする。

3）既往歴

（1）過去に罹患した疾患

- **直接的に発熱の原因になりうる疾患**：悪性疾患，膠原病，甲状腺機能亢進症，結核。
- **治療選択や予後に影響を及ぼす疾患**：糖尿病，心血管疾患，アルコール性肝疾患，慢性閉塞性肺疾患（chronic obstructive pulmonary disease：COPD），腎疾患，悪性腫瘍など。

（2）過去の入院・手術歴や外傷

- **入院歴**：医療デバイス（膀胱留置カテーテル，静脈カテーテル）やインプラントは，感染巣となるリスクを伴う。また，入院歴のある患者では薬剤耐性菌の保菌リスクが高い。起因菌がある場合は治療が困難になる。
- **手術歴**：手術部位に感染のリスクがある。退院後に体腔内膿瘍が原因で発熱を呈する場合もある。脾臓摘出後は，細胞内寄生性細菌（特に肺炎球菌）の感染症で予後不良となる。
- **外傷**：蜂窩織炎，膿瘍，菌血症の原因となりうる。

（3）月経周期

最終月経と月経周期，妊娠の可能性について確認する。

（4）薬剤歴

最近，使用し始めた薬がある→薬剤熱・悪性症候群・セロトニン症候群の可能性。

- **抗菌薬**：すでに他の医療機関を受診し抗菌薬が使用されている場合は，培養検査で起因菌を特定することが難しい。また，抗菌薬は薬剤熱を起こす頻度の高い薬剤でもある。腸管感染症を疑う場合，抗菌薬の使用歴は，クロストリジウム・ディフィシル関連下痢症を疑う手がかりとなる。
- **ステロイド**：炎症反応を抑制するため，本来の発熱がカバーされる。
- **解熱・鎮痛薬**：炎症反応を抑制し，発熱が抑えられる。
- **抗精神病薬，選択的セロトニン再取り込み阻害薬（SSRI）**：高熱を呈する場合，悪性症候群，セロトニン症候群を疑う。
- **インターフェロン治療**：薬剤への反応で発熱する。
- **薬物中毒**：注射針の回し打ちはヒト免疫不全ウイルス（human immunodeficiency virus：HIV），B型肝炎ウイルス（hepatitis B virus：HBV），C型肝炎ウイルス（hepatitis C virus：HCV）の感染リスクがある。

4）家族歴

家族構成を聴取する。小児のいる家庭では，多剤耐性肺炎球菌や小児特有の流行感染症に罹患するリスクが高まる。一部の膠原病（シェーグレン症候群，リウマチなど）には遺伝性素因が関係する。悪性腫瘍の可能性を考える場合は，がんの家族歴も聴取する。

5）個人歴・社会歴

（1）喫　煙

大量喫煙者では，COPDや肺がん，喉頭がんなどの悪性腫瘍の罹患リスクが増加する。

（2）アルコール

アルコール大量摂取者では，肺炎桿菌（クレブシエラ肺炎）による肺炎が多い。

（3）ワクチン接種歴

インフルエンザワクチンや肺炎球菌ワクチンの接種歴を確認する。小児では，麻疹，水痘，風疹，流行性耳下腺炎，Hib（インフルエンザ菌b型），ポリオ，BCGなどのワクチン接種歴も確認する。

（4）渡　航　歴

渡航歴があれば輸入感染症を疑う。特殊環境下での感染源への曝露を念頭に置き，医療面接を行う。

・海外で未処理の水，生焼けの肉，乳製品などを摂取→サルモネラ，細菌性赤痢，A型肝炎，アメーバ症，腸管感染，条虫症などの可能性。
・海外で蚊・ダニに咬まれる→マラリア，デング熱，ウエストナイル熱，リケッチア症，野兎病などの可能性。
・温泉，大衆浴場→エアロゾル吸入によるレジオネラ肺炎の可能性。
・河川，草むらでの野外レジャー，けが→蜂窩織炎，破傷風の可能性。

（5）性　交　歴

避妊具を使用せず不特定多数の相手との性交渉がある場合は，性感染症のリスクが高い。また，男性の同性愛者間ではHIVの感染リスクが高い。

（6）注　射　歴

薬物中毒が疑われる場合は，注射針の使い回しによるHIV，HBV，梅毒などの血液媒介性感染症を疑う。

（7）勤務内容

医療者，学校関係者，高齢者療養施設での勤務者など，集団感染のリスクの高い職場環境にあるかを聴取する。

6）Review of systems（ROS）

現病歴を補完するために，全身状態の聴き取りを行う。

●**意識状態**：意識は清明か，不安，焦燥，興奮はないか。
●**頭部**：頭痛の有無。
●**眼**：複視，光過敏，疲れ目，違和感，乾燥の有無。
●**耳**：耳痛，聴こえの悪さ，耳閉感の有無。
●**鼻**：膿性鼻漏，後鼻漏の有無。
●**口腔，咽頭**：咽頭痛，嚥下障害，口腔乾燥，歯痛，歯肉痛，出血の有無。
●**胸部**：胸痛，動悸，息切れ，呼吸困難感，咳，痰，背部痛の有無。
●**腹部**：腹痛，腰痛，食欲不振，悪心・嘔吐，下痢，排便時痛，排尿痛，頻尿，性交痛，異常帯下の有無。

●四肢：脱力，筋痛，関節痛の有無。

5 フィジカルアセスメント

　上述したように，発熱の原因は多彩であり，鑑別疾患は幅広い。よって，発熱のフィジカルアセスメントは，頭の先からつま先までくまなく観察する。

1）手　順
　まずは，バイタルサインを確認する。次に，医療面接の内容を念頭に置いて，頭部からつま先まで診察する。診察の順序は，「視診→打診→触診→聴診」を原則とする。

2）意識レベル，バイタルサイン
　体温（＞38℃，＜36.0℃），心拍数（＞90回/分），呼吸数（＞20回/分）に注目する。
　意識状態の異常は，中枢神経感染症，敗血症性ショックを疑う。意識障害の評価は，p.18，38参照。

3）頭・頸部の診察
　まず，患者の表情や顔面の左右対称性を観察する。さらに，髄膜刺激症候がないか，項部硬直（図13-1）の有無を観察する。
　その他の髄膜炎のスクリーニング検査として，ケルニッヒ徴候，ブルジンスキー徴候，neck flexion test，jolt accentuationがある（p.47参照）。

正常からの逸脱
・急性のリンパ節腫脹，圧痛，発赤があるときは感染症を疑う。
・発熱があり甲状腺腫脹を認める場合は，甲状腺炎，バセドウ病の可能性を考え，甲状腺を診察する（図13-2，13-3）。
・高齢者で発熱と頭痛を訴える場合は，側頭動脈炎の可能性を念頭に，側頭動脈の発赤・怒張に注目する。

4）眼の診察
　眼球の位置を観察する。視野は，視力表がない場合は印刷物の大きな文字が見えるか，検者の指を読み取れるかで確認する。黄疸をスクリーニングするには，強膜を観察する（図13-4）。ビリルビンは弾性線維との親和性が高く，強膜，皮膚，血管といった弾性線維の多い組織に沈着する。皮膚に黄染を視認できるのは，総ビリルビンが2～3mg/dL以上になってからである。

正常からの逸脱
・眼球突出では甲状腺機能亢進症が疑われる。
・髄膜炎などの中枢神経疾患では，視力低下，眼球運動障害，複視が生じることがある。

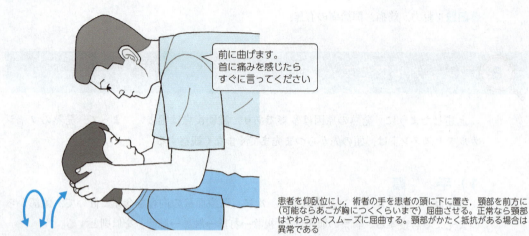

左右に回した後に前屈させる

患者を仰臥位にし，術者の手を患者の頭に下に置き，頸部を前方に（可能ならあごが胸につくくらいまで）屈曲させる。正常なら頸部はやわらかくスムーズに屈曲する。頸部がかたく抵抗がある場合は異常である

図13-1 項部硬直の診察方法

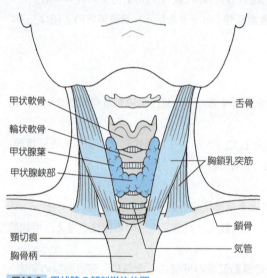

図13-2 甲状腺の解剖学的位置

甲状腺は前頸部の正中構造物の一つ。上方から，下顎骨の真下に位置する可動性の舌骨，甲状軟骨（上縁に凹みがある），輪状軟骨，気管，そして甲状腺が位置する。甲状腺は，胸鎖乳突筋で左右を挟まれており，男性では前頸部の中央から少し下方，女性ではほぼ中央に触れる。ただし，正常な甲状腺は厚みが薄く触診ではっきりしない場合もある

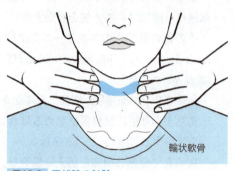

図13-3 甲状腺の触診

患者の後方に立つ。胸鎖乳突筋を弛緩させるために少し前方へ首を曲げてもらう。検者の示指が輪状軟骨にかかるように指を当て，患者に嚥下を促し，可動性を観察する。大きさや弾力性，小結節や圧痛がないか観察する

5）耳の診察

外耳道，鼓膜は耳鏡を用いて観察する（図13-5）。耳鏡がない場合は，耳介を牽引し痛みがあるか，外耳道に膿汁が流出していないかを観察する。

聴力のスクリーニングは，患者に片耳を手でふさいでもらい，患者の耳の付近で検者の指をこすり合わせる音が聴こえるかを問う。

正常からの逸脱

・急性化膿性中耳炎では，鼓膜の発赤・膨隆，時に鼓膜の穿孔が観察される。

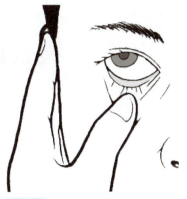

図13-4 眼の結膜・強膜の視診
検者の母指で下眼瞼を引き下げ，患者に上を見てもらう。強膜の黄染は黄疸を示唆する

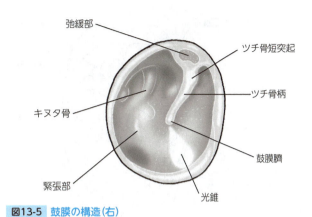

図13-5 鼓膜の構造(右)

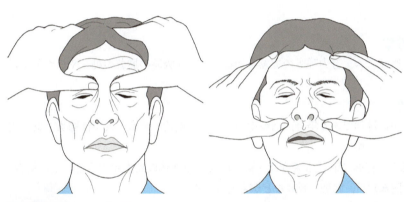

図13-6 副鼻腔の圧痛の診察
両側の母指を患者の眼窩上縁正中側に当て，前頭洞の上縁に向かって押し上げる

両側の母指を上顎骨のくぼみ（鼻翼の横付近）に当て，上顎洞に向かってそっと押す

6）鼻の診察

指で左右の副鼻腔を軽く叩くか押して，打痛または圧痛の有無を観察する（図13-6）。

正常からの逸脱

・頭痛，鼻漏を伴う発熱では，副鼻腔炎を疑う。

7）口腔・咽頭の診察

軟口蓋，口蓋垂，扁桃，咽頭を観察する（図13-7）。扁桃は，色，左右対称性，腫脹，潰瘍，腫大，膿栓の有無を観察する。舌は，乾燥や発赤がないか，歯肉の炎症やう歯を観察する。

正常からの逸脱

・常に口腔内に食物残渣や大量プラークが残っている場合は，誤嚥性肺炎のリスクを考える。

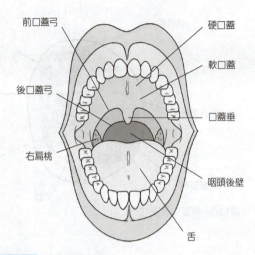

図13-7 口腔・咽頭の構造

8）胸部の診察

呼吸回数，呼吸リズム，努力呼吸の有無を観察する。呼吸時の胸郭の動きや広がりを視診・触診する。

<u>正常からの逸脱</u>
- 胸郭の広がりが非対称である場合，胸膜や肺の線維性変化，胸水・大葉性肺炎，気管支閉塞などが考えられる。
- 声音振盪の低下，打診における濁音は，肺や胸膜腔の液体貯留を示唆する。この場合，大葉性肺炎や胸水貯留，膿胸，腫瘍などが考えられる。

（1）呼吸音

<u>正常からの逸脱</u>
- 捻髪音（fine crackle，断続性ラ音）は肺炎，肺の線維化，うっ血性心不全，気管支炎，気管支拡張症で聴取される。
- 笛声音（wheeze，高音の連続性ラ音）は，喘息，気管支炎，COPDで聴取される。
- いびき様音（rhonchus，低温の連続性ラ音）は太い気道の分泌物を示唆する。

（2）胸　痛

肺自体は，疼痛を感じる線維を有していない。胸痛を訴える場合はその部分を注意深く観察する。

<u>正常からの逸脱</u>
- 肺炎，肺梗塞で起こる胸痛は，壁側胸膜に炎症が達したことを示唆する。
- 長引く咳による筋肉痛・肋骨骨折，肋軟骨炎，帯状疱疹が胸痛の原因となる場合もある。

9）腹部・背部の診察

腹部の視診，聴診，打診，触診を行う。

<u>正常からの逸脱</u>

> **コラム　体温と脈との関係に注目する——比較的徐脈と比較的頻脈**
>
> 　　発熱により体温が上昇すると，それに伴う生体反応として心拍数は10回/分増加する。一般的な目安は，38℃で110回/分，39℃で120回/分，40℃で130回/分である。
> 　　ところが，「熱の割に脈が少ない」場合がある。これを比較的徐脈という。比較的徐脈を呈する疾患としては，薬剤熱，腫瘍熱，中枢神経疾患，デング熱，細胞内寄生性細菌による感染症（マイコプラズマ，レジオネラ，腸チフス，マラリア）がある。
> 　　一方，「熱の割に脈が多い」場合を，比較的頻脈という。比較的頻脈をきたす疾患は，甲状腺機能亢進症，肺塞栓症，頻脈性不整脈などである。
> 　　このように，体温と脈の正常な関係を頭に入れておくと，原因疾患の手がかりが得られる場合がある。

・膨隆した腹部の鼓音は腸閉塞を，反跳痛，咳や軽い打診で起こる痛み，不随意な腹筋の硬直は腹膜炎を示唆する。
・肝濁音界上縁の上昇は，肝腫大，右胸水，浸潤性病変を，肝濁音界下縁の上昇は，大腸ガスの存在（すなわち消化管穿孔），肝濁音界下縁の下降は肝腫大の可能性を疑う。
・肋骨脊柱角の叩打痛は腎盂腎炎を示唆する。
・マーフィー徴候の陽性は胆嚢炎を疑う。
・マックバーニー点，ランツ圧痛点（p.97参照），ロブシング徴候（急性虫垂炎で，仰臥位で下行結腸を手掌で押し上げるように圧迫すると回盲部に疼痛を感じる）陽性は，虫垂炎を示唆する。

10）脊柱・四肢・関節の診察

　関節痛がある場合は，患者に痛い場所を示してもらう。
　関節可動域，関節の変形・腫脹・熱感・圧痛・発赤の有無を観察する。背部痛，腰痛を訴える場合は，脊柱の変形や圧痛がないか確認する。筋痛や脱力を訴える場合には，筋の萎縮，左右対称性，筋力低下，知覚異常の有無を観察する。

正常からの逸脱
・移動性の関節痛の広がりは，淋菌性関節炎，リウマチ熱，急速な激痛を伴う関節痛は急性感染性関節炎，骨髄炎などでみられる。

11）皮膚の観察

　皮疹・黄染がないか，末梢冷感，チアノーゼの有無を観察する。

正常からの逸脱
・感染性心内膜炎では，免疫複合体によるオスラー結節（圧痛あり）が指腹や母指球にできる。また，感染性血栓により微小血管が栓塞するために起こるジェーンウェー斑点（圧痛なし）が手掌や足底に観察されることがある。

6 臨床推論トレーニング

発熱を訴えるケースをもとに，健康歴の聴取，フィジカルアセスメントの実践例を紹介する。Aさんは3年目の看護師，KさんはAさんの指導担当の看護師である。

●患者の状態

Bさん，75歳，女性。2日前に大腿骨頭置換術施行。術後2日目に38℃の発熱。

A：大変です！　Bさん，38℃の熱が出ています。解熱薬を使っても数時間で熱が上がってきます。手術部位感染でしょうか？　このまま解熱薬で様子をみていてもいいのか心配です。

K：Aさん，落ち着いて。解熱薬を使う前にバイタルサインはどうでしたか？　Bさんの全身状態はチェックしましたか？

A：高熱に驚いてしまい，熱以外のバイタルはまだ計測していません。

K：まずは発熱の緊急性をアセスメントしましょう。バイタルサインとBさんの様子，ぐったりしているか，比較的お元気かで判断できます。

A：はい。もう一度Bさんをみてきます。

K：では，一緒に行きましょう。

A：ありがとうございます。

＜バイタルサインの結果＞

T38.0℃，P 87回/分，BP 152/92 mmHg，R 17回/分，意識清明，顔色良好，会話時に笑顔あり。

A：体温以外のバイタルは安定しています。Bさんはつらそうではないようです。この場合はSIRSの診断基準に該当しませんね。

K：熱はあるけれど，大急ぎで医師に報告しなければならない状態ではなさそうですね。発熱の原因は必ずしも感染症とは限りません。薬剤熱，腫瘍熱，膠原病などでも熱が出ることがあります。でも，発熱の原因で一番多いのはやはり感染症です。Bさんにどうして熱が出ているのか，「OLDCARTS」で情報を整理してみましょう。

A：はい。

AさんはKさんからアドバイスを受け，情報を整理した。皆さんもどの情報がたりないのか，一緒に考えてみてください。

●OLDCARTSによる情報整理

AさんがOLDCARTSで整理した内容は，以下のとおりである。下線の部分は，最初の情報収集で得られなかった内容である。

O（症状の始まり）：術後2日目（本日）。
L（部位）：なし。
D（持続時間）：1日。
C（特徴）：解熱薬への反応は乏しい。
A（寛解・増悪因子）：解熱薬への反応は乏しい。
R（放散）：なし。
T（タイミング）：大腿骨頭置換術術後2日目。
S（程度）：38.0℃の発熱。

＜随伴症状＞
悪寒・倦怠感・創痛なし。

🅚：この内容を記録にするととても長くなるので，semantic qualifier（SQ）を使って記録してみましょう。

🅐：はい。

🅚：一緒に，既往歴などアセスメントした内容も記載してみてください。

● semantic qualifier（SQ）を用いた記録

Aさんは，以下のように情報を記録した。

- 現在の症状：Bさん，75歳，女性。大腿骨頭置換術術後2日目の朝から38.0℃の発熱。解熱薬への反応は乏しい。悪寒なし。倦怠感なし。創痛なし。手術当日，咳をしている孫が面会に来ていた。
- その他の症状：頭痛なし。眼・耳・鼻・口腔・咽頭に症状なし。呼吸困難感なし。胸部症状なし。腹痛・下痢なし。腰痛・背部痛・関節痛なし。術後1日目までセファゾリンナトリウム1g，3回，DIV。現在，膀胱留置カテーテルと末梢静脈ライン留置。
- 既往歴
  ①55歳で高血圧，脂質異常症。
  ②66歳で骨粗鬆症，71歳で腰椎圧迫骨折。
  ③71歳で多発脳梗塞，73歳で脳血管性認知症。
- 薬剤歴
  ディオバン®錠40mg，1錠，分1
  マイバスタン®錠10mg，1錠，分1
  ワンアルファ®錠1.0μg，1錠，分1
  プレタール®OD錠100mg，2錠，分2
- 入院歴：71歳で誤嚥性肺炎。
- 手術歴：なし。
- ワクチン：肺炎球菌ワクチンを70歳で接種，インフルエンザワクチンは毎年接種。
- アレルギー：なし。
- 喫煙歴：なし。
- 飲酒歴：飲酒習慣なし。

- **家族歴**：父は肺がんで88歳死亡。母は糖尿病・脳梗塞，85歳死亡。兄は糖尿病。息子夫婦・孫と同居。

Ⓐ：手術部位感染ばかり気になっていましたが，女性であること，脳梗塞の既往，膀胱留置カテーテルは尿路感染のリスク因子ですよね。また，脳梗塞があり誤嚥性肺炎の既往があるので，術後肺炎の可能性もあると思います。そういえば，咳をしているお孫さんが面会に来ていました。感染性の呼吸器疾患だったらBさんが感染してしまうかもしれません。そのほかには，手術のために予防的に抗菌薬を使用していたのでクロストリジウム感染症も一応頭に入れておくべきでしょうか。末梢静脈ラインの刺入部に異常はありませんでしたので，血管カテーテルからの血流感染は考えにくいと思いましたが。

Ⓚ：情報整理が上手になりましたね。情報を整理するだけで，ずいぶんたくさんの原因を推測することができたでしょう？

Ⓐ：はい。ありがとうございます。

Ⓚ：では，これらの発熱の原因を念頭に置いて，フィジカルイグザミネーションをしてみましょう。

Ⓐ：発熱のフィジカルアセスメントのポイントは"頭の先からつま先まで"ですね。

● **フィジカルアセスメントの実施**

Aさんは，Bさんのベッドサイドでフィジカルアセスメントを実施した。

Ⓚ：ひととおり，終わりましたね。

Ⓐ：はい。Kさんに教えていただいたとおりにやってみました。

<フィジカルアセスメントの結果>

- **全身状態**：身長157cm，体重58kg，BMI 23.5。GCS 15点，軽度認知症あり，呼びかけにニコニコと笑顔。
- **頭頸部**
  項部硬直なし。眼強膜黄染なし。咽頭発赤・扁桃腫大なし。
  副鼻腔圧痛なし。耳漏・鼓膜発赤なし。口腔内にプラーク・食物残渣あり。
- **胸部**
  心音リズム不整なし，心雑音（−），S3・S4（−）。
  肺音清明，エア入り良好，体位変換時に咽頭付近にゴロゴロとした呼吸音あり。
- **リンパ節**：前頸部・腋窩・鼠径リンパ節に腫脹なし。
- **腹部**
  平坦・軟，圧痛なし，反跳痛なし，腸蠕動音×3，やや減弱。
  肝臓長，右鎖骨中線上10cm，マーフィー徴候陰性。
  腎は左右触知せず。左肋骨脊柱角叩打痛（±）（やや顔をしかめる）。
  手術部位：発赤・腫脹・熱感・疼痛・排膿なし。
- **四肢・脊柱**：関節痛なし。脊柱圧痛なし。運動・知覚異常なし。
- **皮膚**：発疹・黄疸なし。末梢静脈カテーテル刺入部に発赤・腫脹なし。

● 臨床推論

🅐：手術部位に異常はありませんでした．下腹部を押しても痛みは訴えないのですが，側臥位に体位変換するときにちょっとつらそうな表情でした．肋骨脊柱角を叩いてみると顔をしかめるので，尿路感染が疑わしいと思います．尿も少し濁っているようです．あと，口腔内に食物残渣があったので，嚥下機能の低下もありそうです．肺音に異常はなかったのですが，誤嚥性肺炎の可能性もあると思います．

🅚：よくできました．では，そのアセスメントを含めて医師に報告しましょう．ほかに，看護ケアとしては何が大事ですか？

🅐：感染源となりうるデバイスを除去することです．Bさんの場合は脳梗塞の既往があり，膀胱留置カテーテルを抜くと尿閉になったり，残尿が増えるかもしれません．その場合は，間欠的導尿で対処します．また，誤嚥性肺炎を防ぐために口腔内を清潔にすること，食事のときは体位をしっかりギャッチアップすることも大事だと思います．

🅚：そうですね．フィジカルアセスメントの結果をしっかり看護に活用することが私たちの仕事ですよ．

🅐：はい．看護の仕事が楽しくなってきました．

【文 献】

1) McCaig LF, Burt CW: National Hospital Ambulatory Medical Care Survey: 2003 emergency department summary, *Advance Data from Vital and Health Statistics*, 4 (335): 1-29, 2003.
2) Nawar EW, Niska RW, Xu J: National Hospital Ambulatory Medical Care Survey: 2005 emergency department summary, *Advance Data from Vital and Health Statistics*, 29 (386): 1-32, 2007.
3) Kaul DR, Flanders SA, Beck JM, et al: Brief report: incidence, etiology, risk factors, and outcome of hospital-acquired fever: a systematic, evidence-based review, *Journal of General Internal Medicine*, 21 (11): 1184-1187, 2006.
4) Tierney LM, Henderson MC, 山内豊明監訳：聞く技術―答えは患者の中にある（上），日経BP社, 2006, p.58-61.
5) Mackowiak PA, Wasserman SS, Levine MM: A critical appraisal of 98.6 degrees F, the upper limit of the normal body temperature, and other legacies of Carl Reinhold August Wunderlich, *JAMA*, 268 (12): 1578-1580, 1992.
6) Mourad O, Palda V, Detsky AS: A comprehensive evidence-based approach to fever of unknown origin, *Archives of Internal Medicine*, 163 (5): 545-551, 2003.
7) 大嶋弘子・内藤俊夫・久木野純子・他：総合診療科における不明熱患者215症例の解析，順天堂医学, 51 (2): 167-173, 2005.
8) Musher DM, Fainstein V, Young EJ, et al: Fever patterns. Their lack of clinical significance, *Archives of Internal Medicine*, 139 (11): 1225-1228, 1979.
9) Bickley LS: Bates' Guide to Physical Examination and History Taking, 9th ed, Lippincott Williams & Wilkins, 2004.

14 複　　視

複視のある人へのアプローチ

　複視には，急性発症と慢性的な経過をたどる複視があり，さらに単眼性と両眼性のものがある。単眼性複視は眼球自体に原因があるもので，両眼性複視は眼位に異常がある（視線がずれる）ものをいう。

　複視をきたす疾患の診断においては，神経眼科的診察法が必要なため診断技術が複雑であるが，病歴を慎重に聴取しフィジカルアセスメントを実施することで，単眼性か両眼性か，垂直性か水平性かといった手がかりを得ることができる。

　緊急性を要する複視としては，たとえば動眼神経麻痺が急激に発症した場合は脳血管障害の可能性がある。甲状腺眼症（バセドウ病眼症），滑車神経麻痺，外転神経麻痺や緊急度の高い脳動脈瘤による動眼神経麻痺を見逃さないためにも，どのような情報が診断のために有用であるかを知ることが重要となる。鑑別のため，医療面接による正確な病歴聴取，さらに頭頸部の（眼を中心にした）神経学的フィジカルアセスメントを実施する。

1　複視とは

　複視とは，片眼，もしくは両眼で見た1つのものが2つ以上に見える病態である。眼筋麻痺のときによくみられる。眼球を動かす6つの眼筋の1つ，あるいは複数が麻痺することによって，患眼で見た像が偏位して2つに見える。複視のままでは生活に不自由なため，多くの場合，患者は片眼を閉じて過ごすなど，多大なストレスを抱えることになる。

1）単眼性複視

　片眼で見て2つ以上に見える場合をいう。通常，角膜疾患や白内障，屈折の異常（乱視など）など，眼球そのものの状態に関係するものが原因である。

2）両眼性複視

　両眼で見ると2つに見える場合をいう。一方の眼の視線は正しく視目標に向かうが，他方の眼の視線が異なった方向に向かっているため，2つの像（視像）を比較すると，どちらか1つの像がより明確な像として自覚される。

2 トリアージ

　急激に発症した複視の場合に考えられるのは，吹き抜け骨折（眼窩底骨折）と動眼神経麻痺である。野球やサッカーボール，殴打などの打撲や交通外傷により眼窩底が骨折し，下直筋が骨折部に嵌頓して物理的に眼球運動障害が起こる。

　動眼神経麻痺が急激に発症した場合は，脳血管障害が考えられる。しかし，動眼神経の単独麻痺で瞳孔障害が顕著な場合は，内頸動脈-後交通動脈分岐部（IC-PC）動脈瘤の可能性が考えられる。急激な発症は動脈瘤が拡大していることを意味しており，破裂すれば命にかかわるため，MRIやCTなどの画像診断，脳神経外科医に紹介が必要である。

　ドクターコールとともに眼痛または頭痛，顔面のしびれ感，顔面脱力，下肢脱力，下肢のしびれ感などの随伴症状を確認する。

＜ドクターコール＞

患者の状態	疾患・病態
動眼神経麻痺が急激に発症した場合	脳血管障害の可能性
動眼神経の単独麻痺で，瞳孔障害が顕著な場合	内頸動脈-後交通動脈分岐部（IC-PC）動脈瘤の可能性（緊急血管造影検査が必要）

＜以下の場合はすぐに受診＞

・急激に発症した複視。
・眼位が外斜（多くは外下斜），片眼の内転・上転・下転ができない場合。
・同側の瞳孔散大や頭痛，眼痛を伴っている場合。
・激しい眼窩深部痛や眼球運動時痛の場合。

（理由）
・眼位が外斜（多くは外下斜）しており，片眼の内転，上転，下転ができなければ，眼瞼下垂の有無にかかわらず動眼神経麻痺であり，同側の瞳孔散大や頭痛，眼痛を伴っていれば脳動脈瘤によるものをまず否定する必要があり，緊急に脳神経外科を受診させる必要がある。
・眼窩吹き抜け骨折で，冠状断画像で外眼筋（主に下直筋）が骨折部に嵌頓・絞扼されている場合には，筋肉が壊死するおそれがあり，緊急に形成外科，眼科を受診させる。
・脳腫瘍などによる頭蓋内圧亢進に伴う外転神経麻痺では，うっ血乳頭を呈するため眼底検査を行い，その存在を確認すればできるだけ速やかに頭部の画像検査を実施するか脳神経外科を受診させる。
・準緊急の疾患としては，激しい眼窩深部痛や眼球運動時痛とともに発症する眼窩筋炎があり，早急に大量のステロイド静注療法を行うために眼科受診を勧める。

3 複視を起こす疾患

成人における複視は，脳幹または小脳で，1つ以上の外眼筋の筋力低下または麻痺で起こりうる。複視をみたら，頻度からまず動眼神経麻痺，外転神経麻痺，神経・筋接合部の障害を考える。また，側方視で複視を訴える場合，外転神経または内側縦束（medial longitudinal fasciculus：MLF）の障害を考える。

表14-1に，複視をきたす主な疾患をあげる。また，診断へのアプローチを図14-1[1]）に示す。

表14-1 複視を起こす疾患

単眼性複視 （眼性由来）	屈折未矯正	近視，遠視，乱視
	角膜疾患	円錐角膜，角膜白斑
	白内障	
両眼性複視 （眼位異常：視線のずれ）	外眼筋の異常	・甲状腺眼症（バセドウ病眼症）：甲状腺機能亢進症や橋本病に合併して起こる。両眼性・非対称な眼球突出，上眼瞼浮腫，上眼瞼後退，眼球運動制限（上転・外転障害が多い）が特徴である。lid lag徴候（眼瞼遅れ徴候：下方視させると眼瞼の動きが遅れる） ・眼窩筋炎（外眼筋炎）：有痛性の眼球麻痺，麻痺筋に一致して結膜充血がみられる。慢性と急性のものがある ・フィッシャー症候群：外眼筋麻痺，小脳性運動失調，腱反射の消失を3徴とする自己免疫疾患で，複視を主訴に外眼筋麻痺は急速に進行する
	神経筋接合部の異常	・重症筋無力症：眼瞼下垂，斜視または眼球麻痺，瞳孔は障害されない。日内変動，易疲労がある。全身型では構音障害，嚥下障害，舌筋運動障害がみられる。男：女＝1：2，20〜40歳代の女性，50〜60歳代の男性に多い
	神経の異常	・外転神経麻痺：内斜視，外転障害を示し，末梢性眼球運動障害で最も頻度が高い。頭蓋内圧亢進によるもの，小児では橋の神経膠腫がある ＜原因＞ 小児：外傷性腫瘍40％，腫瘍による圧迫性33％，ウイルス感染 成人：虚血性50〜70％，圧迫性10〜15％，炎症性，頭蓋内圧亢進 ・動眼神経麻痺：複視，眼瞼下垂を主訴とし，障害眼は外斜視（麻痺性斜視）が多い。瞳孔散大を伴う場合は，圧迫性，脳動脈瘤が多い。内頸動脈−後交通動脈分岐部（IC-PC）動脈瘤，脳底動脈瘤，ウェーバー症候群，内側縦束（MLF）症候群，脳動脈瘤などがある。糖尿病などによって動眼神経の微小細栄養血管が閉塞することによって生じる動眼神経麻痺では，瞳孔散大を伴うことは少ない ＜原因＞ 小児：先天性50％，外傷性20％，脳動脈瘤による圧迫性7％ 成人：虚血性20〜30％，脳動脈瘤による圧迫性20〜30％，外傷性15％，その他 ・滑車神経麻痺：上斜筋麻痺が起こり，通常は上下複視（上下斜視）で気がつく。先天性によるもの，外傷によるものが多い ＜原因＞ 小児：先天性80％，外傷性10％ 成人：外傷性40〜50％，虚血性20〜30％，非代償性，炎症性，頭蓋内圧亢進 ・複合神経麻痺：海綿静脈洞症候群，上眼窩症候群など障害部位を冠したもの。また，同部位の炎症もしくは肉芽腫が原因とされるトロサ−ハント症候群（有痛性眼筋麻痺）がある
	先天性眼球運動障害	デュアン症候群（眼球後退症候群），ブラウン症候群（上斜筋腱鞘症候群）
	機械的障害	吹き抜け骨折（眼窩底骨折）により上・下転制限をきたす。眼窩内腫瘍，炎症性偽腫瘍などにより，機械的に眼球運動制限が起こることがある
	その他	いわゆる外斜視，内斜視

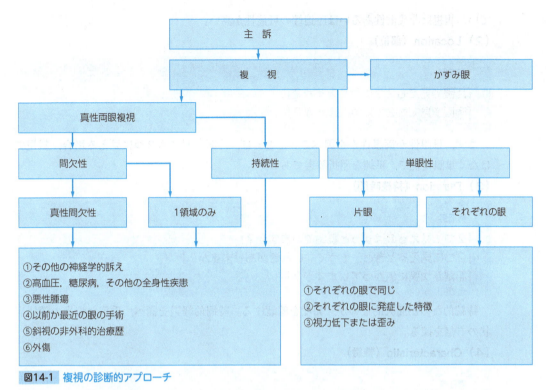

図14-1 複視の診断的アプローチ

ローレンス・ティアニー，マーク・ヘンダーソン編，山内豊明監訳：聞く技術—答えは患者の中にある（下），日経BP社，2006，p.477より引用

4 複視のある患者の健康歴の聴取

　複視を訴えている患者に対して，健康歴を聴取する．複視なのか，像のぶれなのか，見え方を紙に実際に書いてもらうなどして，その性質を確認する．また，OLDCARTSを利用して複視をアセスメントする．

1）いまある症状のアセスメント（現症）
（1）Onset（症状の始まり）

> **質問例**
> 「いつ頃から2つに見える症状が出てきましたか？」

　いつ始まったのか，突然始まったのか，徐々に始まったのかといった症状の始まり，また急性発症なのか，数年前から続いているのかを確認する．
　たとえば，朝起きて気づいた急性発症の複視は虚血性の可能性が高く，数年前から続い

ている複視は非代償性あるいは圧迫性の可能性が高い。

(2) Location（部位）

> 質問例
> 「片眼で見ても2つに見えますか？」
> 「両眼で見ても2つに見えますか？」

まず，単眼性か両眼性かを調べる。たとえば，片眼で見ても2つに見える場合，斜視ではなく単眼複視で，単純な屈折障害である。

(3) Duration（持続時間）

> 質問例
> 「2つに見えるのはずっと続いていますか？」
> 「2つに見えるときと，そうでないときがありますか？」
> 「距離が次第に広がっていますか？」

持続的なのか間欠的なのか，頻度を確認する。時間的経過を調べ，重篤な疾患の随伴症状の有無を探る。

(4) Characteristic（特徴）

> 質問例
> 「上下2つに見えますか，横に2つに見えますか？」
> 「集中すると1つに見えますか？」

上下2つに見えるか，横に2つに見えるかで，複視が垂直方向か水平方向か判断できる。集中すると1つに見える場合，先天性内斜視または外斜視が考えられる。

(5) Alleviating/Aggravating（寛解・増悪因子）

> 質問例
> 「運転や読書など特定の活動によって複視が悪化しますか？」
> 「頭を傾けると複視が悪化しますか，よくなりますか？」

運転や読書など特定の視覚行為によって複視が悪化するのは，重症筋無力症の特徴である。垂直斜め複視は，反対側に頭を傾けるとよくなり，同側に頭を傾けると悪くなる。これは滑車神経麻痺による。

(6) Radiation（放散痛）

> 質問例
> 「眼痛はありますか？」
> 「眼痛以外に，頭痛または顔面痛がありますか？」

ほかに痛む場所はないか，それ（痛み）は移動するか確認する。痛みは，微小血管麻痺から生じるものから，感染，炎症性，さらに重篤な動脈瘤，海綿静脈洞の腫瘤病変，頭蓋内圧亢進，髄膜炎などの原因から生じるものがある。

(7) Timing（タイミング）

> **質問例**
> 「いつから二重に見えていますか？」
> 「朝起きたときは悪いが，活動するにつれてよくなりますか？」
> 「朝起きたときにはよくて，夕方になると悪くなりますか？」

　症状の徴候がいつ起こるのか，日内変動の有無を確認する。たとえば，朝起きたときに悪いが活動するにつれてよくなるのは，甲状腺眼症（バセドウ病眼症）の特徴である。朝起きたときはよくて夕方が悪いのは重症筋無力症の特徴，悪化している（進行している）のは悪性の徴候で，腫瘍病変を考える。

(8) Severity（程度）

> **質問例**
> 「像間の距離は，最初に複視に気づいたときと同じくらいですか？」
> 「距離が次第に広がっていますか？」

　二重，あるいは複数に見えている像間の距離を確認する。

　上記に加え，以下の随伴症状を必ず確認する。

＜随伴症状＞
・眼痛，頭痛，顔面痛→感染・腫瘍・動脈瘤の可能性。
・眼の外観変化→甲状腺眼症の眼球突出の可能性。
・言語・嚥下の変化→重症筋無力症の延髄症状の可能性。
・顔面のどこかにしびれ感がある→海綿静脈洞の病変の可能性。
・身体の一方に脱力またはしびれ感がある→脳幹病変の可能性。
・バランスに影響している→脳幹・小脳病変の可能性。

2）複視の生活への影響

　複視は，後天性に起こる外眼筋麻痺による眼位異常（麻痺性斜視）がその多くを占める。「二重に見える」「ぼやけて見える」という症状があっても，疲れているから，年齢のせいかもしれないなどと医療機関を受診せず過ごしている場合がある。たとえば，滑車神経麻痺（右）では，本を読む，階段を下りるなどの際，患側で内下方が見えないため，健側に頭を傾け，健側に顔を向け，あごを引くことで，両眼の視線を合わせるような姿勢を自然にとっていることがある。

　糖尿病や高血圧の既往歴のある患者の場合，複視には原因になる何らかの疾患があり，単純に眼だけの疾患でない場合も多い。たとえば，椎骨脳底動脈系の一過性虚血発作（transient ischemic attack：TIA）の特徴的な症状に複視がある。一過性の場合はTIAの疑いにとどまることが多いが，なかには脳動脈瘤など重い疾患や別の疾患が潜んでいる可能性が高いことを見逃してはいけない。

　甲状腺機能亢進症などで合併する甲状腺眼症を増悪させる3大因子は，ストレス，寝不

足，喫煙である。禁煙を続け，就寝時間を増やしただけでまぶたの腫れや眼の奥の痛みが改善した症例が多くみられることから，生活習慣や日常生活環境を整えることも大切である。

また，眼科治療だけでなく，複合的な治療が必要な場合があるため，複視があることで日常生活にどの程度影響を与えているのか，患者に1日の生活の流れを確認しながらアセスメントする。

3）既往歴

既往歴については，以下のような点を意識して確認する。

(1) 過去に罹患した疾患
- 甲状腺疾患→甲状腺眼症の眼球突出・両眼性の複視の可能性。
- 自己免疫疾患。
- 悪性腫瘍→眼窩，海綿静脈洞は，悪性腫瘍の転移の好発部位。
- 乳がん，前立腺がん→眼窩，海綿静脈洞に転移して，単独の外転神経麻痺。
- サルコイドーシス→神経麻痺の原因。

(2) 過去の手術歴や外傷
- 眼科・副鼻腔・斜視手術の既往，外傷，全身疾患，手術の既往の有無。
- 消化管手術後（胃切除など）でビタミンB_1（チアミン）欠乏により急性〜亜急性に発症する神経障害（眼球運動障害は外転障害）。

(3) 微小血管の虚血を招く疾患歴

微小血管の虚血は，高血圧，脂質異常症，糖尿病，悪性腫瘍，脳血管障害，心疾患，末梢動脈疾患などによって二次的に起き，第Ⅲ・Ⅳ脳神経麻痺，急性の第Ⅵ脳神経麻痺を引き起こす。現在の内服薬，薬物使用の有無を確認する。

4）家族歴

高血圧，脂質異常症，糖尿病，悪性腫瘍，神経筋疾患，心血管疾患，自己免疫疾患の有無について家族歴を確認する。

5）個人歴・社会歴

個人歴・社会歴については，以下の項目について確認する。

(1) 喫　煙

喫煙者には，1日何本のタバコを何年間吸っていたか確認する。喫煙は様々な疾患のリスク要因である。たとえば，甲状腺眼症や脳血管障害による複視と関連する。

(2) アルコール

ビタミンB_1（チアミン）欠乏により，急性〜亜急性に発症する神経障害である慢性アルコール中毒の要因となる。

(3) 勤務内容

ストレスが高い状況かどうか確認する。最近，眼鏡やコンタクトレンズを変えたかどうか（特に二重焦点レンズや読書用眼鏡の初めての使用），宝石鑑定用ルーペを使用している

か，刺繍など目を使う仕事をしているかなどを確認する。

6) Review of systems（ROS）

複視をきたす原疾患は多岐にわたるため，現病歴を補完するために頭からつま先まで全身の聴き取りを行う。以下，特にはずすことのできないポイントをあげる。

- ●**頸部（甲状腺触診）**：バセドウ病では軟らかい。橋本病，甲状腺炎や悪性腫瘍では硬い。
- ●**呼吸器・循環器所見**：サルコイドーシスは神経麻痺の原因となる。甲状腺機能亢進では，限局した連続性の血管雑音が聴こえることがある。
- ・乳がん・前立腺がんのスクリーニング→眼窩や海綿静脈洞に転移した単独の外転神経麻痺を示唆。
- ・発熱→炎症性・感染性疾患の可能性。
- ・神経学的所見（下肢のしびれ，下肢脱力）→髄膜炎を示唆。
- ・歩行障害→フィッシャー症候群，ウェルニッケ脳症の可能性。

5 フィジカルアセスメント

複視では，病歴聴取と頭頸部，特に眼のフィジカルアセスメントが中心となる。複視の評価では，単眼性か真性の両眼性かの鑑別が大切である。複視は，悪性疾患の徴候で生命にかかわる疾患を示唆する場合があり，危険な状態は，筋肉よりも脳幹や末梢神経の病変と関連していることが多い。また，単にくもったりかすんだりして見えるだけなのか，浮遊物が見える動揺視なのか，鑑別が大切である。そのため，複視として自覚される疾患を念頭に置きつつ，神経眼科的診察を中心に全身のフィジカルアセスメントを行う。

1) 手　順

複視の性質を探るため病歴の聴取を始めるが，まずバイタルサインを確認し（特に虚血性の神経麻痺の診断のために高血圧の有無は重要），頭頸部，特に眼のフィジカルアセスメント，神経学的（動眼神経，滑車神経，外転神経）診察を中心に行う。必ず全身のフィジカルアセスメントを行い，随伴症状も確認する。以下，眼のフィジカルアセスメントについて述べる。

2) バイタルサイン，全身状態の観察

発熱は感染徴候，高血圧の有無は虚血性の神経麻痺の診断に重要である。

3) 眼の視診・触診

（1）視野検査（対座法）

視神経の検査には，ほかに視力・眼底検査がある。

視野障害には中心視野と周辺視野のそれぞれの障害があり，神経学的診察では主に周辺視野の障害を検出する。

①患者と向き合い，患者との中間点に検者の指先を置く。
②患者に一方の眼を覆ってもらい，検者も向かい合った眼を閉じる。開いている眼で相対する眼を見てもらう。
③検者は，自分の視野の左上端，右下端に指を置いて片方ずつ指を動かし，動いたほうを患者に指でさしてもらう。
④左下端，右上端についても同様に行う。
⑤異常があれば，指を徐々に中心に向けて動かし，どこから見えるようになるかを調べる。

（2）外眼部の観察

眼の位置，眼周囲の皮膚病変や炎症所見（腫脹，発赤，熱感，圧痛）の有無，眼瞼下垂，眼球突出，眼瞼浮腫，眼瞼黄色腫などに注意する。

顕著な眼球突出に対しては，座っている患者の後ろに立って，患者の頭上から視診する。客観的な測定のために，眼球突出計を使用する。眼窩外線から角膜頂点の長さが15mm以上で眼球突出とする。

正常からの逸脱

・動眼神経麻痺では眼瞼下垂となり，甲状腺眼症では眼瞼挙上となる。

（3）角膜・虹彩・瞳孔の観察

患者に眼を大きく開かせて観察する。角膜はペンライトを斜め方向から照らすと混濁や浮腫が見やすくなる。左右差，色，形などに注意する。

瞳孔不同の有無をみる。0.5mm未満の瞳孔不同は，健康な人の20％にみられ，瞳孔反応が正常なら瞳孔不同は良性である。

正常からの逸脱

・動眼神経麻痺では散大しており，対光反射は減弱する。脳動脈瘤を念頭に診察する。

（4）眼球運動

眼球運動は，患者に頭を動かさないように検者の指を追視させ，その指を右，左，上，下，両側斜め方向に注視できる一番端まで動かし，最後に患者の鼻に向かって動かすことにより検査する（図14-2）。

水平・垂直・上下方向に検者の指の動きを追ってもらう（図14-3）。外転・内転の正常は白目が見えなくなるまで動くこと，上転・下転の正常は内外眼角を結ぶ線の角膜縁を超えればよい。正面眼位と各方向に共同性眼球運動をさせ，計9方向の眼位をみる（図14-4）[2]。

麻痺があると，麻痺筋の作用方向で眼位のずれが大きくなり，麻痺筋の作用方向で最大になる。また，非共同性眼球運動として輻輳もさせる（9方向の眼位検査による複視の評価が重要である）。

正常からの逸脱

・右眼の外転障害（外直筋麻痺）があると，正面眼位で内斜視となるが，その程度は右方視時に増強する。散瞳，眼球運動障害を生じる。

（5）頭部傾斜試験

眼位とともに頭位傾斜（眼性斜頸）の有無も重要である。

頭部を左右に傾斜させ，顔を左右に回転させ，あごを上下に動かし，眼位の変化とともに，自覚的な複視の変化を確認する。

14 複 視

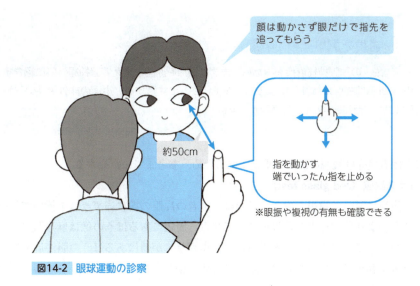

図14-2 眼球運動の診察

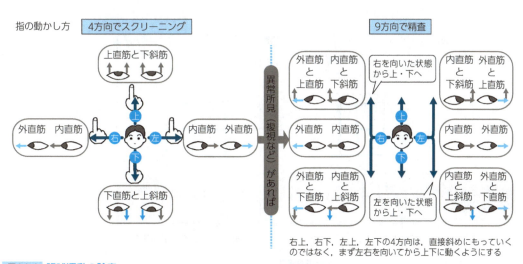

図14-4 眼球運動の診察

医療情報科学研究所編：病気がみえる vol.7 脳・神経，メディックメディア，2011，p.219-220．より引用改変

> **コラム　複視を思い込みで判断しないために**
>
> 　成人の動眼神経麻痺をみたら，まず動脈瘤を原因と考えて脳神経外科に紹介する．小児の外転神経麻痺は腫瘍によるものが多いことに注意する．小児の非外傷性の外転神経麻痺には，全例でMRIをとる必要がある．

　以下にあげる検査は複視の診断に重要であるため，参考までに紹介する．

(6) 赤ガラス試験 (red glass test)

　1方向の注視において複視を生じる場合は，患者の片眼の前に赤ガラスを置いて検査を反復することにより各像を生じる眼を確認できる．周辺にあるほうの像は麻痺眼に生じた像である．たとえば，周辺の像が赤であれば，赤ガラスが前にあるほうの眼が麻痺眼である．赤ガラスが利用できない場合は，患者に片眼を閉じさせることにより麻痺眼を同定できる．

(7) ヘス検査 (Hess red green test)

　左右の眼の像を分離するため，患者に一方が赤色，他方が緑色の眼鏡を装用してもらい，緑で投影された格子スクリーン（ヘススクリーン）を見てもらう．9方向でスクリーン上の赤色視標に緑色の視標を合わせてもらい，緑視標を指した点を結ぶ．これにより各方向での眼位のずれを知ることができる（図14-5)[3]．

4）その他のアセスメント

　全身状態の観察や眼底所見，神経学的所見，HbA1cなどの血液データも，必要時，確認する．その他，知っておくべき徴候，試験をあげる．

● **神経学的所見**：鼻指鼻試験，バビンスキー徴候，髄膜刺激症候，腱反射（アキレス腱反射）など．

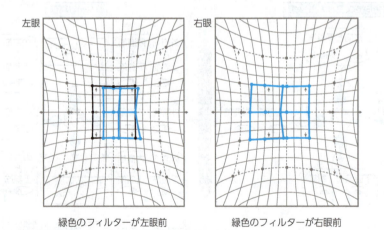

図14-5　ヘススクリーン（左外転神経麻痺患者）

渡邉郁緒・新美勝彦：イラスト眼科，第7版，文光堂，2003, p.349. より引用

・耳鳴，難聴。
・頭蓋内圧亢進（乳頭浮腫）。

臨床推論トレーニング

複視を訴えるケースをもとに，健康歴の聴取，フィジカルアセスメントの実践例を紹介する。

大学院の高度実践看護コースで実習中のⅠさんは，内科での実習で受け持った患者について診察後，医師のMさんに記録とアセスメントの指導を受けている。

●患者の状態

Aさん，65歳，男性。1か月前から物が二重に見えることに気がつき，右眼部痛もあった。最近，両足先のしびれ，口渇があり，便秘気味であるなど症状が次々と出現し，複視が続いていることが心配になり本日受診する。既往歴は，53歳から境界型糖尿病，高血圧，脂質異常症を指摘されていたが未治療であった。自力歩行（ふらつきなし）で診察室に入る。

バイタルサインは，血圧152/84mmHg（座位・右腕で），脈拍72回/分（整），体温36.2℃，呼吸16回/分である。

Ⅰさんは医療面接から得た情報をOLDCARTSで整理し，M医師から指導を受けた。皆さんもどの情報がたりないのか，一緒に考えてみてください。

●OLDCARTSによる情報整理

ⅠさんがOLDCARTSで整理した内容は，以下のとおりである。下線の部分は，最初の情報収集で得られなかった内容である。

O（症状の始まり）：1か月前から始まり，<u>突然というよりは気づいたら二重に見えていた。</u>
L（部位）：<u>両眼で見ているとき。</u>
D（持続時間）：<u>時々あったりなかったりと間欠的である。像間距離は左の注視で最大。</u>
C（特徴）：<u>物が二重に見える，横に2つに見える。</u>
A（寛解・増悪因子）：<u>近くを見る，左の注視で複視が悪化する。</u>
R（放散痛）：右眼部に鈍痛，<u>頭痛はなし。痛みは気になるときと気にならないときがある。</u>
T（タイミング）：<u>日内変動はなく，悪化もしていない。</u>
S（程度）：<u>像間距離は左の注視で最大。</u>
＜随伴症状＞
<u>二重に見えるが，左の注視で複視が悪化する。4〜5日前から口渇，便秘，両足先のしびれが出現した。複視の症状が出るまでは，上記の症状もなかった。</u>

■：医療面接の結果を，こうして系統的にまとめるのは大事ですね。
Ⓜ：そうですね。現病歴を系統的に整理することは，鑑別診断につながります。では，次にフィジカルアセスメントを実施してください。
■：はい。

●semantic qualifier（SQ）を用いた記録

Ｉさんは，以下のように情報を記録した。

- **現在の症状**：Aさん，65歳男性。1か月前から二重に見えるようになったことに気づき外来受診する。両眼で見ているときに，物が二重に見える，横に2つに見え，右眼部に鈍痛を伴う。近くを見る，左の注視で複視は悪化するが日内変動はない。痛みは気になるときと気にならないときがあるが頭痛はなし。像間距離は左の注視で最大になる。
- **その他の症状**：4～5日前から，口渇，便秘，両足のしびれが出現，複視の症状とともに自覚している。
- **既往歴**：53歳から境界型糖尿病，高血圧，脂質異常症を指摘されるが未治療。
- **内服薬**：なし。
- **アレルギー**：なし。
- **入院歴**：なし。
- **家族歴**：父は脳梗塞にて78歳で死亡。母は糖尿病，腎不全にて82歳で死亡。3人兄弟で兄は糖尿病，内服治療中，弟は高血圧症あり内服治療中。
- **バイタルサイン**：BP 152/84mmHg（座位・右腕で），P 72回/分（整），T 36.2℃，R 16回/分。

●フィジカルアセスメントの実施

Ｉさんは，Aさんのベッドサイドでフィジカルアセスメントを実施した。

＜フィジカルアセスメントの結果＞

- **全身状態**：やせ型の60歳代，男性。顔色は日焼けしている。苦痛の表情はないが，時々眼を閉じ，首をかしげている。
- **バイタルサイン**：BP 152/84mmHg（座位・右腕で），P 72回/分（整），T 36.2℃，R 16回/分
- **頭部**：異常なし。耳・鼻・口腔に異常なし。
- **眼**
  瞳孔は3mmで左右同大，対光反射は両側迅速。
  右眼は内転位であり，眼球運動は両側外転制限を認める。
  眼振はなく，輻輳は保たれていた。
  右眼瞼下垂あり。眼球突出や結膜充血はなし。
  視野は対座法で異常なし。視野狭窄なし。
- **頸部**：頸部リンパ節は触知なし。頭部の傾斜なし。甲状腺も触れず。

●**胸部**

　　心音：心拍・リズム（整），心雑音（−），S3・S4（−）。

　　胸郭は対称，肺は共鳴音聴取，肺野に雑音なし。

●**腹部**：目立った隆起なし。腸蠕動音亢進・減弱なし。圧痛・反跳痛なし。

●**神経学的所見**

　　意識清明。GCS 15（E4V5M6）。

　　顔面感覚は正常，顔面筋力に異常なし。構音障害や嚥下障害なし。

　　握力差なし。MMTは上肢右5・左5・下肢右5・左5，腱反射は四肢正常，左右差はなく，左右足先にしびれあり。痛みはなし。バビンスキー徴候は両側ともに陰性。

　　歩行バランス良好。運動麻痺は認めない。

●**臨床推論**

Ⓜ：記録では，鑑別診断上キーとなる陰性の所見（pertinent negative）は必ず記録します。どうやって診察を進めていきましたか。

Ⓘ：病歴を聴き，鑑別診断は何かと考え，解剖学と脳神経学的所見をきちんととることが大事だと思いました。右動眼神経麻痺だったので，糖尿病と高血圧の既往もあるし，脳動脈瘤と脳血管障害の除外を考えながら実施しました。

Ⓜ：今回は複視が主訴で，動眼神経麻痺でしたね。動眼神経麻痺をみたら一番の除外診断は脳動脈瘤や脳腫瘍，脳血管疾患です。脳神経系の神経学的診察はたくさんありますが，脳幹に障害があるかどうかをスクリーニングする場合，時間をかけてすべて行う必要はありません。救急の場合は，対応する診察法を手早く選んで，障害部位を推定します。念のために撮った頭部CT，MRIでは所見はありませんでした。今回は単独の動眼神経麻痺で糖尿病性神経障害と考えられます。これからの方針はどうしたらよいと考えますか？

Ⓘ：Aさんは糖尿病や高血圧があり，そのコントロールがまず大切になります。採血をオーダーして，HbA1c値，脂質，腎機能などを確認します。あと，眼科受診も勧めます。これからはセルフケアが大事になりますよね。

Ⓜ：軽症であれば血糖のコントロールで軽快しますが，Aさんは治療せず経過していたから，今後は継続的に治療できるように教育的支援も必要になりますね。

【文　献】
1）ローレンス・ティアニー，マーク・ヘンダーソン編：山内豊明監修：聞く技術─答えは患者の中にある（下），日経BP社，2006，p.477．
2）岡庭　豊，医療情報科学研究所編：病気がみえる，vol.7，脳・神経，メディックメディア，2011，p.219-220．
3）渡邉郁緒・新美勝彦：イラスト眼科，第7版，文光堂，2003，p.349．
4）田野保雄監・編：新図説臨床眼科講座第1巻，主訴・所見からのアプローチ，メジカルビュー社，1998，p.83-91．
5）上野聰樹監：新眼科学<Qシリーズ>，日本医事新報社，1999，p.7-8．
6）Lawrence TM, Jr, Henderson MC, 山内豊明監訳：聞く技術─答えは患者の中にある，下巻，日経BP社，2006，p.471-478．
7）前掲書3），p.348-353．
8）Taylor RB, 小泉俊三監訳：10分間診断マニュアル─症状と徴候─時間に追われる日々の診療のために，メディカル・サイエンス・インターナショナル，2004，p.83-84．
9）古谷伸之編：診察と手技がみえる，vol.1，第2版，メディックメディア，2007，p.154-167．

10) Bickley LS, Szilagyi PG, 福井次矢・井部俊子監：ベイツ診察法, メディカル・サイエンス・インターナショナル, 2008, p.573-668.
11) 岡庭 豊・荒瀬康司・三角和雄編：Year note, 2009年版, 内科・外科等編, メディックメディア, 2008, J12-J214.
12) 前掲書2), p.85, 106, 108, 219-222, 318.
13) 中馬秀樹：複視を自覚して来院してきたら（診察法）, 新しい眼科, 27 (7)：863-868, 2010.
14) 田口 朗：複視と全身疾患, 新しい眼科, 27 (7)：917-923, 2010.
15) 木下 学・吉峰俊樹：脳神経外科医からみた「見逃してはいけない複視」, 新しい眼科, 27 (7)：897-901, 2010.
16) 野間謙晴・岩倉雅登：複視, 日常診療でよくみる症状・病態—診断の指針・治療の指針, 綜合臨牀, 60：170-173, 2011.

15 腹　　痛

腹痛のある人へのアプローチ

　腹痛は，自然に症状が治まる状態から，緊急手術を要する状態まで，重症度の幅が広い。腹痛をアセスメントするには，「年齢や性別などの患者の基礎情報からどのような疾患の可能性があるかを考え，患者の状況を健康歴で明らかにし，フィジカルアセスメントを実施し，必要な検査を行う」というプロセスが通常である。フィジカルアセスメントの実施においては，まず痛みの部位を特定することから始める。

　患者状況の情報やフィジカルアセスメントの結果など様々なデータから，どの情報が診断に有用であるかなどの判断が重要である。たとえば，右下腹部痛の痛みに対して，急性虫垂炎の可能性を考えた場合，食欲低下があるという情報は，虫垂炎の診断の感度として高くないことが指摘されている。

1 腹痛とは

　腹痛とは腹部に生じる痛みで，急性あるいは慢性的に起こり，局所または腹部全体にわたることがある。慢性腹痛は，「3か月以上の持続的または間欠的な腹部の痛み」で，急性腹痛は「突発的に起こる痛み」である。急性腹痛の多くは深刻な疾患に伴って現れるものではないが，ある統計では，救急外来でみる腹痛の10％が重篤で，緊急の手術が必要であったとしている[1]。このような場合を急性腹症とよぶが，急激で激しい腹痛を主訴とし，その原因が腹部の諸臓器，組織の病的変化によるものと推測され，急性の経過をとるため，緊急開腹手術の適応か否かの迅速な判断が要求される疾患群である。

2 トリアージ

　突然に起こり，我慢できないほどの腹部の痛みを訴えた場合（急性腹症の場合），まずはバイタルサインを確認する。心窩部周辺の拍動を確認し，循環血流量低下のサイン（頻脈や低血圧など）を見逃さない。以上の症状が確認された場合は，腹部大動脈瘤の破裂が考えられ，すぐに血管確保のためのカテーテルを挿入する。

＜ドクターコール＞

患者の状態	疾患・病態
呼びかけに反応がない	意識レベルの低下
我慢できない痛みや少しの体動で痛みが増強する	腹膜炎の可能性
背部痛がありショック症状を呈している	腹部大動脈瘤破裂の可能性
大量の下血	消化管出血

＜次の場合はすぐに受診（症状が始まってから2〜4時間以内）＞
・急激に増強した痛み。
・妊娠。
・妊娠の可能性があり，大量の性器出血。
・1か月以内に腹部手術。
・転倒による腹部の打撲。
・発熱（＞38.3℃）。
・免疫が低下している状況。
・重篤な悪心・嘔吐。

3 腹痛を起こす疾患

腹痛を起こす疾患を表15-1に示す。

4 腹痛のある患者の健康歴の聴取

OLDCARTSで腹痛をアセスメントする。健康歴は，可能であれば鎮痛薬投与前に聴取する[2]。

1）いまある症状のアセスメント（現症）
（1）Onset（症状の始まり）

> 質問例
> 「痛みはいつ始まりましたか？」
> 「痛みは突然始まりましたか？」

腹痛の始まった時間が何時何分と特定できるような，まるで「スイッチを押したかのように」急激に始まる腹痛は，虫垂炎，腹部大動脈瘤破裂，穿孔性潰瘍，急性膵炎，腸閉塞でみられる。また，子宮外妊娠，急性心筋梗塞，腎結石なども急激に始まる痛みで，腹痛を主訴とすることが多い。膵炎による腹痛は，通常徐々に痛みが強くなり，持続的な痛みである。

表15-1 腹痛を起こす疾患

部　位	考えられる疾患	痛みの特徴	放散痛：関連する症状	臨床的な手がかり
右上腹部	胆嚢疾患	間欠的	背部：悪心・嘔吐	・食後や夜間に痛む ・濃い色の尿
	膵炎	持続的 「きりきりするような」	背部：悪心・嘔吐	・仰臥位で痛みが増強 ・アルコール中毒歴，胆石の既往
	腎疝痛	間欠的 「身もだえするような」	鼠径部：悪心・嘔吐	・側腹部痛 ・血尿（肉眼ではなく顕微鏡下）
左上腹部	脾臓梗塞または 脾臓破裂	持続的	左肩	・心内膜炎，外傷，起立性低血圧，左肩の痛み
心窩部	消化性潰瘍	間欠的 徐々に変化	背部	・下血 ・NSAIDsの長期使用 ・食物摂取で痛みが増強または緩和
	胆嚢疾患	「右上腹部の胆嚢疾患」参照		
	膵炎	「右上腹部の膵炎」参照		
臍周囲	虫垂炎	徐々に痛みが増強 痛みが右下腹部に移行	鼠径部まれに背部： 悪心・嘔吐，食欲低下	・痛みの場所が変化，痛みが経過とともに増強 ・過去に同じような症状がない
	腸閉塞		放散痛なし： 悪心・嘔吐，食欲低下	・排便・排ガスなし ・手術歴
	腸間膜虚血	ひどい痛み	体重減少	・腹部に触ることができないほどの痛み
	腹部動脈瘤	ひどい痛み	背部	・低血圧，失神 ・触知可能な腹部の腫瘤
	過敏性腸症候群	けいれん性の痛み 繰り返す	間欠的下痢・便秘	・体重減少はない ・同じ症状を周期的に繰り返す
右下腹部	虫垂炎	「臍周囲の虫垂炎」参照		
	大腸憩室炎	持続的 徐々に増強	背部：発熱， 悪心・嘔吐，下痢	・過去に同様の痛み経験がある ・局所的な圧痛
	盲腸軸捻症	腸閉塞と近似の症状		
	卵巣疾患			・卵巣捻転，排卵痛，子宮外妊娠，骨盤炎症，骨盤内炎症性疾患を鑑別診断として考える
左下腹部	大腸憩室炎	「右下腹部の憩室炎」参照		
	卵巣疾患	「右下腹部の卵巣疾患」参照		
	S状結腸軸捻転	腸閉塞と近似の症状		

（2）Location（部位）

> **質問例**
> 「お腹のどこが痛みますか？　痛い場所をさしてください」
> 「痛みは移動しますか？」

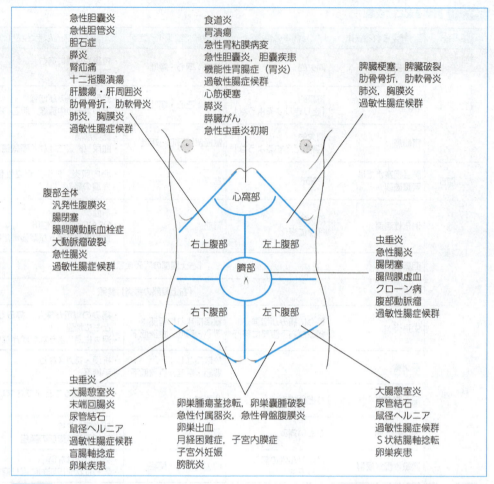

図15-1 腹痛の部位と考えられる疾患

腹痛の部位がどこか，また時間とともに痛む部位が変化しているのかを明らかにする。腹痛の部位と考えられる疾患を図15-1に示す。

（3）Duration（持続時間）

> 質問例
>
> 「痛みは，ずっと続きますか？　どのくらい続いていますか？」
> 「痛いときと痛くないときがありますか？」

腹痛がどの程度続いているのか，間欠的な痛みか，持続的な痛みかを聞き，持続時間・痛みのパターンを把握する。

（4）Characteristic（特徴）

> 質問例
>
> 「どのような痛みですか？」（具体的に語ってもらう）

腹痛はその発生メカニズムから①内臓痛，②体性痛，③関連痛に分類される。どのよう

な痛みであるのかアセスメントすることは鑑別診断に役立ち，よりすばやい対応につながる。

- **内臓痛**：実質臓器自体の伸展，攣縮などにより生じる痛みで，差し込むような鈍痛が間欠的（周期的）に起こる。痛みの局在がはっきりせず，腎と尿管を除く腹部臓器が両側性の神経支配を受けているため，腹部の正中に対称性に痛みを感じる。内臓痛を生じさせる疾患には，胃・十二指腸潰瘍，急性・慢性胃炎，胃がん，炎症性腸疾患，大腸がん，胆囊・胆管炎，尿管結石などがあげられる。痛みが強い場合，悪心・嘔吐，発汗，顔面蒼白などの症状が出ることもある。これらには初期の腸閉塞，胆石症がある。歩行や体動により軽快することも多い。
- **体性痛**：壁側腹膜の刺激による突き刺すような鋭い痛みで，内臓痛より強い場合が多く，持続性（30分以上）であるのが特徴である。痛みの部位は，病変のある臓器の付近に限局し，非対称性である。体動や咳嗽にて痛みが増悪する。
- **関連痛**：内臓痛を生じた部位と同一レベルの脊髄後根における体性知覚神経への刺激により，その神経が支配する領域に表在性の疼痛を感じるものである。綿球や指先の爪で皮膚をなでることによって過敏な皮膚の領域が描ける(感覚過敏帯)。関連痛は，病変臓器より離れた腹部以外の領域にも生じることがある。

（5）Alleviating/Aggravating（寛解・増悪因子）

> **質問例**
> 「痛みが和らぐような食べ物がありますか？」
> 「何かをすると痛みが強くなることはありますか？」
> 「痛みのために，飲んでいる薬などがありますか？」
> 「痛みが和らぐ姿勢はありますか？」

確実に確かめる必要がある重要な項目である。腸管虚血は，通常食後1時間以内に起こる。十二指腸潰瘍では食後に痛みが軽減する場合が多く，胃潰瘍では食後に痛みが増強する場合が多い。膵炎では，座位で痛みが軽減する。

（6）Radiation（放散痛）

> **質問例**
> 「お腹の痛みは，どこかに移動しますか？」
> 「腹部以外に痛む場所はありますか？」

胆囊疾患による痛みの場合，多くは右背部痛を訴え，膵炎や脾臓破裂の場合，左肩周辺の痛みを訴えることが多い。背部の痛みは，大動脈瘤破裂を示唆する。

（7）Timing（タイミング）

> **質問例**
> 「痛みが起こるのはどのようなときですか？」
> 「痛みが起こるきっかけがありますか？」
> 「過去に同じような痛みを経験したことはありますか？」

たとえば，就寝中に起こる痛みでは，逆流性食道炎が考えられる。また，今ある腹痛が初めての経験であるかも必ず確認する。

(8) Severity（程度）

> **質問例**
> 「今までで一番痛いと感じた痛みを10とすると，今の痛みは1～10のどの程度ですか？」
> 「我慢できる程度の痛みですか？」

痛みの程度は必ず確認する。腹痛の程度と疾患の重症度は，通常比例している。たとえば，胆石や腎結石，急性腸間膜虚血では痛みの程度は高く，感染性胃腸炎では低い。しかし，痛みは主観的であり，高齢者では重症疾患であっても痛みを訴えない場合がある。数値評価スケール（Numerical Rating Scale：NRS）などを利用して，1～10の数値で痛みの程度を聞くとよい（p.29参照）。

上記に加え，以下の随伴症状を確認する。

〈随伴症状〉
・自宅での発熱の有無。
・便秘・下痢の有無。
・便の性状（特に便に血液が混入していないかどうか）。
・体重減少→悪性腫瘍に関連。
・悪心・嘔吐→腸閉塞に関連。
・痛みの前に嘔吐，下痢がみられる→感染性胃腸炎の可能性。

2）腹痛の生活への影響

腹痛で診察・検査を行っても，診断がつかない場合も多い。外科医などは，「非特異的な痛み」などとカルテに書いていたりする。腹痛がある人の多くは，寛解・増悪を繰り返しながら生活しており，重症でなくても痛みは患者の生活に影響を与えている。こうした腹痛には，過敏性腸症候群（irritable bowel syndrome：IBS）や直腸周囲痛などが疾患として考えられる。IBSは，Changら[3]の研究によると有病率は8～22％といわれているが，実際患者が医療機関で治療を受けることは少ない。多くの研究において，IBS患者のQOLは一般人と比較すると低いことが指摘されている。仕事を休みがちである，痛みのため臥床時間が長い，外出を躊躇するなど生活に多大な影響を与えている。

腹痛が日常生活にどの程度影響を与えているのか，1日の生活の流れを確認しながらていねいにアセスメントする。

3）既往歴

既往歴については，以下のような点を意識して確認する。

(1) 過去に罹患した疾患
・直接的に腹痛の原因になりうる疾患：胆石症，大腸憩室炎，クローン病など。

・治療選択や予後に影響を及ぼす疾患：糖尿病，高血圧など。

（2）過去の手術歴や外傷

・腹部の手術歴→腸閉塞のリスク。

（3）月経周期

　最終月経と月経周期を確認する。妊娠の可能性についても同時に尋ねる。閉経している場合は，いつ閉経したのかを確認する。

（4）現在の内服薬

　ステロイドを内服している場合，炎症反応を抑制するため，穿孔や腹膜炎が起こっていても痛みの訴えが少ない場合がある。

　抗血栓薬は，出血のリスクを上げ，血腫形成を促すので必ず確認する。

4）家族歴

　循環器疾患（特に心筋梗塞），糖尿病，大腸がんなどの消化管がんについての家族歴を確認する。心筋梗塞などの冠動脈疾患は，近親の家族歴がリスク要因であり，また糖尿病，大腸がんについても同様のことがいえる。これらの疾患は，腹痛を起こしうる疾患であり，また治療の決定を左右する要因であるため，必ず確認する。

5）個人歴・社会歴

　個人歴・社会歴については，以下の項目について確認する。

（1）喫　煙

　喫煙者には，1日何本のタバコを何年間吸っていたか確認する。

　喫煙は様々な疾患のリスク要因である。腹痛の原因疾患と関連するものには，消化性潰瘍，クローン病，胆石症があげられる。消化性潰瘍においては，原因微生物であるヘリコバクターピロリの感染リスクと喫煙の関係が指摘されており[4]，また潰瘍になった場合も治癒により時間がかかる。クローン病では，喫煙者に症状のコントロール不良のリスクが高いことが指摘されている[5]。

（2）アルコール

　アルコール摂取は，腹痛のいくつかの原因疾患と関連がある。たとえば，膵炎の発症や胆石症のリスクになる。

（3）ストレス

　ストレスが高い状況かどうか確認する。ストレスや疲労が精神的な腹痛や慢性の腹痛を引き起こすことが指摘されている。

（4）渡航歴

　感染性胃腸炎などのリスクを考慮する。赤痢，コレラなどが問題となっている地域への渡航はもちろんであるが，それ以外にも衛生状態があまりよくない地域への渡航で，旅行者下痢症がみられる。これは，生水やサラダなどに付着した微生物の経口感染によるもので，以下の原因微生物が考えられる。

・ウイルス（ノロウイルス，ロタウイルスなど）。

・細菌（病原性大腸菌，サルモネラ，赤痢菌，カンピロバクター，ビブリオなど）。

・寄生虫（ランブル鞭毛虫，赤痢アメーバ，クリプトスポリジウムなど）。

6) Review of systems (ROS)

　症状の聴取で患者が訴えない事柄でも，「医療者が尋ねることで実は症状があった」ということはよくある話である。現病歴を補完するためにも，全身状態の聴き取りを行う。
　以下，特にはずすことのできないポイントをあげる。
・発熱→炎症や感染性疾患の可能性。
・胸痛→心筋梗塞などの可能性。
・排尿状況，排尿時痛，血尿→尿路感染。
・呼吸困難感→肺炎で腹痛を訴える患者もいる。
・産科・婦人科（最後の月経日，不正出血の有無など確認）→妊娠の可能性。

5 フィジカルアセスメント

　腹痛では，バイタルサインの評価と腹部のフィジカルアセスメントが中心となる。しかし，前述のように心不全など腹部以外の疾患が腹痛の原因となる場合があるので，健康歴の聴取で得られた情報と併せて鑑別し，腹部だけに集中しないように留意する。
　また，鎮痛薬の投与が診断を妨げるという危惧から，通常は投与を控えるように教えられているが，McHaleら[6]は「得られる結果が変わることもあるが，診断や治療に影響を与えるものではない」としており，必要時には，フィジカルアセスメント前に鎮痛薬の投与を検討する。

1) 手　順

　病歴の聴取を念頭に診察を始めるが，まずバイタルサインを確認し，その後「視診→聴診→打診→触診」と進める。通常のフィジカルアセスメントの順序は「視診→打診→触診→聴診」であるが，腹部においては，打診・触診により腸蠕動音が変化するため，この順序を必ず守る。フィジカルアセスメントに必要な準備のポイントを，以下に示す。
・患者に排尿を済ませてもらい，膀胱に何もない状態で腹部のアセスメントを行う。
・患者をリラックスさせ，剣状突起から恥骨結合に至る腹部，鼠径部まで観察できるように準備する。
・プライバシーが確保できるように配慮する。
・得られた所見を記載するために，通常腹部を9分割にする（図15-2）。

2) バイタルサイン

・発熱，頻脈，頻呼吸や低血圧に注意する。

3) 視　診

(1) 全身状態の観察

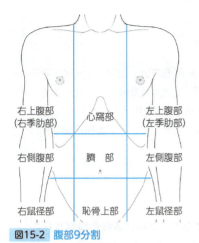

図15-2 腹部9分割

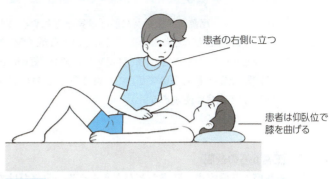

図15-3 腹部のフィジカルアセスメント

・患者の様子。
・痛みの程度，安楽の程度。
・発汗の有無。

（2）腹部の視診

患者に仰臥位で膝関節を曲げてもらい，腹部に圧がかからないようにする。診察者は診察台の右側*に立ち，全身状態を観察後，腹部の外観を観察する（図15-3）。

*：自分の立ち位置を固定することはフィジカルアセスメントの基本である。

①腹部の皮膚の瘢痕の有無

腹壁手術創の瘢痕における形状や状態を注意深く観察する。

正常からの逸脱

・手術創の瘢痕の不規則な形状は，術後の手術部位感染の既往を考える。

②腹部の輪郭

隆起（膨隆）の有無を確認する。数多くの腹部をみることで，正常と正常からの逸脱の違いがわかるようになる。

隆起では5つの原因（5F）を考える。すなわち，腸管ガス（flatus）・便（feces）・胎児（fetus）・脂肪（fat）・腹水（fluid）である。

正常からの逸脱

・胎児による隆起で腹痛を訴えている場合は，産科医による診察が必要となる。
・ガスによる隆起では，食物が原因である場合は軽度であることが多い。
・腸閉塞や麻痺性イレウスではより顕著な隆起となる。
・小腸閉塞より大腸閉塞でより膨隆が目立つ。

③左右対称性

肥大した臓器や腫瘤，臍ヘルニアなどによる左右の非対称性が考えられる。

正常からの逸脱

・臍ヘルニアでは，隆起および左右非対称性がみられる。

④腹部の皮膚変色

黄疸やその他腹部の皮膚色の変化の有無を確認する。

> **コラム　虫垂炎を思い込みで判断しないために**
>
> 　　　　　高齢者の虫垂炎の診断は見逃されやすい。高齢者では，通常，虫垂炎患者にみられる症状がみられないのが特徴といえるが，青年期の患者と比較すると，死亡率が高いというデータがあるため，注意する。また，妊婦において，妊娠以外の理由で起こる手術理由として最も多いのが，虫垂炎である[7]。妊娠週数に関係なく，右下腹部に強い痛みを訴える場合は注意する。

正常からの逸脱
- **黄疸**：肝臓疾患，肝炎などが考えらえる。腹部だけでなく，全身に黄疸が観察される。
- **青紫の着色**：グレイ・ターナー徴候およびカレン徴候は，それぞれ側腹部および臍部の斑状出血で，急性膵炎時にみられる出血性滲出物の管外遊出を示す。

⑤**蠕　　動**

やせた人では視診にて蠕動運動が観察されることがある。腸閉塞を疑う場合には数分間観察する。

4）聴　　診

蠕動音と水様内容物を確認するために行う。腸蠕動音は，ガスまたは液体が腸内膜を通過することにより生じる。通常の腸蠕動音は間欠的に聴取され，低音である。この腸蠕動の亢進または低下を聴き分ける。聴診の手順は以下のとおりである。

①聴診器の膜型を腹部に当てる。冷たい聴診器を当てると腸蠕動が変化するので，手などで温めてから皮膚に当てる。
②腸蠕動音の確認が主な目的なので，大腸の走行に沿って聴診器を当てていく。聴診部位は1～2か所でよい。
③腸蠕動音が聴こえたら亢進しているのか判断する。
④腸蠕動音が確認できない場合は，5分ほど聴診する。

正常からの逸脱

腸蠕動音の所見には，亢進・消失の場合がある。

- **亢進**：生理的な状態でも30～40分周期で蠕動の亢進はあるものの，蠕動音が途切れなく聴き取れる場合には「蠕動音の亢進」と判断する。亢進した蠕動音とともに消化管（特に結腸）内の水様内容物が流れる音が聴取できることが多く，下痢の発症や改善傾向について把握できる。
- **消失**：5分以上蠕動音が聴取できない場合は「蠕動音の消失」と判断する。腹膜炎などによる蠕動停止を疑う。消化管の閉塞や部分的なイレウスの場合，高音の蠕動音が聴かれるが，これは拡張・伸展した腸管壁がこすれ合うことによって発生するからである。風船に耳を当てて弾くと金属様の音が聴こえるのと同様である。

5）打　　診

　消化管ガスの分布を把握するために行う。また必要時，肝臓・脾臓の境界を明らかにする。方法については，(p.33)を参照。図15-2の腹部の9分割領域それぞれを打診していく。

正常からの逸脱

- ●**鼓腸**：ガスがたまり腹部が膨隆した状態で，腹部全体で鼓音を呈する。直腸がんなどによる消化管閉塞のほか，消化管運動の低下と弛緩によるものがあり，腹部単純X線などの精査の対象となる。後者では，通常は腹痛，悪心・嘔吐などの症状を呈することが少なく，蠕動音の低下が特徴である。
- ●**ガスの消失**：下痢が激しいときは消化管内容物が短時間で排泄されるため，腹部全体が濁音を呈する。消化管運動の改善とともに消化管ガスが認められるようになるため，下痢の経過を予測できることもある。
- ●**臓器腫大**：右上腹部（右季肋部）やトラウベの三角（第6肋骨，肋骨弓，前腋窩線で囲まれた範囲）などで鼓音が認められる領域に，それぞれ肝臓や脾臓が存在しないと考えることができる。腫大した肝臓を乱暴に触診すると肝破裂や肝膿瘍の破裂などを起こしうるため，打診による肝下縁の十分な評価が不可欠となる。肝膿瘍が疑われる場合は，鼓腸，肝・脾，肝臓の境界の触診は避け，速やかに画像診断を行う。

6）触　　診

　触診の目的は，筋緊張や抵抗，圧痛および表在性腹痛や臓器の腫大を知ることである。実施項目は，肝・脾・腎の触知の有無，圧痛の確認，腫瘤の触知の有無である。

　触診は痛みの少ない部分から，浅い触診（軽く1cm程度の深さを触診），深い触診（強く1cm以上の深さを触診，両手を使う）の順に行う（図15-4）。

　心因性腹痛の場合もあるため，これからどの部位を触診するのか説明しながら行う。

　触診の部位では，図15-2の領域それぞれ触診できればよいが，痛みがある部位は，患者の様子をみながら行う。

　腹膜炎がある場合には，深い触診は患者に苦痛を与えるうえ，腹壁の緊張を招き，その後の診察にも影響するので注意する。

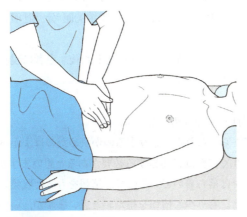

図15-4 双手深部触診

患者が苦痛に感じる場合は，触診を無理に行わない。

7）その他のアセスメント
その他，知っておくべき徴候をあげる。
- **反跳痛**：腹膜刺激症状の一つで，内臓の炎症が腹壁に及んだ場合に観察される。腹壁を徐々に圧迫し，しばらくして急に手を離すと病変部に疼痛が起こる。
- **ロブシング徴候**：左下腹部の触診圧迫により右下腹部に痛みを感じる。
- **筋性防御**：腹膜炎が起こっている際には，腹壁の緊張が高まり，腹壁を触診すると板のように硬く感じる。
- **マーフィー徴候**：胆嚢炎，胆管炎では，右上腹部を押した状態で深呼吸をした際に「はっ」と息をのむような痛みが生じる。

6 臨床推論トレーニング

腹痛を訴えるケースをもとに，健康歴の聴取，フィジカルアセスメントの実践例を紹介する。

大学院の高度実践看護コースを修了したKさんは，病棟師長から今年3年目の看護師Aさんに対して，フィジカルアセスメントの能力をつけることができるように教育してほしいと頼まれた。Kさんは，Aさんの教育にかかわるよい機会と思い，内科病棟に肺炎で入院している患者のアセスメントを行うように伝えた。患者は肺炎で，抗菌薬治療が奏効し回復に向かっていたが，明日退院と決まった日に，腹痛を訴えていた。

●患者の状態

Sさん，76歳，女性。2日前から右下腹部の痛みとともに悪心があり，朝食後に食べたものを少量嘔吐している。軟便が2回ほどあり，悪寒が少しある。そのうち治まるだろうと思い看護師に伝えないでいた。今朝の朝食は座位を保持して摂取した。またトイレに行く際は，少し前傾の姿勢で腹部をかばっている様子であったが，自力で歩行できた。バイタルサインを測定したところ，体温37.6℃，血圧145/90mmHg，脈拍90回/分，呼吸18回/分，SpO_2 99%であった。

Aさんはバイタルサインから急を要する状況でないことを確認した後，患者に現在の症状をじっくり聞く時間はあると判断し，症状を尋ねた。

以上，AさんはSさんの情報収集を行い，Kさんのもとに来た。

K：まず，バイタルサインを確認してから，これからどうするのか決めたのはよかったですね。ここまで情報収集してみて，すぐに医師に連絡する必要があると思いますか？

A：発熱がありますが，バイタルサインは落ち着いているので，情報をもっと収集してから医師に連絡してもよいかと思います。もう少し情報を得たいと思いますが，いいでしょうか？

🅚：それでよいと思います。ほかにどのような情報がたりないのか,「OLDCARTS」で整理してみたらどうでしょうか。

🅐：患者さんの話を聞くことに夢中になり,系統的に情報が収集されていないと思うので,OLDCARTSで整理してみます。

　AさんはKさんからアドバイスを受け,情報を整理した。皆さんもどの情報がたりないのか,一緒に考えてみてください。

●OLDCARTSによる情報整理

　AさんがOLDCARTSで整理した内容は,以下のとおりである。下線の部分は,最初の情報収集で得られなかった内容である。

> O（症状の始まり）：2日前から始まった。突然というよりは,気づいたら徐々に痛みが始まっていた。
> L（部位）：右下腹部。
> D（持続時間）：持続的な痛みであるが,痛みの強さは変化する。
> C（特徴）：食後,ずきずきと差し込むような痛み。少し時間がたつと痛みは和らぐ。それ以外は,お腹が膨らんだ感じで,痛みがある。過去に同じような痛みが一度あり。嘔気・嘔吐を伴っている。食後に一度嘔吐あり。その後痛みは,軽減した。
> A（寛解・増悪因子）：排ガス,排便後に,痛みは軽減した。食後,痛みが増強した。
> R（放散痛）：なし。
> T（タイミング）：持続的な痛みであるが,食後に痛みが増強した。
> S（程度）：通常の痛みは10段階のスケールで5,食後に痛みが増強しているときは7程度である。
>
> ＜随伴症状＞
> 　腹痛が始まる以前は,肺炎で入院。この2,3日は発熱がなかった。本日は,37.6℃と発熱している。下痢はないが,軟便。もともと便秘気味であった。便に血液混入などはない。色も通常の色であった（ただし貧血のため,鉄剤を以前から内服していたので,便は黒色である）。胸痛などほかの部位の痛みはない。食欲低下があるが,肺炎で入院した当初よりは改善してきている。

🅐：こうして見てみると,多くの情報が抜けていたのがわかります。

🅚：OLDCARTSなど,系統的に情報を収集するツールが必要ということがわかるでしょう。

🅐：はい。

🅚：いくつかアドバイスすると,「嘔気」は,正式な医学用語では「悪心」です。臨床では両方使いますが。

🅐：はい。

🅚：あと,Aさんが書いてくれた内容を記録にするととても長くなるので,semantic qualifier (SQ)を使って記録してみましょう。もちろん,患者さんに症状を尋ねるときは,患者さん自身の言葉で語ってもらうのだけれど,記録は簡潔にわかりやすいこと

が大事です。
A：はい。
K：一緒に，既往歴などアセスメントした内容も記載してみてください。

●semantic qualifier (SQ)を用いた記録

Aさんは，以下のように情報を記録した。

- **現在の症状**：Sさん，76歳，女性。肺炎のために1週間前から入院。2日前から右下腹部に限局した痛みが出現。徐々に始まった痛みで，腹部膨満感を伴う。過去に同様の痛みあり。特に検査など行っていない。食後に痛みは増強し，差し込むような痛み。食後しばらくすると，または排ガス・排便後は痛みが寛解。痛みのスケールでは，5〜7/10である。下痢はないが，軟便あり。色は正常範囲内（鉄剤内服中なので黒色）。悪心・嘔吐あり，今朝1回食後に嘔吐している。嘔吐の後，痛みは軽減。食欲低下がみられるが，肺炎で入院する前より改善。
- **その他の症状**：頭痛・胸痛・呼吸困難なし。疲労感は肺炎の治療前にみられたが現在はなし。悪寒あり。動悸なし。排尿困難感・残尿感なし。排尿時の痛みなし。性器からの不正出血なし。
- **既往歴**：
  ①右下葉の肺炎・脱水にて入院中。一昨日まで抗菌薬の静脈注射を実施。
  ②20年前に本態性高血圧症と診断。現在まで内服継続中。
  ③5年前に鉄欠乏性貧血と診断。現在まで鉄剤の内服継続中。
  ④22，23歳頃に急性虫垂炎により手術。術後特に合併症なし。
  ⑤経腟分娩にて3人出産。24歳，26歳，28歳のとき。
- **内服薬**：処方薬として，アムロジピン（アムロジン®錠）5mgを1日1錠，フェロミア®錠50mgを1日1錠2回。その他，マルチビタミン剤を内服。
- **アレルギー**：猫。
- **入院歴**：急性虫垂炎，出産，今回の入院以外はなし。
- **家族歴**：父は肝硬変にて75歳のとき死亡。母は脳梗塞にて88歳のとき死亡。6人兄弟のすべて存命。すべての兄弟に高血圧症あり。
- **バイタルサイン**：T 37.6℃，BP 145/90mmHg，P 90回/分，R 18回/分，SpO_2 99%。

K：きちんと記録できましたね。いい調子です。こうすると簡潔でわかりやすいでしょう？
A：はい。見やすくて，必要な情報がまとまっています。
K：では，次にフィジカルアセスメントを実施してください。
A：はい，頑張ります。

●フィジカルアセスメントの実施

Aさんは，SさんのベッドサイドでフィジカルアセスメントをWelcome実施した。

K：ひととおり，終わりましたね。
A：何とか，Kさんに教えていただいたとおりにやってみました。

<フィジカルアセスメントの結果>

- **全身状態**：70歳代，女性でやせ形。顔色は少し蒼白い。やや神経質な顔立ち。苦痛の表情はないが，歩行時に前傾姿勢で腹部をかばっている。
- **胸部**
  心臓：心拍・リズム整，心雑音（－），S3・S4（－）。
  肺：エア入り，L＞R，ただしRも正常範囲内の減弱。
- **リンパ節**：腫脹なし（リンパ節症なし）。
- **腹部**
  視診：目立った隆起なし。左右対称。右側腹部に虫垂炎の手術と思われる手術痕あり。皮膚色変色などなし。
  聴診：BS（腸雑音）×4，亢進・減弱なし。血管雑音は聴診されず。
  打診：腹部全体に軽度の鼓音。肝臓の境界は，鎖骨中線上9cm。
  触診：軟。硬直なし。右側腹部の下部に限局した痛みあり。腫瘤など触診されず。反跳痛なし。

●臨床推論

K：腹痛のある患者のアセスメント項目は，すべて網羅されていると思います。

A：よかった！　ありがとうございます。一つ質問があるのですが，正常範囲外の所見だけ書くのではだめですか？

K：確かに正常範囲外の内容が重要ですが，正常範囲内であったということをきちんとアセスメントして，記録として残しておくのも重要なことです。

A：わかりました。フィジカルアセスメントで得た情報はすべて記載するということなのですね。

K：そのとおりです。話は変わるけれど，この患者さんの腸雑音は正常範囲内でしたか？

A：はい。だから，あまり心配はないと思いました。肺炎で食事量が減っていたところ，急に普通に食事を開始したから腹痛が出現したのだと思います。

K：確かに，あまり腸雑音にとらわれるのはよくないと思います。腸雑音が聴こえないのは腸閉塞など重篤な疾患が考えられますが，そうでないからといって，問題なしというのはちょっと判断が早いですね。実際，発熱しているわけですし。この患者さんの身体所見をまとめると，「悪心・嘔吐を伴った右下腹部に限局した痛み，発熱・悪寒あり」というところでしょうか。

A：はい。

K：どのような疾患が考えられますか？

A：右下腹部に限局した痛みということから，虫垂炎，盲腸軸捻転，大腸憩室炎，卵巣疾患，尿管結石が考えられると思います。

K：そうですね。

A：虫垂炎は過去に手術をしているので，最初の2つの疾患は排除できます。尿管結石は突然始まる痛みで，もっと痛みを訴えます。そうなると残りは憩室炎と卵巣疾患ですが，年齢を考えると，憩室炎の可能性が高いと思います。

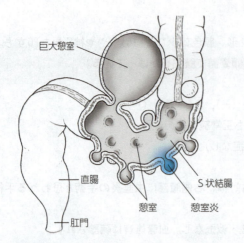

図15-5 憩室炎

🅚：憩室炎も重篤なものから，症状がほとんどみられないものまで，様々ありますね。憩室内で炎症がどの程度起きているかによります（図15-5）。Aさんの言うとおり，高齢者に多くみられるのが特徴ですね。まずは検査です。今すぐ対応する必要はないけれど，担当医が回診に来た際に，フィジカルアセスメントの結果を伝えましょう。

🅐：はい！

【文 献】
1）Kamin RA, Nowicki TA, Courtney DS, et al：Pearls and pitfalls in the emergency department evaluation of abdominal pain，*Emergency Medicine Clinics of North America*, 21 (1)：61-72, 2003.
2）Tamayo-Sarver JH, Dawson NV, Cydulka RK, et al：Variability in emergency physician decision making about prescribing opioid analgesics，*Annals of Emergency Medicine*, 43 (4)：483-493, 2004.
3）Chang Fy, Lu CL, Chen TS：The current prevalence ofirritable bowel syndrome in Asia, *J of Neurogastroenterol Motil*, 16：389-400, 2010.
4）Kurata JH, Nogawa AN：Meta-analysis of risk factors for peptic ulcer. Nonsteroidal antiinflammatory drugs, Helicobacter pylori, and smoking, *Journal of Clinical Gastroenterology*, 24 (1)：2-17, 1997.
5）Cosnes J, Carbonnel F, Beaugerie L, et al：Effects of cigarette smoking on the long-term course of Crohn's disease, *Gastroenterology*, 110 (2)：424-431, 1996.
6）McHale PM, LoVecchio F：Narcotic analgesia in the acute abdomen—a review of prospective trials, *European Journal of Emergency Medicine*, 8 (2)：131-136, 2001.
7）Tamir IL, Bongard FS, Klein SR：Acute appendicitis in the pregnant patients, *Am J Surg*, 160 (6)：571, 1990.

16 浮腫

 浮腫がある人へのアプローチ

　浮腫の原因は多くの臓器に由来し，複数の因子が重複して発生するケースも少なくない。生理的な状態から緊急の治療を要する状態まで幅広い。急性発症か慢性的な浮腫か，全身性か局所性か，pitting edema（圧痕浮腫）かnon-pitting edema（非圧痕浮腫）かに分けて考える。

　浮腫の全身的な原因として最も多いのは，心臓・腎臓・肝臓の疾患によるものである。両下肢の浮腫では全身的な原因が，片側性の上・下肢の腫脹では深部静脈血栓症，蜂巣炎，リンパ浮腫が考えられる。身体状況の情報や随伴症状，フィジカルアセスメントの結果など様々なデータから，原因の検索を行う。

 ## 1 浮腫とは

　浮腫とは，細胞外液のうち，組織間液が増加した状態である。水腫，むくみなどともよばれる。静水圧（液体の重量により生じる圧力），膠質浸透圧（半透膜を隔てて一方にコロイド溶液を，他方に純溶媒を置いたときに膜の両側で生じる圧力の差），血管透過性（毛細血管や細静脈の壁を通じて行われる物質移動），リンパ管の還流の要因が単独および複数変化することによって生じる。下肢の浮腫の場合，右下肢よりも左下肢に浮腫が強いのは，左総腸骨静脈が右総腸骨動脈の背側を走行するため，同部で圧迫されることによる（図16-1）。

　成人男性は体重の約60％が体液量（水分量）で，成人女性は55％，高齢者は50％である。この体液量のうち40％が細胞内，15％が細胞外の組織，5％が血管内にある（合計60％）。すなわち，水分量の比率は以下の比率となる。

　　細胞内：細胞外：血管内＝40：15：5＝8：3：1

　たとえば，体重60kgの成人男性の場合，体液量は「60×0.6＝36L」で，そのうち細胞内に「36×8/12＝24L」，細胞外に「36×3/12＝9L」，血管内に「36×1/12＝3L」となる。

　この血管内腔と組織外間隙（間質）との間の水分移動が，スターリングの法則＊によって静水圧差，膠質浸透圧差，血管透過性により決定される（図16-2）。

＊スターリングの法則：スターリング（Starling EH）が提唱した末梢組織での水移動に関する仮説上の力。主に血管内外の静水圧差や膠質浸透圧差に起因し，一般的に毛細血管の動脈端は「静水圧勾配＞浸透圧勾配」なので毛細血管内液は間質に漏出し，静脈端では逆に間質から毛細血管に還流する。栄養物や老廃物はこの水移動に伴って動く。

　浮腫の発生機序としては，静水圧上昇，膠質浸透圧低下，血管透過性亢進，リンパ管の

還流障害，その他がある（表16-1）。

浮腫の全身的な原因として最も多いのは，心臓・腎臓・肝臓の疾患によるものである。両下肢の浮腫では全身的な原因が考えられ，片側性の上・下肢の腫脹では深部静脈血栓症，蜂巣炎，リンパ浮腫が考えられる。外傷や手術，感染，悪性腫瘍，放射線療法なども考慮する必要がある。

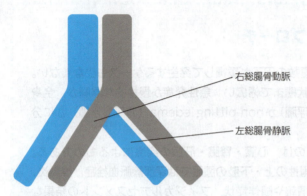

図16-1 左総腸骨静脈と右総腸骨動脈の位置関係模式図

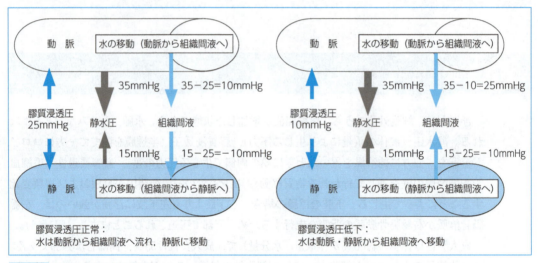

図16-2 浮腫の病態生理（一例）

表16-1 浮腫の原因と発生機序

原因	発生機序
静水圧上昇	・血管から組織間液への外向きの駆動力である静水圧の上昇により，濾過量が増える
膠質浸透圧低下	・膠質浸透圧の低下により血管内に水分がたまりにくくなり，組織間液への濾過量が増える
血管透過性亢進	・炎症や外傷などにより血管透過性が亢進し，水分の組織間液への漏出が増える
リンパ管の還流障害	・組織間液の回収を行うリンパ還流の障害により水分が貯留する
その他	・薬剤性 ・有効循環血液量の減少

2 トリアージ

　急性あるいは進行性の経過では，迅速な原因精査・対応を要する。随伴症状を伴わない単独の浮腫は慢性的な経過の場合が多く，肺水腫を伴わない限り慢性浮腫に緊急性はない。

＜ドクターコール＞

患者の状態	疾患・病態
血圧低下や頻脈，頻呼吸などのバイタルサインの異常を伴っている	
局所の壊死を伴う	壊死性筋膜炎の可能性
酸素化不良や胸痛	肺水腫（うっ血性心不全）・肺塞栓症の可能性
急速に進行し，息切れ・呼吸困難・喘鳴を伴う	肺塞栓・アナフィラキシーの可能性
外傷（圧挫や挫傷）または長時間の下肢圧迫	コンパートメント症候群の可能性

 ## 3 浮腫を起こす疾患

　浮腫をきたす疾患は，圧迫して圧痕が生じるpitting edema（圧痕浮腫）と，圧迫しても圧痕が生じないnon-pitting edema（非圧痕浮腫）に分けて考える（表16-2）。pitting edemaでは組織への水分貯留，non-pitting edemaではムコ多糖類と水分が混在していることを示している。

　片側性の浮腫は，静脈血栓症，外傷や手術，感染，悪性腫瘍，放射線療法などを疑う。

 ## 4 浮腫のある患者の健康歴の聴取

　OLDCARTSで浮腫をアセスメントする。

表16-2 浮腫をきたす疾患（性状別分類）

	pitting edema（圧痕浮腫）	non-pitting edema（非圧痕浮腫）
全身性	・うっ血性心不全 ・ネフローゼ症候群 ・急性腎炎，腎不全	・甲状腺機能低下症 ・敗血症（高サイトカイン血症）
局所，時に全身性	・特発性浮腫（下肢，顔面） ・非代償期の肝硬変	・外傷，熱傷 ・糖尿病
局所性	・静脈血栓症 ・上大静脈症候群 ・下大静脈閉塞（両下肢，腹水）	・リンパ管閉塞（フィラリア，結核，腫瘍，放射線） ・好酸球性血管性浮腫 ・クインケ浮腫

1) いまある症状のアセスメント（現症）
（1）Onset（症状の始まり）

> **質問例**
> 「浮腫はいつ始まりましたか？」
> 「浮腫は突然始まりましたか？」

　まず急性発症か慢性的なものかを確認する．急性発症の場合は，迅速に原因を精査し対応する．肺水腫を伴わない限り，慢性的な浮腫に緊急性はない．

（2）Location（部位）

> **質問例**
> 「浮腫はどの部位にありますか？」
> 「浮腫があると感じる部分は移動しますか？」

　浮腫がある部位がどこか，また時間とともに移動していないかを確認する．

（3）Duration（持続時間）

> **質問例**
> 「浮腫はずっと続いていますか？　どのくらい続いていますか？」

　浮腫がどの程度続いているのかを確認する．

（4）Characteristic（特徴）

> **質問例**
> 「どのようなむくみですか？」（具体的に語ってもらう）

　浮腫はその原因となっている病態や疾患から，急性発症の浮腫か慢性的な浮腫か，全身性か局所性か，pitting edemaかnon-pitting edemaかに分類される．どのようなむくみかをアセスメントすることは鑑別診断に役立ち，よりすばやい対応につながる．

（5）Alleviating/Aggravating（寛解・増悪因子）

> **質問例**
> 「何をしていて浮腫が起こりましたか？」
> 「最近変更となった薬がありますか？」

　外傷（圧挫や挫傷）または長時間の下肢の圧迫があればコンパートメント症候群の可能性が考えられる．また，降圧薬（ACE阻害薬，ARB，カルシウム拮抗薬），鎮痛解熱薬（NSAIDs），経口糖尿病薬（チアゾリジン薬）などを内服している場合，血管性浮腫を起こす場合がある．

（6）Radiation（放散痛）

> **質問例**
> 「痛いところや気になるところはありませんか？」

胸痛を伴う場合は，肺水腫（うっ血性心不全），肺塞栓症の可能性が考えられる。

（7）Timing（タイミング）

> **質問例**
> 「朝晩で程度の違いはありますか？」

浮腫が朝晩で違いがあるかについて確認する。

（8）Severity（程度）

> **質問例**
> 「今の浮腫の程度はどの程度ですか？」

患者と一緒に観察し，現時点での浮腫の程度に関して患者の自己評価を確認する。他覚的に浮腫が存在するのか，浮腫と感じているだけなのかを判断する。

上記に加え，以下の随伴症状を確認する。

＜随伴症状＞
・血圧低下，頻脈，頻呼吸などのバイタルサインの異常の有無。
・局所の壊死。
・酸素化不良，胸痛。
・息切れ，呼吸困難，喘鳴。
・外傷（圧挫や挫傷）または長時間の下肢の圧迫。

2）浮腫の生活への影響

浮腫があることでの生活への影響を確認する。全身および局所の随伴症状も尋ねる。
・日常生活や仕事に支障はないか。
・靴や指輪がきつくなっていないか。
・体重の増減がないか。
・食欲や元気があるか。
・よく眠れるか。

3）既往歴

既往歴については，以下のような点を意識して確認する。

（1）過去に罹患した疾患
・悪性腫瘍→リンパ節転移・リンパ還流障害の可能性。

（2）過去の手術歴や治療歴
・リンパ節郭清手術歴，放射線治療→リンパ管の還流障害の可能性。

（3）月経周期
・月経前3～10日に始まり月経開始とともに消退→月経前浮腫の可能性。
・月経停止→妊娠の可能性。

表16-3 浮腫をきたす薬剤(一例)

分類		一般名（商品名）
降圧薬	ACE阻害薬（アンジオテンシン変換酵素阻害薬）	イミダプリル（タナトリル） エナラプリル（レニベース） カプトプリル（カプトリル） シラザプリル（インヒベース） テモカプリル（エースコール） ベナゼプリル（チバセン） ペリンドプリル（コバシル） リシノプリル（ゼストリル，ロンゲス）
	ARB（アンジオテンシンⅡ受容体拮抗薬）	アジルサルタン（アジルバ） イルベサルタン（アバプロ，イルベタン） オルメサルタン（オルメテック） カンデサルタン（ブロプレス） テルミサルタン（ミカルディス） バルサルタン（ディオバン） ロサルタン（ニューロタン）
	カルシウム拮抗薬	アゼルニジピン（カルブロック） アムロジピン（アムロジン，ノルバスク） シルニジピン（アテレック） ジルチアゼム（ヘルベッサー） ニカルジピン（ペルジピン） ニフェジピン（アダラート） ベニジピン（コニール） ベプリジル（ベプリコール） ベラパミル（ワソラン） マニジピン（カルスロット）
鎮痛解熱薬	非ステロイド性抗炎症薬（NSAIDs）	ジクロフェナクナトリウム（ボルタレン） ロキソプロフェンナトリウム（ロキソニン）
経口糖尿病薬	チアゾリジン薬	ピオグリタゾン（ピオグリタゾン，アクトス）
その他，血管拡張薬，ホルモン製剤（経口避妊薬，副腎皮質刺激ホルモン），甘草（ほとんどの漢方製剤に含まれている），血液製剤		

（4）現在の内服薬

・最近追加・変更した薬がないか。

・服用後に出現していないか。

・降圧薬（ACE阻害薬，ARB，カルシウム拮抗薬），鎮痛解熱薬（NSAIDs），経口糖尿病薬（チアゾリジン薬）などを内服している場合，血管性浮腫を引き起こすことがある（表16-3）。

4）家族歴

・腎不全，心不全，肝不全についての家族歴を確認する。

・家族内で最近発症したウイルス性疾患の有無と接触歴を確認する。

5）個人歴・社会歴

（1）喫煙

ブリンクマン指数（1日のタバコの本数×吸った年数）が400を超えるとがんのリスクが高まる。

（2）アルコール
アルコール多飲で四肢の浮腫をきたすことがある。
（3）勤務内容
立ち仕事か否か，長時間勤務の有無を確認する。
小児と接触する勤務ではないか（ウイルス性の疾患に罹患した子どもとの接触歴）。
（4）睡　眠
睡眠の程度や質を確認する。

6）Review of systems（ROS）
　浮腫をきたす疾患は多岐にわたる。患者が訴えない事柄でも現病歴を補完するために全身の聴き取りを頭からつま先まで行う。特にはずすことのできないポイントを以下にあげる。

・急性発症の顔面浮腫，呼吸困難→アナフィラキシーの可能性。
・慢性発症の顔面浮腫，尿の減少や泡立ち→腎不全，ネフローゼ症候群の可能性。
・直近の体動を制限されるエピソードや外傷，手術の有無→深部静脈血栓症の可能性。
・手術後の患側肢に発症→リンパ浮腫の可能性。
・睡眠時無呼吸→肺高血圧症の可能性。
・上半身の浮腫→上大静脈症候群の可能性。
・産科・婦人科（最後の月経日，不正出血の有無など）→妊娠の可能性。
・産科・婦人科（経口避妊薬の使用，流産の既往）→深部静脈血栓症，抗リン脂質抗体症候群の可能性。

5 フィジカルアセスメント

　浮腫では，重症度（ショックかどうか），現在までの健康状態（BMIを計算し，全身の筋肉の観察によって栄養状態の評価を行う），診断の手がかりとなる外見的情報を得る。

1）手　順
　まずバイタルサインを確認し，その後「視診→触診→聴診」の順に行う。

2）バイタルサイン
・血圧の左右差がある場合，上大静脈症候群を疑う。
・血圧が低値の場合，アナフィラキシーの可能性を疑う。
・血圧が高値の場合，肺高血圧症や腎不全を疑う。

3）視　診
（1）全身状態の観察
　全身を視診し，浮腫の分布および皮膚の状態を確認する。顔面，眼瞼，四肢，頸骨前面，

手指，背部（寝たきりの場合）など全身を検索する。浮腫が全身にどのように分布しているかは，原因を探るための重要な指標となる。一側の下肢，あるいは一側または両側の上肢に限局する浮腫は，通常は静脈やリンパ系の閉塞に起因するものである。

（2）局所の視診

局所症状の有無（発赤，疼痛，熱感，皮膚の変化）は重要であり，圧痛や熱感は炎症を示唆する。浮腫が慢性化している場合，皮膚が硬くなり，褐色調に変化する。下肢静脈瘤では皮膚が全体に褐色調となり，痂皮を伴った紅斑を認めるようになる。境界明瞭でやや盛り上がった紅斑や腫脹があれば丹毒を疑う。境界不明瞭で，盛り上がりが少なく硬結を伴う場合は，蜂巣炎を疑う。さらに高熱，激しい疼痛，水疱，紫斑，壊死などの皮膚所見を伴う場合は，壊死性筋膜炎が示唆される。

また，頸静脈圧（jugular venous pressure：JVP）が4cmを超える場合，つまり中心静脈圧が9 cmH_2Oを超える場合，うっ血性心不全や心タンポナーデを考える（表16-4）。

4）触　診

視診で診察した部位を母指，または第2〜4指で5秒以上（約10秒）圧迫する。次に圧迫を解除し，指で触って，または接線方向から光を当てて，圧痕の有無や戻りを観察する。pitting edemaとnon-pitting edemaに分けて考える。圧痕の戻りが40秒以内の場合，低アルブミン血症が示唆される。特に持続が3か月以内の急性の浮腫では，血性アルブミン濃度と圧痕回復時間は直接相関関係にある。圧痕の戻りが40秒以上の場合，低アルブミン血症は否定的となり，心不全や腎不全などの静脈圧の上昇や炎症による浮腫が示唆される。

BMIで「やせ」があり，筋肉を軽く叩打した部分に局所の盛り上がりを数秒間認めるとき，低栄養または粘液水腫（甲状腺機能低下症）を考える。

（1）圧痕回復時間

①しっかりと骨まで指を押し込む。
②くぼんだ部分に接線方向から光を当てる。
③くぼんだ部分の影が完全になくなった時点をもって圧痕回復時間とする。

（2）心尖拍動

心尖拍動は，心臓が収縮する際に少し回転することにより，主に心尖部が胸壁にあたって生じる拍動である。体位によって心臓の偏位が生じ，心尖拍動の部位は変動する。太った人では触れにくく，また肺気腫などで肺が膨張していると確認しにくい。心尖拍動の位

表16-4　頸静脈圧（JVP）

- 右房圧や中心静脈圧を反映し，右内頸静脈拍動で最もよく評価される
- JVPの上昇は，うっ血性右心不全を示唆する
- 12歳以下の小児では，心血管系の評価に有用ではない

測定法
①患者を30度の半座位とし，診察している反対側に顔を少し向ける
②頸静脈に接線方向の光を当て，外頸静脈を同定し，それから内頸静脈拍動を見つける
　内頸静脈拍動は，通常心拍ごとに二峰性で，弱く，すばやく波打つ
③右内頸静脈拍動のみられる最高点を特定し，この点から水平にラインを伸ばし，胸骨角から垂直に立てたラインと直角をつくる点を仮定する。胸骨角からこの点までの垂直距離（高さ）を測定する
④測定した高さに5cmを加えたものが実際の静脈圧（中心静脈圧）となる。右内頸静脈は右房に直結しており，その間に静脈弁がないため，外頸静脈よりも内頸静脈が望ましい

置が第4～5肋間より左方に移動している場合は，うっ血性心不全などによる心拡大を考える。

5）聴　　診

肺野に水泡音を聴取する場合，左心不全や肺静脈圧が上昇する病態を考える。

（1）ラ　音

呼吸音は，正常で聴こえる呼吸音と正常では聴こえない副雑音に分類される。副雑音はラ音とその他に分類される。肺から発生するラ音は連続性と断続性に分けられる。連続性ラ音は気道狭窄によって起こると考えられており，気道の狭窄部を空気が通過する際の気流速度の増大に伴い気道壁が振動することにより発生する。断続性ラ音は捻髪音と水泡音に分けられ，そのうち水泡音は気道内に液体膜様物があり，呼吸に伴って破裂することによって生じる。

6）その他の浮腫の原因診断に必要な検査

浮腫が全身性の場合は，尿検査と血液検査を行う。

（1）尿 検 査

たんぱく尿を認めた場合は，腎性と心性を考える。1日3.5g以上の高度なたんぱく尿を認めればネフローゼ症候群を，尿比重の上昇を認めれば心性浮腫を考える。尿沈渣にて血尿や顆粒円柱を認めれば急性糸球体腎炎が強く示唆される。

（2）血液検査

低たんぱく血症があり，尿たんぱくが高度で総コレステロールが高値であればネフローゼ症候群を，肝障害があれば肝硬変が示唆される。血清たんぱくが正常で腎機能障害があれば腎不全によるもの，総コレステロールやクレアチンキナーゼ（CK）の高値は甲状腺機能低下が示唆される。低カリウム血症が存在するときは，甘草などの薬剤による二次性アルドステロン症を疑う。また，ヘマトクリット値25％以下のときは，基礎疾患がなくても浮腫を生じうる。

若い女性で好酸球増多を伴った非圧痕性の四肢末梢浮腫の場合，好酸球性血管浮腫を考える。

（3）胸腹部X線・CT検査

心不全や胸水，腹水の存在を確認するために有用である。

（4）心臓・腹部超音波検査

心機能や肝脾腫，腫瘍の検索，腹水を確認するために有用である。

臨床推論トレーニング

浮腫を訴えるケースをもとに，健康歴の聴取，フィジカルアセスメントの実践例を紹介する。

大学院の高度実践看護コースを修了したBさんは，病棟師長から今年2年目の看護師Aさ

んに対して，フィジカルアセスメントの能力をつけることができるように教育してほしいと頼まれた。Bさんは，Aさんに高血圧の精査で予定入院の患者のアセスメントを行うように伝えた。患者は60歳代の男性である。

● 患者の状態

　Kさん，60歳代，男性。現在無職。アルコールは少量摂取，喫煙は1日に20本を40年間続けている。かかりつけ医はなく，退職後一度も健康診断を受けていない。50歳頃から高血圧を指摘されているが治療はしていない。今回は高血圧の精査で予定入院。BMI 20，入院時血圧170/110mmHg，脈拍80回/分，体温36.2℃，SpO_2 95％であった。

　Aさんが入院時に既往歴を聴取した。その際，Kさんが「前回，外来受診後から靴下の跡がはっきり残るようになった」と言ったため，下肢を観察したところ，浮腫があると判断した。入院時記録として「下肢に浮腫（＋）」と記載した。

　以上，AさんはKさんの情報をBさんに申し送った。

🅑：これだけでは，情報が不足していますね。情報収集のポイントですが，どのような情報がたりないのか，「OLDCARTS」で整理してみたらどうでしょうか。
🅐：系統的な情報収集ですね。OLDCARTSで整理してみます。

　AさんはBさんからアドバイスを受け，情報を整理した。皆さんもどの情報がたりないのか，一緒に考えてみてください。

● OLDCARTSによる情報整理

　AさんがOLDCARTSで整理した内容は，以下のとおりである。下線の部分は，最初の情報収集で得られなかった内容である。

O（症状の始まり）：2週間前の外来受診後に気がついた。
L（部位）：浮腫があると感じる部分は移動しない。
D（持続時間）：気づいてから今までずっとある。
C（特徴）：普段の靴が入りにくいため，サンダルをはいてきた。階段をのぼると息切れがする。
A（寛解・増悪因子）：片道10分の距離を歩いて病院から戻った後に，ふと見ると足が腫れていた。最近変更になった薬はない。
R（放散）：横になると咳が出て眠れないので，もたれかかることが多い。また，最近少し元気がないように感じる。
T（タイミング）：夜になるとひどくなる。
S（程度）：今の浮腫の程度は結構ひどいと思う。
＜随伴症状＞
　入院して測ったら普段より体重が2kg減っていた。食欲は少し落ちている。

🅐：こうして見てみると，多くの情報が抜けていたのがわかります。
🅑：OLDCARTSなど，系統的に情報収集のツールが必要ということがわかるでしょう。

🅐：はい。
🅑：この内容を記録にするととても長くなるので，semantic qualifier（SQ）を使って記録してみましょう。
🅐：はい。
🅑：一緒に，既往歴などアセスメントした内容も記載してみてください。

●**semantic qualifier（SQ）を用いた記録**

Aさんは，以下のように情報を記録した。

> ●**現在の症状**：Kさん，60歳代，男性。高血圧の精査で予定入院。アルコールは少量摂取，喫煙20本/日を40年間。下肢に浮腫がある。階段をのぼると息切れがある。
> ●**その他の症状**：横になると咳が出て眠れないので，もたれかかることが多い。また，最近少し元気がないように感じる。入院して測ったら普段より体重が2kg減っていた。食欲は少し落ちている。
> ●**既往歴**：50歳頃から高血圧を指摘されているが治療はしていない。
> ●**内服薬**：なし。
> ●**アレルギー**：なし。
> ●**入院歴**：なし。
> ●**家族歴**：母親糖尿病。
> ●**バイタルサイン**：T 36.2℃，BP 170/110mmHg，P 80回/分，R 16回/分，SpO_2 95％。

🅑：きちんと記録できましたね。
🅐：はい。見やすくて，必要な情報がまとまっていると思います。
🅑：では，次にフィジカルアセスメントを実施してください。
🅐：はい，頑張ります。

●**フィジカルアセスメントの実施**

Aさんは，Kさんのベッドサイドでフィジカルアセスメントを実施した。

🅑：ひととおり，終わりましたね。
🅐：何とか，Bさんに教えていただいたとおりにやってみました。

＜フィジカルアセスメントの結果＞

> ●**全身状態**：やせ傾向の60歳代，男性。待合室で時折咳き込んでいる。
> ●**頭頸部**
> 　眼球：眼球黄染なし。
> 　眼瞼：眼瞼結膜に蒼白なし。
> 　頸静脈圧：ギャッチアップ60度まで内頸静脈を可視。
> ●**胸部**
> 　肺：肺胞音，明らかなラ音なし。

心臓：胸部濁音界；右背部，第7肋間で濁音界。
- リンパ節：腫脹なし。
- 腹部

　視診：目立った隆起なし。
　聴診：腸蠕動音良好に聴取。
　打診：腹水の存在；明らかな波動を認めず。
　触診：肝腫大；右鎖骨中線上で3横指肝臓を触知。軟，辺縁鋭，不整なし。
- 四肢

　仙骨下部から両下肢の浮腫，左右対称。
　圧痕を残し回復時間は約60秒。
　ばち指。

- 臨床推論

B：「下肢浮腫（＋）」は，情報としては間違いではありませんが，浮腫のアセスメントに重要な分布や性状，随伴症状の情報がまったくないと鑑別は困難です。浮腫を起こす病態の特徴と鑑別診断について整理することで，アプローチ方法や初期対応の方法がわかります。これまでの情報から，Kさんの浮腫の原因として考えられる疾患や病態は何ですか？

A：体重が減っているので低栄養，咳があるから慢性閉塞性肺疾患（COPD）や肺がんも考えられます。そのほか，心不全，貧血もあると思います。

B：緊急度はどうでしょうか。

A：バイタルサインは安定しているので，検査を進めて鑑別したいと思います。

B：鑑別にはどんな検査を追加するといいでしょうか？

A：血液検査，胸部X線，心電図でしょうか。

B：そうですね。担当医にフィジカルアセスメントの結果を伝えて検査の指示を受けましょう。

【文　献】
1) David LS, Rennie D著，竹本毅訳：論理的診察の技術－エビデンスに基づく診断のノウハウ，日経BP社，2010，p.199-211．
2) Sterm SD, Cifu AS, Altkorm D著，竹本毅訳：考える技術―臨床的試行を分析する，日経BP社，2007，p.195-213．
3) Bickley LS, Szilagyi PG, 福井次矢・井部俊子監：ベイツ診察法，メディカル・サイエンス・インターナショナル，2008，p.290-291．
4) 前掲書3)，p.302-305．
5) 奥出潤：かんたんポイント心電図，医学書院，2003，p.70-71．
6) 今井裕一：酸塩基平衡，水・電解質が好きになる―簡単なルールと演習問題で輸液をマスタ，羊土社，2007，p.81-83．
7) 古谷伸之編：診察と手技がみえる，vol.1，第2版，メディックメディア，2007，p.19-20．
8) 宮田靖志・中川紘明：プライマリ・ケアの現場で役立つ一発診断100―目で見ぬく診断の手がかり，文光堂，2011，p.31．

17 不整脈

不整脈のある人へのアプローチ

　不整脈は，動悸や胸部不快感，呼吸困難として訴えられることが多く，一時的な症状の出現でその病態を把握するのは困難である。また，不整脈は出現と同時に致死的な状態に陥る場合があり，わずかな徴候を見逃すことで重篤な状況になりうる。つまり，不整脈に対するフィジカルアセスメントを綿密に行い，わずかな徴候を見逃さずアセスメントすることで，致死性不整脈への移行を予防できる可能性があるといえる。

　アセスメントの実施においては，まずは緊急性の評価が重要である。循環動態の評価を行い，致死性不整脈や致死性不整脈へ移行するリスクを判断し，治療的介入の是非を瞬時に判断する。緊急度の評価後に，症状についてしっかりアセスメントする。その際，患者が症状をどのように自覚しているか，症状の発生時の状況を患者の感情レベルまで含めて把握する。

1 不整脈とは

　不整脈とは，心臓の収縮リズムに異常が生じている状態の総称である。心拍出量やリズムに乱れが生じ，動悸（自分の脈を自覚する）や息切れ，めまいとして症状が出現することが多い。臨床的には，心電図上の電気刺激の乱れすべてを「不整脈」として位置づける。

　不整脈の原因は，心筋梗塞に合併して起こるものや，電解質異常，刺激伝導系の異常など様々であり，出現している不整脈だけにとらわれると重篤な原疾患を見逃す事態になりかねない。また，現時点で不整脈が出現しておらず患者の状態に問題がみられなくても，脳梗塞や失神といった合併症を引き起こすことがある。

　症状から不整脈の存在を推測したうえで，診断と同時に緊急性，治療の是非を判断するという高度な判断能力が求められる疾患群である。

2 トリアージ

　突然の意識障害を伴う不整脈では，一次救命処置（basic life support：BLS）に準じて循環を確認し，気道確保，胸骨圧迫，除細動の是非を判断する。また，意識障害を伴わない

場合であっても，バイタルサインや末梢循環を確認し，循環不全を合併していないかを即座に観察し，状況に応じて二次救命処置（advanced cardiac life support：ACLS）の実施を判断する。緊急時に備えて，緊急薬剤や血管確保・気道確保の準備，除細動器などはすぐに使用できるよう準備しておく。

＜ドクターコール＞

次の場合は，ドクターコールをするとともに，必要があれば処置を開始する。

患者の状態
意識障害
脈拍（頸動脈）触知不能
循環不全（冷感，チアノーゼ，虚脱，蒼白などショック時）
致死性不整脈
胸痛もしくは呼吸困難

＜次の場合はすぐに受診＞

・突然出現した初発の動悸。
・動悸前後の失神。
・脈拍異常（＜60回/分，＞100回/分，結滞，奇脈など）。
・胸部症状，消化器症状など随伴症状を伴うもの。
・心疾患の既往。

3 不整脈を起こす疾患

1）不整脈の病態と分類

不整脈は，心筋梗塞や電解質異常など心臓の刺激伝導系に起こった何らかの障害により出現するものや，要因が明らかにならない刺激伝導系の異常によるものがある（表17-1）。多くの不整脈は，刺激伝導系の障害されている部位や障害の内容により分類される（表17-2）。たくさんある不整脈の種類を判別することは必要であるが，それ以上に，調律の異常

表17-1 不整脈の病態

電気刺激異常の種類		心臓への影響
刺激伝導の途絶	徐脈性不整脈の要因として多い	心臓の拍出回数が減ることで，全身の循環血液量が維持されなくなる可能性がある
刺激伝導の遅延		
電気興奮の旋回	頻脈性不整脈の要因としての①リエントリー，②トリガードアクティビティ，③異常自動化	
電気刺激の易刺激状態（少しの刺激で心臓が収縮してしまう）	頻脈性不整脈の要因として多い	
異所性の刺激（本来とは異なる部位からの電気刺激）		

表17-2 不整脈の分類

頻脈性不整脈	心房性	洞性頻脈 心房性期外収縮（PAC） 発作性上室性頻拍（PSVT） 心房粗動（AFL） 心房細動（AF）*
	心室性	心室性期外収縮（PVC，VPB） 心室頻拍（VT） 心室細動（VF）
徐脈性不整脈		房室ブロック（AVP）：Ⅰ度，Ⅱ度（ウェンケバッハ型，モビッツ型），Ⅲ度 洞不全症候群（SSS）：Ⅰ群（洞性徐脈），Ⅱ群（洞房ブロック，洞停止），Ⅲ群（徐脈頻脈症候群）
その他		脚ブロック 早期興奮症候群（WPW症候群，LGL症候群など）

＊：徐脈性もある

表17-3 不整脈の原因と心臓への影響

分類	原因	心臓への影響
頻脈性不整脈	脈が速い（100回/分以上）	心拍数が多くなっている状態。心拍数が増加しすぎると，心室に十分に血液が充填されない間に，すぐに心室が拍出しようとするため，心臓の血液拍出量が減少し血圧が低下することがある
徐脈性不整脈	脈が遅い（60回/分未満）	心拍数が少なくなっている状態。少ない心拍数で全身に血液を送るため，心臓の血液拍出量が多くなっているか，心臓の収縮力はそのままで心臓の電気刺激の異常が起き全身への血液供給が不足する
上室性不整脈	心房の異常	心房に異常な電気刺激が生じることにより，心室に十分な血液が拍出されなくなる。ただし，心室の拍出は行えるため，脈拍数によっては循環にあまり影響しないこともある
心室性不整脈	心室の異常	全身に血液を拍出する心室に異常な電気刺激が生じることにより，上室性不整脈に比べて循環に影響しやすい
ブロック	刺激伝導系経路の異常	「洞房結節→心房→房室結節→心室」へと電気刺激が伝わる経路の異常により伝導の途絶が生じ，心房と心室の収縮に調和がとれなくなる。心拍出量が減少し，全身循環の維持ができなくなることがある

が全身循環にどのように影響しているのかを理解することが重要である。

2）不整脈の原因

不整脈の原因と心臓への影響を表17-3に示す。

4 不整脈のある患者の健康歴の聴取

OPQRSTで症状について聴取する。患者の循環動態が安定していることを確認し，健康歴を聴取する。自覚症状は一過性のことがあるため，現時点での症状の有無を確認する。症状が出現していない場合は，症状出現時の状況を想起してもらう。症状については，できるだけ患者の表現する言葉をそのまま用いて記録する。

1）いまある症状のアセスメント（現症）
（1）Onset（発症）

> 質問例
> 「いつ，胸の症状を自覚しましたか？」
> 「胸の症状は，突然起こりましたか？」

　不整脈の症状は，動悸，立ちくらみ，胸痛，眼前暗黒感・失神，呼吸困難，不安感といった非特異的なものが多い。また，多くの重症不整脈はしばしば無症候性である。
　症状の出現が明確に表現できるか，突然自覚したのか，日常生活のなかで徐々に自覚してきた症状なのかを確認する。

（2）Provocation（誘発）

> 質問例
> 「どのような状況のときに，症状が起こりましたか？」
> 「運動や，緊張・疲労時など，特別な状況で症状を自覚するという傾向はありませんか？」

　どのような状況で症状を自覚したのかを確認する。運動・労作時など心臓の酸素消費量が増加する場面での自覚は，冠動脈病変などの心臓疾患の存在も考慮する。また，不眠やストレス，疲労，緊張などの精神的因子によって誘発されることもあるため，環境的誘因についても確認する。

（3）Quality（性状）

> 質問例
> 「胸の症状が起こったとき，どのような感じがするか教えてください」
> 「自覚している症状を，言葉で表現してみてください」

　患者がどのように症状を表現しているか，注意深く聴取する。「ドキドキする」「呼吸ができなくなる」「脈が飛ぶ感じがする」「ドキンドキンと鼓動を感じる」など，様々な表現から不整脈の種類を推察する。
　頻脈性不整脈の場合，「動悸」や「呼吸困難感」として表現されることが多いが，徐脈性不整脈では失神やめまい，易疲労などで症状が出現することがある。

（4）Radiation（放散痛）/Relief（改善）

> 質問例
> 「症状が出たときに，どのように対処していますか？」
> 「どのようにすると，症状がよくなると思いますか？」
> 「症状が違う部位に移動するようなことがありますか？」

　発作性頻拍では，しゃがんで力を入れたり息をこらえたりすることで症状が改善することがある。症状出現時にどのように対処しているのかを確認する。胸痛を伴うような不整脈では，放散痛の有無も確認する。

(5) Severity（つらさ，程度）/Signs and Symptom（徴候と随伴症状）

> **質問例**
> 「症状のために，運動や仕事ができないなど日常生活で困ることはありませんか？」
> 「自覚症状以外に，ふらふらする，疲れやすいなどの症状はありませんか？」
> 「目の前が真っ暗になるような感覚や，意識がなくなったことはないですか？」

不整脈の症状の強さが日常生活にどの程度影響しているかを評価する。また，他の胸部疾患を疑うような呼吸困難や胸痛，精神的影響を疑うような吸気困難感や呼吸回数増加，アダムス–ストークス発作を疑うような失神，めまいなどを伴っていないか確認する。頻拍発作に伴い頻尿などの随伴症状を認めることもある。

(6) Timing（タイミング）

> **質問例**
> 「症状が出るのは，いつも何時くらいですか？」
> 「1日にどのくらいの頻度で症状が出ますか？」
> 「症状が出る回数の増減はありませんか？」

不整脈の出現時間，持続時間に一定の傾向がみられるのか，頻度や回数の変化がないかを確認する。自覚症状の頻度が増えてくると循環にも影響することが予測され，治療対象の是非を検討することになる。

2）不整脈（動悸）の生活への影響

不整脈が日常生活にどの程度影響を与えているのか，1日の行動の流れを確認しながらていねいにアセスメントする。

3）既往歴

既往歴については，以下のような点を意識して確認する。

(1) 過去に罹患した疾患

- **直接的に不整脈の原因になりうる疾患**：心筋梗塞，心血管疾患，電解質異常，精神疾患，甲状腺疾患。
- **治療予後や予後に影響を及ぼす疾患**：腎不全，高血圧，脱水，糖尿病，脂質異常症。

(2) 過去の手術歴や外傷

・冠動脈バイパス術(coronary artery bypass grafting：CABG)，冠動脈形成術(percutaneous coronary intervention：PCI)，上行血管置換術など。

(3) 現在の内服薬

・ジギタリス製剤，テオフィリン製剤，中枢神経作用薬，β遮断薬，インスリン→血中濃度上昇により不整脈を引き起こす可能性。
・利尿薬→電解質異常に伴う不整脈出現の可能性，特にジギタリス製剤との併用時は注意。
・抗不整脈薬→悪性度の高い不整脈を誘発する可能性。

4）家族歴

循環器疾患，脳血管疾患，糖尿病，喘息などについて，近親の家族歴を聴取する。これらの要因は，遺伝的・環境的リスク要因のスクリーニングとして必要である。

5）個人歴・社会歴

個人歴・社会歴については，以下の項目について確認する。

（1）喫　煙

ブリンクマン指数（＝1日のタバコの本数×吸った年数）を目安に，喫煙歴を確認する。

喫煙は様々な疾患のリスク要因である。心血管疾患の主要危険因子と死亡率とを生態学的に分析した結果，予測死亡率と実際の死亡率との間に強い相関が認められた因子は，喫煙，血清コレステロール，高血圧の3つであった[1]。そのため，循環器疾患における喫煙歴の聴取は重要である。

（2）生活環境（職業・仕事内容など）

ストレス因子がないかを確認する。ストレスや緊張が不整脈の誘因になることもあるため，症状の自覚とそのときの環境，前後の睡眠状況など詳細に確認する。

（3）性格的傾向

循環器疾患患者にみられるタイプA行動パターンがないか，症状出現時の心理状態について確認する。

（4）体　格

身体的な特徴も重要である。やせ，肥満といった外見的特徴とBMI（body mass index），2～3年間の体重の増減を確認する。

6）Review of systems（ROS）

現病歴を補完するため，明らかになっていない病態が隠れていないかを確認するため，全身状態の聴き取りを行う。

以下，特にはずすことのできないポイントをあげる。

・発熱→炎症性や感染性の疾患の可能性。
・咳嗽，排痰，努力呼吸など呼吸器症状→呼吸器疾患の可能性。
・多汗，体重減少，のぼせなど→甲状腺疾患の可能性。

5　フィジカルアセスメント

動悸や息切れなどの不整脈を疑う症状を訴える患者では，対面時には症状が消失していることが多い。医療面接で症状出現時の状況を詳細に聴取し，聴取した状況から推察できる限りの病態を思い浮かべ，バイタルサインおよびフィジカルイグザミネーションの結果と統合してアセスメントしていく。

フィジカルアセスメントは，「医療面接→視診→打診→触診→聴診」の順で行うが，実施中に症状が出現した際はすぐに循環を評価し，急変に備える。

1）準　備

病歴聴取やフィジカルイグザミネーション実施にあたり，落ち着いた状況でプライバシーの保護に十分留意して行う。寒冷刺激も不整脈を誘発する要因となるため，保温にも配慮する。

2）バイタルサイン

- ●**血圧**：低血圧，血圧の左右差がないか。
- ●**脈拍**：以下（1）～（3）参照。
- ●**体温**：発熱していると，酸素消費量の上昇，脱水などの危険性があるため注意する。
- ●**呼吸**：様式，回数，SpO_2を確認する。

（1）脈拍測定の方法

循環器疾患が疑われる場合，脈拍測定による循環のアセスメントは重要である。日常的に測定する脈拍に加えて，両上肢での左右差がないか，乱れの有無などを，測定部位を変えて評価する。脈拍測定部位と注意点を図17-1に示す。

（2）動脈と血圧値の目安

血圧が低くなると，末梢動脈（心臓に遠い動脈）から脈が触れなくなる。各動脈が触知できる最低の血圧値を覚えておくと，緊急時の目安になる（表17-4）。

（3）脈拍測定結果の評価（表17-5）

- ●**回数**：頻脈か徐脈か（正常成人60～80回/分）。
- ●**リズム**：整か不整か。
  - ・血管の弾力性，緊張度。

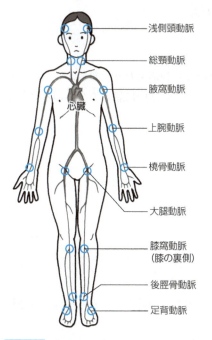
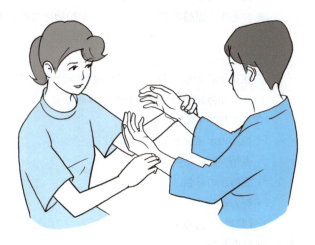

測定時の注意点：頸動脈は圧迫が強いと迷走神経反射による頸動脈性失神（徐脈，めまい，転倒，意識消失）を起こす危険性があるので，臥位または座位で行い，同時に両方の頸動脈を圧迫しないように注意する

図17-1 脈拍測定部位と注意点

表17-4 動脈と血圧値の目安

動 脈	予測される血圧値の目安
橈骨動脈が触知可能	80mmHg
大腿動脈が触知可能	70mmHg
頸動脈が触知可能	60mmHg

表17-5 脈拍測定結果の評価

脈の種類	脈の性状
頻 脈	100回/分以上の脈
徐 脈	60回/分未満の脈
速 脈	拍動が急に大きく触れる（貧血，甲状腺機能亢進症，大動脈閉鎖不全状態など） ※頻脈と混同しないこと
遅 脈	ゆっくりした拍動を触れる ※徐脈と混同しないこと
硬 脈	緊張の強い拍動が触れる（高血圧，動脈硬化など）
軟 脈	弾力の乏しい軟らかい脈が触れる（低血圧，末梢血管拡張時，心不全状態など）
大 脈	運動直後のような，大きな拍動を感じる脈
小 脈	小さい拍動を感じる脈
結 代	脈拍のリズムが1つ2つ抜けるもの
不整脈	拍動のリズムが乱れているもの

●**拍動の強さ**：一定か，拍動の強さにムラがないか。
●**左右差**：頸動脈では左側のほうが拍動を大きく感じる。

3）医療面接・視診

　健康歴の聴取に沿って医療面接を行うが，それと同時に視診も行う。顔色が蒼白ではないか，頸静脈の怒張はないか，視線は合っているかなど，会話中に患者の全体の雰囲気を含めて把握する。

　視診のポイントを以下にあげる。
・表情，顔面蒼白。
・頸静脈の怒張。
・努力呼吸。
・口唇・手指のチアノーゼの有無。
・ばち状指。

4）打診・触診

　不整脈を疑う際の打診では，胸郭の濁音や鼓音を聴取し，胸腔内の閉塞性病変の可能性を評価する。
　触診は，四肢冷感の有無，浮腫の確認，冷汗などがないか，循環異常を呈する所見がな

> **コラム**　モニター装着時のフィジカルアセスメント
>
> 　不整脈のある患者では，心電図モニター装着後も脈拍を測定する。
> 　心電図モニターは，心臓の収縮・拡張の電気刺激を持続的に監視しており，表示される数字は心拍数である。脈拍は，心臓の収縮に伴い，拍出された血液が末梢に循環されることで拍動する。つまり，心電図で心臓の動きを持続的に監視し，心臓のポンプ機能が十分に果たせているかを脈拍で評価する。
>
> > 不整脈の種類はわからなくても，まずは，患者の状態と，このモニター波形で脈が触れているかを確認しないと…
> > 脈が触れていないとPEA（pulsless electrical activity）の可能性があるので，緊急的な対処も考えないと！

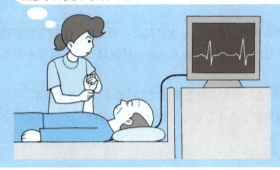

いかを確認する。心不全や高血圧などの合併が疑われる場合は，心音聴取の準備および心肥大の評価のために，心尖拍動にて確認してもよい。

5）聴　診
　聴診は，大きく心音の聴取と呼吸音の聴取に分けられる。
- ●**心音**：心雑音の有無，心音と脈拍リズムを確認する。
- ●**呼吸音**：心不全が疑われるような肺雑音の有無と種類を確認する。

6　臨床推論トレーニング

　動悸を訴えるケースをもとに，健康歴の聴取，フィジカルアセスメントの実践例を紹介する。
　呼吸器内科病棟で勤務している8年目の看護師Nさんは，新人看護師Oさんを指導している。昨日は夜勤で，喘息発作で入院した患者を受け持つことになった。
　夜間，患者からナースコールがあり「トイレから戻ってくる途中，動悸がして歩けなかった」との訴えがあった。

● **患者の状態**
　Kさん，38歳，男性。幼少時より喘息があり，吸入・内服をしている。昨日，喘息発作が

出現し，吸入しても改善がみられなかったため夜間外来を受診し，緊急入院となった。入院後，吸入と点滴で発作は改善しており，安静度は病棟内フリーとなっている。

Oさんが訪室したところ，Kさんはベッド上座位で，症状もなく落ち着いていたため，バイタルサインを測定した。脈拍78回/分（整），血圧112/66mmHg，呼吸12回/分，肺雑音なし，体温37.0℃，SpO_2 99%であった。

Oさんは，Kさんが症状もなくバイタルサインも落ち着いているため，緊急を要する状態ではないと判断しNさんに報告に来た。

◯：Kさんですが，動悸があったようですが今は症状がなく，バイタルサインも落ち着いています。肺音もきれいで，喘息の発作もありません。この状態で，何か対応すべきことがありますか？

Ⓝ：動悸が不整脈によるものだとしたら，次に起こったときは危険な状態になるかもしれないですね。もう少し，動悸が起こったときの状況について情報を収集して整理してみましょう。

◯：今，症状がみられていないので，何を聞けばよいのかわかりません。

Ⓝ：では，一緒に情報収集に行きましょう。動悸についてOPQRSTで症状を整理して思い出してもらいましょう。

OさんはNさんからアドバイスを受け，情報を整理した。皆さんもどの情報がたりないのか，一緒に考えてみてください。

●OPQRSTによる自覚症状の情報整理

OさんとNさんがOPQRSTで整理した内容は，以下のとおりである。下線の部分は，最初の情報収集で得られなかった内容である。

> O（発症）：トイレから戻ってくる途中，動悸で歩けなくなった。突然出現した。
> P（誘発）：特に思い当たることはない。喘息の発作が治まってよく眠れている。
> Q（性状）：胸がドキドキして，息が詰まる感じがする。
> R（放散痛，改善）：気がついたら治まっていたので，部屋に戻ってきた。
> S（つらさ，程度，徴候と随伴症状）：歩けなかった。一瞬，目の前が暗くなる感じがした。喘息の発作ではない感じがする。
> T（タイミング）：今回，初めて動悸を自覚した。どれくらい持続したかは，時間の感覚がなく不明である。

◯：整理してみると，大切な情報がたくさんあることがわかります。

Ⓝ：一番気になる情報は何ですか？

◯：「目の前が暗くなる感じがした」という訴えが気になります。国家試験で勉強したのですが，不整脈による失神の症状にありました。

Ⓝ：よく覚えていましたね。今回は，循環器の疾患が一番怖いですね。現時点では，緊急ではありませんが，フィジカルイグザミネーションを行ってKさんの身体的な情報を収集してきてください。私は症状以外の患者情報を収集しておきます。

Ⓞ：わかりました。

Ⓝ：それから，semantic qualifier（SQ）を使って記録してみてください。

● semantic qualifier（SQ）を用いた記録

　Oさんは，以下のように情報を記録した。

> ● 現在の症状：Kさん，38歳，男性。喘息発作で入院中。トイレ歩行時に，突然，眼前暗黒感を伴う動悸を自覚した。現在は消失している。動悸の自覚は初めてである。
> ● その他の症状：喘息発作はなく，環境の変化はあるが睡眠は良好である。
> ● 既往歴：4歳から喘息。12歳からは発作なく落ち着いていた。20歳頃から発作が出現し吸入と内服を行っていたが，自己調整し発作があるときだけ吸入・内服を行っている。
> ● 処方薬：テオドール® 100mg，1日2錠，ホクナリン® テープ2mg，1日1回，メプチン® エアー，フルタイド® 吸入1日2回。
> ● 入院歴：6歳のとき喘息発作。
> ● 家族歴：両親と弟が健在。父親は高血圧。
> ● 個人歴：20歳から喫煙，ブリンクマン指数180，BMI 24，最近の体重増減なし。
> ● バイタルサイン：P 78回/分（整），BP 112/66mmHg，R 12回/分，T 37.0℃，SpO₂ 99％。

● フィジカルアセスメントの実施

　Oさんは，Kさんのベッドサイドでフィジカルアセスメントを実施した。

Ⓝ：ひととおり，終わりましたね。

Ⓞ：何とか，Nさんに教えていただいたとおりにやってみました。

＜フィジカルイグザミネーションの結果＞

> ● 視診：顔面蒼白なし，チアノーゼなし，頸静脈怒張なし。呼吸筋の緊張なく努力様呼吸なし，ばち状指認めず。
> ● 触診・打診
> 　胸部濁音なし，四肢冷感なし，冷汗あり。
> 　心尖拍動：第5肋間左乳頭線上。
> ● 聴診
> 　心音：リズム整，心雑音（−），S3・S4（−）。
> 　肺音：エア入り左右差なし，肺雑音聴取せず。

● 臨床推論

Ⓝ：動悸を訴える患者さんの情報は網羅できたと思います。

Ⓞ：では，すぐに当直の先生に報告しましょう。

Ⓝ：ちょっと待って。私たちは，情報を得るためだけにフィジカルイグザミネーションを実

施しているわけではないでしょう。患者さんを一番近くで観察している看護師が，収集した情報から何をアセスメントして，どういった指示が出るのかを予測し，同時にどのような危険性があるかまで考えてケアにつなげないと患者さんの安全は守れませんよ。

Ⓞ：わかりました。でも，私にはまだ十分なフィジカルアセスメントをする知識も経験もなくて不安です。

Ⓝ：そのために，一緒に患者さんをケアしているのよ。Kさんをアセスメントして，私たちが今すべきケアや対処を考えてみましょう。まず，Kさんで一番怖いことは何だと思いますか？

Ⓞ：もし不整脈だとしたら，また動悸が起きるかもしれません。

Ⓝ：そうですね。では，どうしたら不整脈による動悸だとわかりますか？

Ⓞ：心電図……そうか，心電図モニターを持続して装着します。

Ⓝ：よく気がついたわね。一度，12誘導心電図をとるべきだと思います。12誘導心電図を実施したら，その結果とフィジカルアセスメントの結果を当直医に報告しましょう。

Ⓞ：Nさんは，Kさんの病態をどう推測しているのか教えてください。

Ⓝ：Kさんは38歳で若いし，胸痛や呼吸困難もないので冠動脈疾患や心不全による不整脈は可能性として低い。テオフィリンで不整脈が出ることもあるけれど，定期的に内服し始めたのは昨日からなので血中濃度は大丈夫。食事もきちんと食べられているし，今日の血液検査の結果も電解質異常などはみられません。表情をみると，落ち着いていて精神面での問題もなさそうね。

Ⓞ：そこまで考えているのですね。

Ⓝ：失神したかどうかはわからないけど，目の前が暗くなる感じがあったのが気になります。WPW症候群などが考えられるので，心電図ではリズムとデルタ波の確認をしなくてはいけません。

Ⓞ：わかりました。Kさんに説明をして，12誘導心電図を実施します。

Ⓝ：そうね，Kさんの不安を増強させないように，しっかり説明してください。あと，大切なことは，また同じような症状が出現したときにすぐにナースコールを押してもらえるように伝えてくださいね。

Ⓞ：わかりました。Kさんにも協力していただいて，早く動悸の原因が判明するように私も頑張って勉強します。

【文　献】
De Fer TM, Brisco MA, eds：The Washington Manual of Outpatient Internal Medicine, Lippincott Williams & Wilkins, 2010, p.132.

18 発疹

> **発疹のある人へのアプローチ**
>
> 　発疹は局所刺激によって生じるだけでなく，全身性疾患の一部分症として現れることがある．緊急性の高い重篤な全身性疾患はまれではあるが，発疹の観察と全身状態の評価から，全身性疾患を見逃さないことが重要である．
> 　フィジカルアセスメントの実施においては，まずは発疹を観察し，発疹の種類を見分ける．詳細な病歴の聴取に続いて，頭からつま先まで系統的にフィジカルアセスメントを行う．

 ## 1 発疹とは

　発疹とは，皮膚に現れる変化の総称である．発疹は，病因に直接関連して一次的に出現する原発疹と，それに続いて二次的に生じる続発疹に分けられる．原発疹でよくみられるものは，紅斑，紫斑，膨疹，丘疹，結節，水疱である．原発疹が変化したり，外力や感染が加わるなどして生じる続発疹には，びらん，潰瘍，痂皮，瘢痕，鱗屑などがある（図18-1）[1]．

 ## 2 トリアージ

　緊急処置が必要な発疹性疾患は少ないが，見逃すと危険な疾患（表18-1）があるので，全身状態，発疹出現からの時間経過，疼痛，外傷，アレルギー歴，旅行歴などから緊急性を判断する．
　発疹があり，かつ，見た目に全身状態が悪い場合や，複数のバイタルサインが乱れている場合にはただちにドクターコールする．

＜ドクターコール＞

患者の状態	考えられる疾患・病態
原因がはっきりせず亜急性に増大する皮疹	皮膚の悪性腫瘍（悪性黒色腫，基底細胞がん，有棘細胞がん）の可能性
発疹＋発熱	重症感染症・重症アレルギーの可能性
発疹（膨疹）＋血圧低下	アナフィラキシーの可能性

	名称	定義	イメージ図
皮膚面にあるもの	紅斑	・皮膚の毛細血管の炎症性充血による可逆的な赤い斑 ・滲出性紅斑：真皮上層の炎症性滲出液により水っぽく盛り上がる紅斑 ・環状紅斑：真皮血管周囲のリンパ球増殖により辺縁の赤みが増し環状を呈する	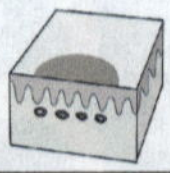
	血管拡張	・真皮上層の毛細血管が持続的に拡張・延長・蛇行している状態	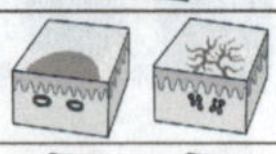
	紫斑	・真皮または皮下組織内の出血	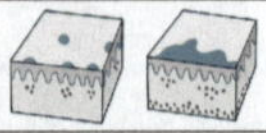
	色素斑	・びまん性の皮膚症の増強を色素沈着，限局性の皮膚色の増強を色素斑という ・白斑：表皮メラニンの異常により皮膚色の白くなる場合を色素脱失，そのうち限局性のものを白斑という	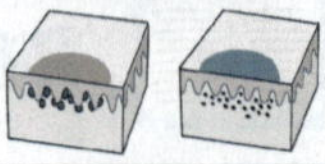
皮膚面より隆起しているもの	膨疹	・液体成分による真皮の限局性浮腫	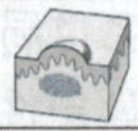
	丘疹	・炎症に基づく細胞成分の増加による小さな盛り上がり ・大きさが粟粒ぐらいから直径1cmまでのもの ・漿液性丘疹：真皮上層の滲出性炎症＋表皮内浮腫を伴う境界不明瞭な丘疹 ・苔癬丘疹：角化の異常を伴う真皮上層の慢性炎症，多角形	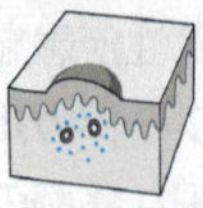
	結節	・直径1cm以上の盛り上がり。ただし，直径が1cm以下でも腫瘍性病変であれば小結節という ・結節は肉芽腫性変化，真皮の腫瘍性変化などを意味する	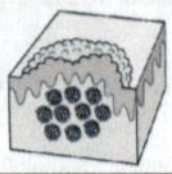
	硬結	・脂肪組織における炎症を皮下の硬結，または皮下結節という	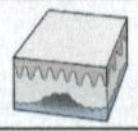
	水疱	・液体の貯留した大豆上の洞を水疱，これより小さいものを小水疱という ・水疱は表皮内および表皮下に形成される ・水疱が破れるとびらんとなる	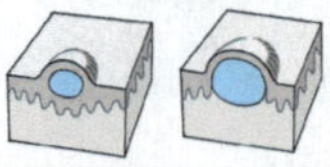
	膿疱	・表皮内に好中球が貯留している状態 ・真皮・皮下組織における膿瘍とは区別される	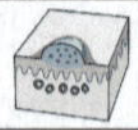
	囊腫	・上皮性の壁によって囲まれた組織内の洞 ・内容物は壁の性質によって異なる	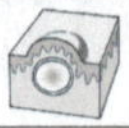
皮膚面より陥没しているもの	萎縮	・真皮の退行性変化により皮膚が薄くなった状態	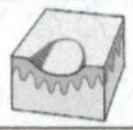
	びらん	・表皮に限局した組織欠損	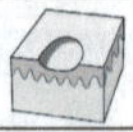
	潰瘍	・びらんより深い，真皮・皮下組織に達する組織欠損	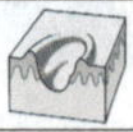
	亀裂	・皮膚の線状の裂け目	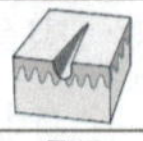
皮膚上にあるもの	鱗屑	・著しく角化，または不完全に角化した角層が皮膚の上に乗っている状態	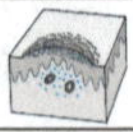
	痂皮	・乾いた分泌物が角質とともに皮膚の上に乗っている状態	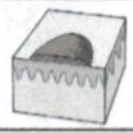

図18-1 発疹の種類

＜個室隔離すべき疾患＞

　空気感染を起こす麻疹と水痘は，個室隔離が必要である。特に，麻疹は蔓延した場合の公衆衛生上のインパクトが大きいため，麻疹を疑った場合はただちに暫定的な感染対策を講じ，保健所に連絡し，迅速な診断確定に努める。

　風疹や髄膜炎菌性感染症など，飛沫伝播する感染症を疑う場合は，標準予防策と飛沫予防策を確実に行う。

表18-1 見逃すと危険な発疹性疾患

発疹の種類	発疹性疾患
紅　斑	・麻疹
紅丘疹	・壊死性筋膜炎 ・毒素性ショック症候群 ・ブドウ球菌性熱傷様皮膚症候群（SSSS） ・多形滲出性紅斑，中毒性表皮壊死症，スティーブンス・ジョンソン症候群 ・川崎病
膨　疹	・アナフィラキシー
紫　斑	・敗血症，感染性心内膜炎，髄膜炎菌感染症 ・血管炎 ・血液悪性疾患
水　疱	・尋常性天疱瘡，水疱性類天疱瘡，水痘
色素斑	・悪性黒色腫（丘疹，結節も呈する）
網状皮疹	・急性動脈閉塞症
潰　瘍	・基底細胞がん，有棘細胞がん

3 発疹を起こす疾患

　発疹を起こす疾患は，手湿疹から重症な全身性疾患まで多岐にわたり数も多い。代表的な疾患を表18-2に示す。

4 発疹のある患者の健康歴の聴取

　OLDCARTSで発疹の症状をアセスメントする。

1）いまある症状のアセスメント（現症）
（1）Onset（症状の始まり）

> 質問例
> 「いつ発疹に気がつきましたか？」

　発疹が原発疹か続発疹かを確認するため，発疹に気づいた時期を尋ねる。

（2）Location（部位）

> 質問例
> 「最初に発疹ができた場所はどこですか？」

　発疹ができた部位がどこか，全身性か局所性か，左右対称か非対称か，一定の神経領域に一致するか，毛孔に一致するか，融合しているか，線状かなどを確認する。

表18-2 発疹を呈する疾患

	疾患名	発疹の種類	症状・原因など	好発者の特徴など
一般によくみられる疾患	接触性皮膚炎	不正形の紅斑，丘疹，びらん，鱗屑	原因物質に接触した部位に発生	成人の皮膚炎で最も多い
	アトピー性皮膚炎	乾燥皮膚，鱗屑，白色皮膚描記症	原因：遺伝的アトピー素因をもつ人に生じるアレルギー 誘因：環境因子，外用薬を含む化学物質，日光，ストレスなど 喘息・アレルギー性鼻炎の合併が多い	生後2か月～成人 ＜有病率＞ 4か月児　12.8％ 小学1年　11.8％
	手湿疹（主婦湿疹）	乾燥，亀裂，水疱，落屑	局所症状：指先から手掌に広がる	主婦・水仕事をする人 アトピー性皮膚炎をもつ人
	うっ滞性皮膚炎	点状紅丘疹，紫斑，鱗屑・痂皮	原因：90％が静脈性（うっ血性），5％が動脈性（虚血性） 症状：下腿下1/3に発生。静脈瘤のある部分に一致，かゆみを伴う	静脈瘤のある人 長時間立ち仕事の中年男性
	脂漏性皮膚炎	小児：黄褐色の痂皮，皮膚紅潮 成人：脂漏部位の落屑性紅斑，鱗屑，痂皮	症状：小児ではかゆみ（成人では軽い） 頭部・顔面・胸骨・肩甲骨部など皮脂分泌の多いところに発生	生後2～12週の乳児 思春期～40歳，男性に多い
	脂質欠乏性皮膚炎	鱗屑（紅斑，紅色の小丘疹を伴うこともある）	症状：下腿伸側，大腿，腰部，側腹部	50代以降の男性，高齢者全般 秋に顕在化し，冬に悪化
	じん麻疹	膨疹，真皮の一過性浮腫・紅潮	原因：ヒスタミン遊離による血管透過性の亢進。I型アレルギー性，食事性，物理性，コリン性，接触性，心因性など 症状：かゆみ，慢性の場合1か月以上続く	アレルギー素因をもつ人
	薬　疹	紅斑・丘疹が播種状に汎発 時に融合，紫斑	原因：薬剤によるアレルギー，中毒 摂取後7日以内に発生することが多い 原因薬剤で多いもの：抗菌薬，解熱薬，感冒薬，循環器用薬（薬疹を起こさない薬剤はない）	特になし
	痒　疹（小児ストロフルス）	境界のあまり明瞭でない円形の丘疹 孤立性，融合しない	原因：虫刺，妊娠，日光。全身性疾患と関連する場合もある。糖尿病・腎不全などの代謝異常，がん，悪性リンパ腫など 症状：強いかゆみ。掻破により難治性の結節を形成する	急性痒疹：5歳未満の小児 慢性痒疹：高齢者（側腹，腰殿部）
	疥　癬	粟粒大の赤い丘疹，先端にびらん，小水疱	症状：指間・陰部の発疹，強いかゆみ ステロイド無効 疥癬トンネル（数mmのトンネル）の先に虫体あり	高齢者，家族内・施設内発生 ＜発生数＞年間7～15万人
	帯状疱疹	赤～暗赤色の小水疱	原因：水痘・帯状疱疹ウイルスによる感染 症状：激しい痛み。痛みが先行し，追って水疱が一定の神経領域に沿って発生	高齢者，免疫不全者
	単純ヘルペス	中央の陥没した小水疱が集中 びらん・痂皮・色素沈着を起こす	原因：単純ヘルペスによる感染 誘因：紫外線，感冒，月経，ストレス，性交 症状：痛みがゆさを伴う。口唇粘膜移行部，外陰部，顔，手など，しばしば同部位に再発	20～30歳代
	カンジダ感染症	紅斑，びらん，鱗屑，皮膚の発赤・腫脹，浸軟など多様	原因：カンジダ菌による感染 誘因：高温・多湿環境 症状：痛みがゆさを伴う。間隙部（股間，乳房下，腋窩，肛門），亀頭，腟，指間，爪・爪周囲，舌，口腔粘膜などに発生	高齢者，免疫不全者，新生児，妊婦 コントロール不良の糖尿病患者 抗菌薬・ステロイド使用者
	白　癬	頭部：鱗屑の付着する脱毛斑 顔：紅斑，落屑 股間・体部：境界明瞭の斑，時に輪状。丘疹，膿疱 手・足：小水疱，鱗屑 爪：肥厚・増殖，爪の黄色～白濁変化	原因：白癬菌による感染 症状：感染部位により様々	通常，成人
小児の発疹性疾患	麻　疹	小紅斑（わずかに隆起），密に分布	原因：麻疹ウイルスによる感染 症状：突然高熱，強いカタル症状，頬粘膜・軟口蓋にコプリック斑。発疹は顔・体幹・四肢へ拡大 合併症に脳炎，肺炎，心筋炎	ワクチン未接種の小児 まれに成人に発症し，重症化する
	水　痘	米粒大の紅斑，水疱，暗赤色の痂皮	原因：水痘・帯状疱疹ウイルスによる感染 症状：かゆみを伴う。頭部・顔・体幹・四肢へ拡大。口腔に孤立性のアフタ 合併症に肺炎，脳炎，血小板減少	ワクチン未接種の小児 時に成人にも発症し，重症化する
	風　疹	小紅斑（麻疹に類似）	原因：風疹ウイルスによる感染 症状：麻疹よりも全身症状が軽い。口腔に点状出血，毛細管拡張 発疹は3日で消退 妊婦の感染で胎児が先天性風疹症候群に	ワクチン未接種の小児 成人でも流行あり

表18-2 発疹を呈する疾患（つづき）

	疾患名	発疹の種類	症状・原因など	好発者の特徴など
小児の発疹性疾患	伝染性紅斑（リンゴ病）	小豆大の紅斑，融合して頰の紅斑へ	原因：ヒトパルボウイルスB19による感染 症状：発疹は顔に始まり上腕→下腿→前腕（網状紅斑）へ．時に関節痛，血小板減少で紫斑	小児，学童
	伝染性単核球症	粟粒〜米粒大の紅斑	原因：EBウイルスによる感染 症状：扁桃・咽頭炎として発症．頸部のリンパ節腫脹，肝障害，脾腫．発疹は50％に，4〜10病日で体幹に出現	小児〜青年
	猩紅熱（溶連菌感染症）	粟粒大の小丘疹 赤く細かいサンドペーパー様皮疹	原因：溶血性レンサ球菌が産生する毒素によるアレルギー 症状：高熱，咽頭発赤，イチゴ舌．発疹は体幹から末梢へ拡大	乳幼児
	伝染性膿痂疹（とびひ）	赤みのある水疱→びらん→痂皮	原因：主に黄色ブドウ球菌による表在性炎症 症状：鼻・口・耳の周囲から始まり急速に拡大	乳児〜幼児 アトピー性皮膚炎で好発
	手足口病	小水疱，多少不正形，直径3〜4mm	原因：コクサッキーウイルスA16，またはエンテロウイルスによる感染 症状：手掌・足・殿部の小水疱，かゆみはない，口腔粘膜のアフタ，全身症状は軽微	幼児
	伝染性軟属腫（水いぼ）	中心に臍窩のある半米粒大の小結節	原因：モルシポックスウイルス感染 症状：乳幼児の体幹に多発	小児
緊急疾患	アナフィラキシー	広範な皮膚の紅潮・浮腫，じん麻疹	原因：Ⅰ型アレルギー 症状：咳，喘鳴，呼吸困難，血圧低下，嘔吐，下痢，不穏	特になし <死亡者数>50〜60人/年
	壊死性筋膜炎	紅丘疹→皮膚の変色，水疱形成	原因：細菌感染 1型：嫌気性菌，腸内細菌など．褥瘡，化膿創などから進入 2型：溶連菌，黄色ブドウ球菌などによる その他：ビブリオ属などによる．海産物の摂取などが誘因 症状：発熱．局所症状に見合わない激痛を訴える 微小血管の塞栓，浮腫，急速に壊死が進行	肝硬変，悪性腫瘍，免疫不全，コントロール不良の糖尿病患者
	敗血症	紫斑，全身性紅斑	症状：発熱（または低体温）かつ全身性炎症反応症候群（SIRS）の基準を満たす	特になし
	感染性心内膜炎	紫斑	症状：発熱，心雑音，外圧縁・手掌にオスラー結節，ジェーンウェー斑点，爪床下出血，各臓器の塞栓症状	心臓弁膜症，歯科治療後，血管カテーテル挿入者
	毒素性ショック症候群	びまん性の淡い紅丘疹	原因：黄色ブドウ球菌の外毒素による中毒 誘因：鼻出血によるガーゼ使用，タンポン使用，手術・外傷 症状：高熱，嘔吐，下痢，血圧低下	月経中の女性（タンポン使用者） ペッサリー使用者 分娩後，術後患者，熱傷患者
	ブドウ球菌性熱傷様皮膚症候群	紅斑，水疱形成，表皮剝離	原因：皮膚剝離をきたす毒素産生型の黄色ブドウ球菌感染 症状：発熱，鼻・口・耳の周囲から始まり急速に拡大 皮膚を擦過すると剝離を生じるニコルスキー現象陽性	6歳未満の乳児
	スティーブンス・ジョンソン症候群	多形滲出性紅斑（親指の頭くらいの二重の輪郭を示す円形紅斑） 紅斑がやがて融合し，水疱形成，全身に拡大，落屑	原因：薬剤，感染が原因と考えられるが50％は原因不明 症状：口腔粘膜，外陰，眼粘膜を侵す ニコルスキー現象陽性 2度熱傷に準じた全身管理が必要	
	中毒性表皮壊死症	紅斑，水疱，融合，落屑	原因：薬剤 症状：急速に広がる紅斑 スティーブンス・ジョンソン症候群と同様の全身管理が必要	
	ラムゼイ・ハント症候群	赤〜暗赤色の小水疱	原因：顔面神経膝神経節に潜伏した帯状疱疹ウイルスの再活性化 症状：顔面神経麻痺，外耳道・耳介に水疱・痛み，めまい，難聴，耳鳴 角膜炎・角膜潰瘍を起こすため早急な対応が必要	高齢者，免疫不全者
	髄膜炎菌感染症	点状出血（四肢，体幹），紫斑	症状：発熱，頭痛，悪心・嘔吐，筋肉痛	20歳以下の若年者
	全身性血管炎	紫斑，皮膚壊死，網状皮斑	症状：関節痛，発熱，倦怠感，体重減少，四肢末端の神経炎，臓器虚血・出血	
	血液悪性疾患（白血病，悪性リンパ腫など）	点状・斑状の紫斑，粘膜下出血	症状：貧血，全身状態の不良	
	急性動脈閉塞症	暗紫紅色の網状皮斑，紫斑	症状：チアノーゼ，足趾の潰瘍・壊疽へと進展	コントロール不良の糖尿病患者，喫煙者 動脈硬化，手術・カテーテル検査

表18-2 発疹を呈する疾患（つづき）

	疾患名	発疹の種類	症状・原因など	好発者の特徴など
緊急疾患	尋常性天疱瘡	水疱（弛緩性，容易に破裂する），びらん	症状：口唇に粘膜疹 ニコルスキー現象陽性 水疱からのたんぱく喪失により低たんぱく血症・低カルシウム血症	40～50代
	水疱性類天疱瘡	紅斑，水疱（緊満性，巨大），びらん	症状：かゆみを伴う。悪性腫瘍に合併することがある	70歳以上
	川崎病	掌蹠紅斑	症状：5日以上続く高熱，眼球結膜の充血，口唇咽頭粘膜の発赤，手足の硬性浮腫，頸部リンパ節腫脹，BCG接種部位の発赤	4歳以下の幼児
その他の発疹を呈する疾患	全身性エリテマトーデス	蝶形紅斑	症状：発熱，関節痛	20～30代，女性
	シェーグレン症候群	環状紅斑（顔），結節性紅斑，紫斑	症状：皮膚乾燥，眼瞼炎，口角炎，レイノー現象など	女性に多い
	特発性血小板減少性紫斑病	点状・斑状の紫斑（全身）	症状：鼻・口腔粘膜出血，血尿，下血 血小板数が減るため，様々な出血症状を引き起こす	急性型は小児に多い 慢性型は20～40歳の女性
	皮膚筋炎	紅斑（まぶた，手指，爪周囲，肘，膝など）	症状：筋力低下 30％で悪性腫瘍・間質性肺炎を合併	小児，40～60代
	皮膚がん（悪性黒色腫など）	境界不明瞭，色調多彩な隆起した色素斑	症状：疼痛，腫脹，発赤，落屑，出血 悪性黒色腫：皮膚がんの4％であるが最も致死的 基底細胞がん：顔に好発，発育緩徐，転移はまれ 有棘細胞がん：顔・手に好発。基底細胞がんより発育緩徐	悪性黒色腫：日光曝露，家族歴 基底細胞がん：40歳以上 有棘細胞がん：60歳以上
	輸入ウイルス感染症（デング熱など），腸チフスなど	発疹の種類は感染症により異なる	症状：発熱	海外渡航者
	第2期梅毒	紅丘疹	症状：丘疹は無痛性，手・足に出現，咽頭痛，全身リンパ節腫脹	性交渉のある者

（3）Duration（持続時間）

> **質問例**
> 「発疹はどのくらい続きましたか？」
> 「数時間でよくなりましたか？ 数日，あるいは何か月も発疹がありますか？」

症状がどのくらい持続しているのか，間欠的か持続的かを確認する。

（4）Characteristic（特徴）

> **質問例**
> 「どんな発疹でしたか？」
> 「色はどうですか？（赤，暗い赤，黒，茶，青など）」
> 「形は平坦，あるいは盛り上がっていましたか？」
> 「みずみずしかったですか？」
> 「熱感やかゆみ，痛みを伴いましたか？」

発疹の症状は多岐にわたるため，発疹の大きさや色，形状など詳細に確認する。後述の発疹の観察（p.294）を参照。

（5）Alleviating/Aggravating（寛解・増悪因子）

> **質問例**
> 「何かをすると発疹が悪くなったり良くなったりしますか？」

寛解因子としては保湿や摩擦刺激の制限など，増悪因子としては日光，水仕事，草むしり，乾燥，発汗などがある。

（6）Radiation（放散痛）

> 質問例
> 「発疹が広がった部位と順序を教えてください」

発疹の広がり方を確認する。

（7）Timing（タイミング）

> 質問例
> 「発疹のきっかけは何だと思いますか？」
> 「発疹が出る前に熱が出たり，何かの感染症にかかりましたか？」
> 「同じような症状の人が周囲にいますか？」
> 「最近，海外旅行に行きましたか？」
> 「草むしりや野外レジャーなどで草やうるしに接触しましたか？」
> 「虫やダニにかまれましたか？」
> 「発疹が出る前，食べた物で嘔吐や下痢を起こしましたか？」
> 「最近，化粧品や石けんを変えましたか？」
> 「長時間，強い日差しに当たりましたか？」
> 「湯たんぽは使いますか？　やけどや凍傷の可能性はありますか？」
> 「水仕事をよくしますか？」
> 「ゴムやラテックス性の手袋を使いましたか？」

発疹が出る感染症には，猩紅熱，麻疹，水痘，風疹，突発性発疹，手足口病，リンゴ病，伝染性軟属腫（みずいぼ），伝染性膿痂疹（とびひ），口唇ヘルペスなどがある。周囲に同様の症状の人がいれば疾患が絞り込める。

また，渡航歴，アレルギーの有無も確認する。

（8）Severity（程度）

> 質問例
> 「発疹によって生活上，あるいは仕事や学業上で困ることはありますか？
> 「かゆみや痛みによる苦痛，滲出液による衣服の汚れ，外観上の問題などについてはどうですか？」

発疹が日常生活に与える影響の程度を確認する。

上記に加え，以下の随伴症状を確認する。

＜随伴症状＞

・発熱，関節痛→膠原病（全身性エリテマトーデス<systemic lupus erythematosus：SLE>，皮膚筋炎，関節リウマチ）の一症状である可能性がある。SLEの蝶形紅斑は50％，レイノー現象は25％にみられ，光線過敏症は大半でみられるので診断の一助となる。皮膚筋炎はヘリオトロープ疹（両側眼瞼部に生じる青紫色の浮腫状の皮疹。日光曝

露で増悪することがある）が特徴的とされる。

2）発疹の生活への影響
皮膚のかゆみや痛みは，集中力および作業効率を低下させ，仕事や学業に影響を及ぼす。また，不眠の原因となる場合がある。アトピー性皮膚炎や慢性じん麻疹などの慢性皮膚疾患は，精神的ストレスによって悪化をきたすことがあり，外見上のコンプレックスをもったり，感染・伝播による偏見によって周囲の人から不当な対応を受けたりする場合がある。

3）既 往 歴
以下の既往歴から，発疹の原因となっている疾患の可能性を考える。

（1）過去に罹患した疾患
・弁膜症，心疾患→心内膜炎の可能性。
・アトピー性皮膚炎→手湿疹・各種皮膚感染症の可能性。
・糖尿病→糖尿病性合併症としての閉塞性動脈硬化症，下腿潰瘍・壊疽の可能性。

（2）過去の手術・検査歴
・手術，カテーテル検査→医原性の塞栓症の可能性。
・造影検査→造影剤による薬剤アレルギーの可能性。

（3）月経周期，妊娠歴
・月経中（タンポン使用），ペッサリーの使用，分娩後→毒素性ショック症候群の可能性。

（4）現在の内服薬
過去1か月の服用薬剤を確認する。「薬疹を起こさない」という薬剤はない。なかでも薬疹を起こしやすい薬剤は，抗菌薬，解熱鎮痛薬，総合感冒薬，抗けいれん薬，循環器用薬である。

紫斑を見たら，出血傾向を呈する薬剤（抗血小板薬など）の服用がないかを確認する。
その他，若い女性で血栓症を疑うときは，避妊薬の内服歴を問う。

4）家 族 歴
遺伝素因が関与する皮膚疾患として，アトピー，悪性黒色腫，ベーチェット病，魚鱗癬，表皮水疱症，眼皮膚白皮症の家族歴を聴く。

5）個人歴・社会歴
（1）喫　煙
・喫煙者→急性動脈閉塞症の可能性。

（2）アルコール
アルコールによる蕁麻疹の可能性。アルコール性肝障害のある者で，手掌紅斑，上半身のクモ状血管腫。

（3）ワクチン接種歴
麻疹，水痘，風疹に対する免疫の有無を確認する。ただし，小児期のワクチンによる受動免疫は，成人の多くでは効力が失われている場合が多い。

（4）アレルギー歴
既知のアレルゲンとの接触がなかったかを確認する。
（5）日常生活，レジャー
水仕事の際のゴム手袋の使用，特殊な化学物質の接触がないかを確認する。
虫やダニの咬傷，日光刺激の長時間曝露，動物・毛虫・うるしの接触歴を確認する。
高温あるいは低温下にて長時間過ごした場合，熱傷，凍傷，凍瘡の可能性も考える。
（6）渡航歴
輸入ウイルス感染症（デング熱など）や腸チフス感染の可能性はないか，渡航歴を確認する。
（7）性行為
性交渉のある患者で，陰部や口腔内粘膜の病変，発熱，関節炎をみた場合には，性感染症（sexually transmitted disease：STD）を疑う。
（8）接触歴
同様の皮疹をもつ人や発熱している人と接触していないかを確認する。また，長期療養型施設の入所者では，疥癬の可能性や，施設内流行を確認する。

6）Review of systems（ROS）
現病歴を補完するために，全身状態の聴き取りを行う。
- 意識：清明か，不安・焦燥・興奮はないか→敗血症・髄膜炎の可能性。
- 頭部：頭痛→髄膜炎・帯状疱疹・感染症の可能性。
- 眼：眼痛，視力低下→ベーチェット病の可能性。
- 耳：耳痛，めまい→小児感染症の中耳炎合併・帯状疱疹・単純ヘルペス感染の可能性。
- 鼻：鼻汁，鼻閉→感染症の可能性。鼻出血→血液凝固異常の可能性。
- 口腔：咽頭痛，口腔粘膜痛，歯肉出血→手足口病・血液凝固異常の可能性。
- 胸部：咳，痰，息切れ，呼吸困難感→間質性肺炎・アナフィラキシーの可能性。
- 腹部：腹痛，悪心・嘔吐，下痢の有無。
- 生殖器：性交痛，異常帯下，排尿時痛→STD（梅毒，淋病など）の可能性。
- 四肢：関節痛，筋痛，麻痺，知覚障害（しびれ，痛み），脱力の有無。

5 フィジカルアセスメント

発疹の形状や症状は多彩で，また原因となる疾患は多岐にわたるため，フィジカルアセスメントでは様々な疾患の可能性を念頭に置いて行わなければならない。発疹による緊急性の高い疾患はそれほど多くはないが，重篤な全身性疾患による症状の場合があるため，緊急性を見逃さないよう注意深くアセスメントを行う。

1）手 順
まずは発疹を観察し，続いて頭からつま先まで系統的にフィジカルアセスメントを行う。

2）視診（聴診，打診，触診）
（1）発疹の観察
発疹の種類を見分けるために，以下の事項を観察する。
- **大きさ**：直径の大きさを計測する。
- **部位**：全身性か局所的か，左右対称か非対称か，一定の神経領域に一致するか，毛孔に一致するか，融合しているか，線状か。
- **形状**：円形か不定形か，辺縁は明瞭か不明瞭か。
- **色調**：赤（暗赤），紫，白，黒，茶など。単一の色調か，複数の色調か。
- **内容物**：液体，白血球，血液，肉芽。

紅斑か紫斑かを見分けるために，透明なガラス板かプラスチックの板を皮疹に押し当てる（ガラス圧法）。ガラス圧で消えないものは紫斑である。

ダーモスコープを使うと，皮膚を拡大して色素の状態や腫瘍の性状が詳細に観察できる。色素性母斑（ほくろ）や皮膚悪性腫瘍などを観察するために有用である。悪性黒色腫の鑑別には米国がん学会のABCDEルールが有用である（表18-3）[2]。

（2）全身状態のフィジカルアセスメント
①体　　毛
- 毛髪の脱毛→甲状腺疾患・皮膚筋炎の可能性。
- 眉毛の外側1/3の薄毛→アトピー性皮膚炎の可能性。

②頭　　皮
- 鱗片の付着する脱毛斑→白癬の可能性。

③眼
- 強膜の充血→アレルギー・川崎病・ベーチェット病の可能性。
- 眼瞼粘膜の色が白っぽい→貧血・血液悪性疾患の可能性。
- 眼瞼炎→シェーグレン症候群の可能性。
- ヘリオトロープ疹→皮膚筋炎の可能性。

④顔　　面
- 顔面紅潮・浮腫→アナフィラキシーの可能性。
- 顔面神経麻痺→帯状疱疹・単純ヘルペスウイルス感染の可能性。

表18-3　色素性母斑と悪性黒色腫の鑑別

	色素性母斑	悪性黒色腫
斑の特徴	・円形～卵円形 ・境界明瞭 ・黄褐色～茶色（均一の色） ・直径6mm未満 ・平坦～軽度の隆起	＜米国がん学会のABCDEルール＞ A（asymmetry）：形が左右非対称で不規則 B（borderline irregularity）：境界が不明瞭 C（color variation）：色が多彩，濃淡あり D（diameter enlargement）：直径6mm以上 E（elevation）：隆起または拡大
危険因子		・年間をとおしての強い日光曝露 ・小児期の水疱を形成するような日焼け ・そばかす，色の薄い皮膚（白色人種） ・悪性黒色腫の家族歴 ・50個以上の母斑がある

- 頬の紅斑→SLE・伝染性紅斑の可能性。

⑤耳
- 耳介の水疱，聴力低下→帯状疱疹・ラムゼイ・ハント症候群の可能性。

⑥口唇
- 発赤，腫脹→アナフィラキシー・川崎病・溶連菌感染症の可能性。
- 口角炎→シェーグレン症候群の可能性。

⑦口腔
- 点状出血→風疹・突発性発疹の可能性。
- 頬粘膜・軟口蓋のコプリック斑→麻疹の可能性。
- 粘膜の小水疱→手足口病の可能性。
- 白苔→溶連菌感染症の可能性。
- 口腔潰瘍→ベーチェット病・クローン病・SLEの可能性。
- イチゴ舌→川崎病・猩紅熱の可能性。
- 赤い平らな舌→シェーグレン症候群の可能性。

⑧頸部
- 項部硬直→髄膜炎の可能性。

⑨リンパ節
- 頸部リンパ節腫脹→伝染性単核球症の可能性。
- 全身のリンパ節腫脹→梅毒・血液悪性疾患の可能性。

⑩気管・肺
- 喘鳴→アナフィラキシーの可能性。

⑪心臓
- 心雑音→感染性心内膜炎の可能性。

⑫腹部
- 肝肥大→伝染性単核球症・血液悪性疾患の可能性。
- 脾腫→伝染性単核球症・血液悪性疾患の可能性。

⑬陰部
- 紅丘疹→疥癬の可能性。

⑭仙骨，腸骨部
- 皮膚変化→褥瘡の可能性。

⑮四肢
- 手掌・足の落屑→川崎病の可能性。
- 手の指間の紅丘疹→疥癬の可能性。
- 手掌紅斑→肝疾患の可能性。
- レイノー現象→SLE・関節リウマチ・皮膚筋炎・強皮症などの可能性。
- オスラー結節，ジェーンウェー斑点→感染性心内膜炎の可能性。
- 下腿静脈瘤→うっ滞性皮膚炎の可能性。
- チアノーゼ，網状皮疹→動脈塞栓症・血管炎・循環不全・敗血症の可能性。
- 指先や踵部など皮膚変化→褥瘡・糖尿病性壊死の可能性。

・手背，肘頭，アキレス腱部の結節→関節リウマチの可能性．
・知覚障害，筋力低下，運動障害→血管炎・皮膚筋炎・褥瘡の可能性．
⑯爪
・爪下の線状出血→感染性心内膜炎の可能性．
・白濁，角質肥厚→爪白癬の可能性．

6 臨床推論トレーニング

　発疹を呈する外来患者のケースをもとに，健康歴の聴取，フィジカルアセスメントの実践例を紹介する．
　Aさんは3年目の看護師，KさんはAさんの指導担当看護師である．

●患者の状態

　Bさん，17歳，男性．発熱を主訴に外来を受診した．診察までの時間，隔離室にて待っている．

Ⓐ：Kさん，毛布はどこですか！
Ⓚ：どうしたの？　あわてて．
Ⓐ：隔離室にいる新患の高校生ですが，熱が38℃あって具合が悪そうなんです．それで毛布を探しているのですが．
Ⓚ：患者さんは熱があって寒気がしているだけですか？
Ⓐ：そういえば，何かちょっと変な感じでした．いかにも頑丈そうな男子なのに，ぐったりしていて，顔も腫れていて，発疹もあるみたいでした．
Ⓚ：ぐったりしていて発疹があるの？　それで呼吸と血圧，脈は測りましたか？　発疹のアセスメントはしたのですか？
Ⓐ：バイタル，まだでした．すぐに測ってきます！　発疹ももう一度観察してきます．
Ⓚ：ちょっと待って．Aさんは，麻疹，水痘，風疹の抗体はありますか？
Ⓐ：はい．大丈夫です．行ってきます．
Ⓚ：患者さんにはマスクをつけていただいてね．
Ⓐ：わかりました．

＜バイタルサインの結果＞
> T 38.2℃，P 100回/分，BP 120/60 mmHg，R 14回/分
> ・意識清明だが倦怠感著明．
> ・腹・背中・上肢に多発する小紅斑，痛みはない．

Ⓐ：体温と脈は，全身性炎症反応症候群（systemic inflammatory response syndrome：SIRS）の基準に該当しますね．
Ⓚ：そうですね．脈が速いのは発熱による生理的な上昇も考えられます．意識はしっかり

しているし，フィジカルアセスメントを行う余裕はありそうですね。医師の診察まで少し時間があるから，情報を整理しましょう。

●OLDCARTSによる情報整理

AさんがOLDCARTSで整理した内容は，以下のとおりである。

O（症状の始まり）：情報なし。
L（部位）：腹部，背部，上肢。
D（持続時間）：情報なし。
C（特徴）：多発する小紅斑，痛みはない。
A（寛解・増悪因子）：情報なし。
R（放散）：なし。
T（タイミング）：情報なし。
S（程度）：（発熱のためと思われるが）倦怠感著明でぐったりしている。
＜随伴症状＞
　高熱。

A：こうしてみると，随分，情報が抜けているのがわかりますね。
K：OLDCARTSのような系統的に情報を収集するツールの必要性がわかるでしょう。
A：はい。
K：次にこの内容をsemantic qualifier（SQ）を使って記録してみてください。
A：わかりました。
K：一緒に，既往歴などアセスメントした内容も記載してくださいね。

●semantic qualifier（SQ）を用いた記録

Aさんは，以下のように情報を記録した。

・現在の症状：Bさん，17歳，男性。6日前から，37〜38.5℃の発熱を繰り返し，倦怠感著明。強い咽頭痛と関節痛があり，食欲が低下している。
第1病日：近医を受診，総合感冒薬，解熱薬を処方された。
第4病日：症状が改善しないため，以前，咽頭炎で処方された手持ちの抗菌薬を内服。
第5病日：発疹が腹部に出現し，徐々に拡大。
●その他の症状：頭痛なし。呼吸困難感・咳はなし。消化器症状なし。
●既往歴：特になし。
●内服薬：なし。
●入院・手術・外傷歴：なし。
●ワクチン：麻疹，風疹など定期接種のワクチンは接種済み。水痘ワクチン未接種。
●アレルギー：なし。
●家族歴：特記事項なし。
●同居家族：学校の友人や家族に同症状の人はいない。
●バイタルサイン：T 38.2℃，P 100回/分，BP 120/60 mmHg，R 14回/分

・意識清明だが倦怠感著明。
・腹・背中・上肢に多発する小紅斑，痛みはない。

Ⓐ：整理してみると，普通のかぜとは違うような気がします。周りに感染症の人もいないようですし。

Ⓚ：かぜ症候群では発疹は出ませんね。発疹を伴う発熱をみたときに，発疹が紫斑であるかどうかは，重要なポイントです。紫斑を伴う発熱には，敗血症や壊死性筋膜炎などの重篤な感染症や病態が隠れていることが多いんですよ。今回の発疹はどうですか？

Ⓐ：発疹の色は明るい赤だったので紅斑です。紫斑ではないと思いました。

Ⓚ：そうですね。押しても消えない発疹は紫斑です。ガラス板で圧してみる方法は知っていますか？

Ⓐ：はい。やってみます。

Ⓚ：一般的なかぜは，鼻汁や咽頭痛，くしゃみ，咳から始まって，徐々に発熱に至るのが通常の経過です。熱は長くても3日程度です。今回は高熱が6日も続いているし，鼻汁や咳がないことを考えると特別な病態だと思います。では，フィジカルアセスメントでもう少し病態を探っていきましょう。

●フィジカルアセスメントの実施

　Aさんは，Bさんのフィジカルアセスメントを実施した。

Ⓚ：ひととおり，終わりましたね。

Ⓐ：はい。Kさんに教えていただいたとおり，やってみました。

＜フィジカルアセスメントの結果＞

- ●全身状態：身長175cm，体重60kg，野球部所属で筋肉質。GCS 15。倦怠感が強く，ぐったりしている。
- ●頭頸部
    眼瞼の発赤・浮腫あり，項部硬直なし。
    扁桃腺の発赤が強い。白苔あり。
    軟口蓋に微小出血あり。
    副鼻腔圧痛なし，耳漏・鼓膜発赤なし。
- ●胸部：心音・リズム不整なし，心雑音（−），S3・S4（−）。肺音清明。
- ●リンパ節：後頸部・前頸部リンパ節が硬く，腫脹あり。
- ●腹部
    平坦・軟，圧痛なし，反跳痛なし。
    肝・脾肥大なし，左肋骨脊柱角叩打痛なし。
- ●四肢・脊柱：腰部・肩・膝に関節痛あり，脊柱圧痛なし。

●臨床推論

Ⓐ：咽頭炎の所見が著明ですね。白苔があってリンパ節が腫脹しています。

Ⓚ：高熱，咽頭炎，リンパ節腫脹を代表的な症状とする疾患には何がありますか？

表18-4 カナダルール

発疹性疾患
①熱が38℃以上 ②咳がない ③前頸部リンパ節腫脹を認める ④扁桃がはれているまたは扁桃に滲出物がある ⑤年齢が3～14歳である ⑥年齢が45歳以上の場合は－1とする
溶連菌感染症の確率と処置 　0点：2～3％（可能性低い）→ラボには出さず，抗菌薬も不要 　1点：4～6％（可能性低い）→ラボには出さず，抗菌薬も不要 　2点：10～12％→迅速検査にて治療の可否を決定 　3点：27～28％→迅速検査にて治療の可否を決定 　4～5点：38～63％→迅速検査にて治療の可否を決定

McIsaac WJ, Goel V, To T, Low DE : The validity of a sore throat score in family practice, *Canadian Medical Assoiciathon or its licensors*, 163（7）: 811-815, 2000. より引用

A：溶連菌感染症ですか？！　発疹が出ているから猩紅熱かもしれません。

K：そうですね。咽頭炎の原因は50～80％がウイルス性で，溶連菌によるものは5～30％といわれています[3]。溶連菌性の咽頭炎を見分けるのに，カナダルールというものがあります（表18-4）[4]。今回のケースは4項目にあてはまるから38～65％の確率で溶連菌感染症が疑われるということになります。確かめるのには，咽頭ぬぐい液による抗原迅速検査が簡便でよく使われます。

A：咳がないということが大事な所見だったんですね。これで決まりですね！

K：もう一つ鑑別すべき疾患があるのよ。それはEBウイルスによる伝染性単核球症です。別名キス病ともいわれて，思春期から青年期の人に多い病気です。

A：キスでうつるんですか？　私はかかったことがありませんが。

K：ふつうは乳幼児のうちにEBウイルスに不顕性感染しているから気づかないのよ。伝染性単核球症も，高熱，咽頭炎，リンパ節腫脹を主症状とする感染症です。EBウイルスによる感染では，アンピシリンやアモキシシリン（サワシリン®，オーグメンチン®）で発疹が出ます。

A：そういえば，手持ちの抗菌薬を飲んだと言っていました。

K：咽頭炎に処方された抗菌薬なら，アンピシリンだった可能性もありますね。

A：では，まず検査ですね。

K：そうですね。EBウイルスによる伝染性単核球症の場合は，対症療法しかありません。肝脾腫がある場合は，腹部への衝撃で脾臓破裂のおそれがあるから，安静が必要です。かわいそうだけど部活動の野球は禁止ですね。重症例ではステロイド療法やガンマグロブリン大量投与が必要になったり，予後不良の慢性活動性EBウイルス感染症に移行したりする可能性もあるから経過観察が大切です。溶連菌性の咽頭炎ならば抗菌薬療法を行うことになります。

A：きちんと病歴を聴いてフィジカルアセスメントをすることが安全な医療につながるんですね。勉強になりました！

【文　献】
1) 西山茂夫：皮膚病アトラス，第5版，文光堂，2004，p.1-40.
2) Bickley LS著，福井次矢・井部俊子日本語版監修：ベイツ診察法，メディカル・サイエンス・インターナショナル，2008, p.121-151.
3) Bisno AL：Acute pharyngitis, *New England Journal of Medicine*, 344(3)：205-211, 2001.
4) McIsaac WJ, Goel V, To T, Low DE：The validity of a sore throat score in family practice, *Canadian Medical Associathon or its licensors*, 163(7)：811-815, 2000.
5) 松村理司：全科必携 診察エッセンシャルズ－症状をみる，危険なサインをよむ，日経メディカル開発，2004.
6) 清水宏：あたらしい皮膚科学，第2版，中山書店，2011.
7) 石和田稔彦：総説 感染症Spot Diagnosis－皮疹・発疹を中心に，感染症学雑誌，81(2)：127-132, 2007.
8) 青木眞：レジデントのための感染症診療マニュアル，第2版，医学書院，2007, p.365-374.
9) 2001-2002年度合同研究班報告：感染性心内膜炎の予防と治療に関するガイドライン. *Circulation Journal*, 67(Suppl.Ⅵ)：1039-1082, 2003.
10) 厚生労働省：重篤副作用対応マニュアル，スティーブンス・ジョンソン症候群，2006.
http://www.mhlw.go.jp/topics/2006/11/dl/tp1122-1a01.pdf
11) 厚生労働省：重篤副作用対応マニュアル，中毒性表皮壊死症，2006.
http://www.mhlw.go.jp/topics/2006/11/dl/tp1122-1a05.pdf
12) 山本昇壮：アトピー性皮膚炎の患者数の実態及び発症・悪化に及ぼす環境因子の調査に関する研究，平成12～14年度総合研究報告書，厚生労働科学研究費補助金 免疫アレルギー疾患等予防・治療研究事業，2003.
13) Shenenberger DW：Cutaneous Malignant Melanoma：A Primary Care Perspective, *American Family Physician*, 85(2)：161-168, 2012.

19 めまい

めまいを訴える人へのアプローチ

　めまいは，外来を受診する患者のなかで比較的多い主訴の一つとされている。医療面接において，患者は多種多様な表現をするので，根気よくクローズドクエスチョンで問診を行い，正確にめまいを分類する必要がある。「何となくふわふわする感じ」「歩行などでふらつく」などの動揺・浮動性と，「目の前が暗くなり気が遠くなる」などの眼前暗黒性，「自分や周囲が回転する感じ」などの回転性に分けられる。これらの分類により，鑑別診断と重症度の判断はまったく異なる。

　まず，病歴から前失神なのか回転性なのかを鑑別する。症状が強く，救急車などで仰臥位の状態で搬送された場合は，心疾患や脳血管障害などの生命にかかわる疾患の除外が必要である。バイタルサインや神経学的所見から生命の危機がないかどうかを判断し，全身状態が保たれているようであれば，末梢性めまいを念頭に置きながらフィジカルアセスメントを進めていく。

1 めまいとは

　めまいは，周囲の空間に対して自分の身体の位置感覚や運動感覚に乱れが生じる，いわゆる平衡感覚の異常で，不安感や不快感を伴う。一般には，回転性などの錯覚要素のないときに生じるふらふら感のことである。身体の平衡をつかさどる内耳の前庭および半規管から発する平衡神経系のどこかに病変があるときに起こることが多い。

　めまいは，メニエール病など末梢神経系の異常によるもの（末梢性めまい）と，脳腫瘍など，より重篤な疾患による中枢神経系の異常によるもの（中枢性めまい）に分類される。

　めまいのみを主訴として来院する患者の統計では，末梢性めまいが約半数を占め，中枢性めまいの代表である脳卒中は1〜3％を占める程度である[1]。全身状態が安定しているか，神経学的所見に異常がないか判断した後，末梢性めまいを念頭に観察・検査を進めていく。

2 トリアージ

　突然起こり，起き上がれないほどのめまいを訴えた場合，まずはバイタルサインを確認

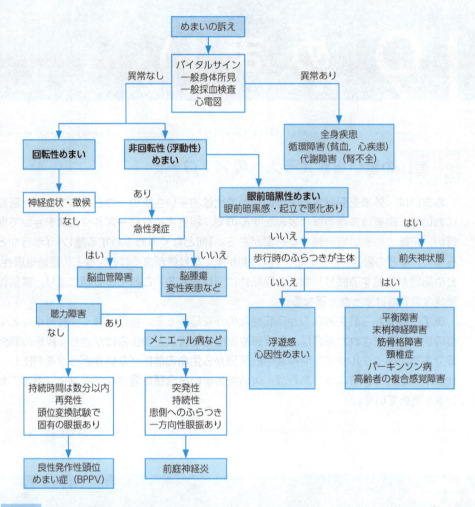

図19-1 めまいの診断フローチャート

する．心電図，神経学的所見を確認し，心疾患や脳血管障害を疑う場合は血管確保も行う．開眼不可能なほど強い自律神経症状を伴い日常生活に差し支えがあるようなめまいは末梢性に多く，中枢性では眼振が明瞭でも症状が軽いことがある．

図19-1にめまいの診断フローチャートを示す．

＜ドクターコール＞

患者の状態	疾患・病態
意識レベルの低下がある	脳疾患，心疾患，血液疾患，急性出血，薬物の可能性
不整脈を含め循環動態が不安定	心疾患の可能性
心電図上，心筋虚血が考えられる	心疾患の可能性
顕著な血圧低下があり，大量出血が疑われる	急性出血の可能性
神経学的所見がある	脳疾患の可能性

＜次の場合はすぐに受診＞
・めまい症状が持続する。
・起き上がることができない。
・しびれ，麻痺がある。
・意識レベルが悪いとき。
・高齢者で初発のめまい症状のとき。

めまいを起こす疾患

　めまいを起こす代表的な疾患を表19-1に示す。以下，これらについて簡単に述べる。

（1）良性発作性頭位めまい症（BPPV）

　benign paroxysmal positional vertigoといい，ある体位をとることでめまいが起こる。病態としては，耳石残渣が半規管内に移行すること（半規管結石症）と，クプラに耳石が付着すること（クプラ結石症）が考えられている。罹患する半規管の頻度は，後半規管型，水平半規管型，前半規管型の順に多い。特発性が多いといわれているが，頭部外傷，前庭神経炎，メニエール病などが原因となることがある。

（2）前庭神経炎

　前庭神経炎は，ウイルス感染が考えられており，発症の1〜2週間前に感冒様症状が先行することがある。急性発症であるが，突然ではなくやや緩徐で，持続性の回転性めまい，起立時のふらつき，悪心・嘔吐がみられる。

（3）メニエール病

　内リンパ水腫による。2〜3時間続く回転性めまい発作が一側性の蝸牛症状（耳鳴，難聴，耳閉感）を伴って生じる。脳幹梗塞でも同症状を呈することがあるため，神経学的所見をみてから難聴の程度を確認する。

（4）迷路振盪症

　外傷によって内耳に出血や血管障害を起こしたり，内耳のリンパ液が振動することで生じる。

表19-1　めまいを起こす代表的な疾患

末梢性めまい	・良性発作性頭位めまい症（BPPV） ・前庭神経炎 ・ラムゼイ・ハント症候群 ・メニエール病 ・迷路振盪症
中枢性めまい	・片頭痛 ・脳幹虚血 ・小脳梗塞・出血 ・キアリ奇形 ・多発性硬化症 ・反復発作性失調症2型（発作性運動失調症2型）
その他のめまい	・前失神状態 ・複合末梢神経障害

(5) 片頭痛
　頭痛や感覚過敏を伴い，自発性または頭位性めまいや，頭を動かすときの乗り物酔いのような不快感がある。

(6) 脳幹虚血/小脳梗塞/小脳出血
　脳幹には，身体の平衡をつかさどる中枢神経路と感覚経路が存在している。その脳幹が障害されると様々な神経症状が出現する。めまいはその一症状である。

(7) 前失神状態
　脳の循環不全によるものである。原因としては，脱水，不整脈，起立性低血圧，血管迷走神経反射や循環作動薬などの薬剤による副作用がある。

4　めまいのある患者の健康歴の聴取

　健康歴の聴取で重要となるのは，発症様式と経過の把握である。誘因や常用薬の情報も重要となるためしっかり聴取する。健康歴の聴取によって疾患を想定し，その疾患を確認するためにフィジカルアセスメントや検査を行う。OPQRSTなどのツールを利用して網羅的に健康歴を聴取する。

1) いまある症状のアセスメント（現症）
(1) Onset（発症）

> **質問例**
> 「めまいはいつ始まりましたか？」
> 「めまいは突然始まりましたか？」
> 「普段からめまいを繰り返していますか？」

　突然の発症か，何時何分に発症したのか，発症前は元気だったのかといった症状の始まり方や，もとからあるふらつきが持続しているのか，いつもの症状が急に増悪したのかといった発症時の様子などを確認する。

(2) Provocation（誘発）

> **質問例**
> 「どの動作でめまいが起こりましたか？」
> 「横になって休むと治まりますか，それとも変わりませんか？」

　頭位変換によって発症するのは良性発作性頭位めまい症（benign paroxysmal positional vertigo：BPPV），起立や急な起き上がり動作による発症は前失神状態が考えられる。

（3）Quality（性状）

> **質問例**
> 「回転しているような感じがありますか？」
> 「周りの景色が流れるような感じですか？　景色は右に流れますか？　左に流れますか？」
> 「地面に引きずりおろされるような感じですか？」
> 「雲の上を歩いているような感じですか？」
> 「気が遠くなるような感じですか？」
> 「目の前が急に暗くなりましたか？」

　回転性の有無を確認する。回転性のめまいでは「右回り，左回りのどちらの方向に回るか」など具体的に尋ねるが，患者が冷静に表現できない場合もあるため，回転性にこだわりすぎない。浮動感や眼前暗黒感（立ちくらみ）についても確認する。

（4）Radiation（放散痛）/Relief（改善）

> **質問例**
> 「どの動作でめまいが治まりますか？」

　何をすれば，めまいが治まるかを確認する。

（5）Severity（つらさ，程度）/Signs and Symptom（徴候と随伴症状）

> **質問例**
> 「最近，かぜをひきませんでしたか？」
> 「めまいが起こったときに耳鳴りはしませんでしたか？」
> 「耳の聴こえ方がいつもと違いませんか？」
> 「動悸や胸の痛み，息苦しさがありませんでしたか？」

　めまいに先行する症状や，発症時に随伴症状がなかったか確認する。
　神経学的所見があれば中枢性めまいを疑い，聴力障害（聴力低下，耳鳴，耳閉感，耳痛，耳漏など）があれば末梢性めまいを疑う。
　めまいに耳鳴や難聴を伴えばメニエール病が考えられる。眼前暗黒感などの視覚異常や，動悸，胸部不快，胸痛，呼吸困難があれば前失神状態を疑い，循環動態の変化や不整脈，心筋虚血の有無を確認する。なお，悪心・嘔吐，発汗といった自律神経症状はどのめまいでも生じることがあるため，予測は困難である。

（6）Timing（タイミング）

> **質問例**
> 「めまいは途切れずずっと続いていますか？」
> 「めまいは治まったり起こったりしていますか？」

　回転性めまいはたいていは数週間で軽快する。BPPVでは1回の持続時間は数秒から数十秒，一過性脳虚血発作は数分から数時間，メニエール病は数時間から数日とされている。

数日から数週間持続するめまいでは前庭神経炎や小脳・脳幹の脳梗塞が鑑別にあがり，発症後数か月持続するめまいでは心因性めまいが考えられる。

持続時間を尋ねる際は，寛解なく持続しているのか，間欠的なめまいが繰り返し起こっていて，そのトータルの時間を述べているのか明確にする。

2）めまいの生活への影響

平衡障害は，視覚系・前庭系・体性感覚系が障害を受けることで平衡感覚が破綻した状態で，姿勢の保持や日常生活動作に影響を与える。「雲の上を歩いているような」などの訴えで表現され，安定した歩行ができなくなる。前庭系の障害以外に，末梢神経障害や筋骨格疾患，頸椎症，パーキンソン病などでみられる。

また，高齢者に起こるめまいには，視力低下や末梢神経障害，前庭機能低下などが組み合わさった病態が考えられ，これも歩行時のふらつきを主訴とする複合感覚障害といえる。これらの病歴を把握し，姿勢の保持や歩行状態をよく観察し，生活への影響をアセスメントする。

3）既往歴

特異的所見のない場合は，背景となる因子の聴取が重要となる。既往歴については，以下の点を確認する。

（1）過去に罹患した疾患
・片頭痛。
・高血圧，糖尿病→脳血管障害のリスク要因。
・頭部外傷。
・中耳炎などの耳疾患→末梢性めまいの可能性。
・動脈硬化，心疾患（冠動脈疾患，不整脈，心不全）→脳血管障害・前失神状態の可能性。

（2）現在の内服薬
・アミノグリコシド系抗菌薬→両側性の聴覚・前庭機能障害のリスク。
・抗うつ薬，鎮静薬，抗てんかん薬，高用量アスピリン，非ステロイド性抗炎症薬（NSAIDs），降圧薬，硝酸薬，抗アレルギー薬，抗腫瘍薬→前庭症状の原因。

4）家族歴

以下の疾患について家族の既往歴を確認する。家族に心疾患の既往があれば，不整脈でのイベントも検討する。片頭痛についても家族歴が参考になる。精神疾患については家族でみられる傾向にあり，初診で患者の情報から類推できない場合は，家族歴が参考になることがある。
・心疾患，脳血管疾患，糖尿病，高血圧，脂質異常症などの生活習慣病，片頭痛など。

5）個人歴・社会歴

（1）喫煙，アルコール
タバコ，アルコールの摂取は生活習慣病のリスクを高め，血管系の疾患につながる。ア

ルコールの摂取で脱水を引き起こし，めまい症状につながることもあるので情報を得る。
(2) ライフステージにおける変化
　就職，転職，退職などのライフステージにおける変化は，ストレスとなって心因性のめまいを引き起こすことがある。職場だけでなく，家庭での人間関係によっても心理的に不安定になり，薬物依存となってめまいの症状が出現することがあるため，情報を得る。

6）Review of systems（ROS）
　現病歴を補完するため，明らかになっていない病態が隠れていないかを確認するため，全身状態の聴き取りを行う。
　以下，特にはずすことのできないポイントをあげる。
・中枢性めまい：麻痺の有無，感覚障害，眼球運動障害，四肢の運動失調の有無を検討する。
・末梢性めまい：頭位の変換で眼振めまいの有無を確認する。
・その他のめまい：座位・立位での血圧変動や不整脈の有無を確認する。

5 フィジカルアセスメント

1）手　　順
　めまいの訴えに対するフィジカルアセスメントは，まずバイタルサインを確認するが，緊急度の高い疾患の鑑別を念頭に行う。次いで，視診，神経学的所見，体平衡機能検査，眼振検査，自律神経機能検査へと進める。
　めまい以外の症状としては，神経学的所見の有無が重要である。脳血管障害の鑑別を行う場合，脳幹・小脳疾患を念頭に，複視の有無，構音障害の有無，脳神経所見（特に，第Ⅴ・Ⅶ・Ⅷ脳神経），運動失調の有無を速やかに確認する。

2）バイタルサイン
　徐脈や低血圧に注意する。モニタリングできれば不整脈の有無を確認する。

3）視　　診
　来院時の状況を観察する。救急車で搬送されるような状態なのか，自力で来院（walk in）できたのかを確認し，自力で来院した患者の場合は，診察室に入室時の歩行状態でふらつきなどがないかを観察する。

4）神経学的所見
　めまいにおいて中枢性疾患の鑑別が重要である。めまいは中枢性疾患の予兆として現れることがある。
（1）嗅神経（第Ⅰ脳神経）の診察
①患者に閉眼してもらう。

②一方の鼻孔を押さえてもらい，もう一方でにおいをかいでもらう．刺激の少ない石けんなどを用いるとよい．

(2) 視神経（第Ⅱ脳神経）の診察
①意識清明であれば，健康歴の聴取の段階で確認しておく．
②患者に片方の眼を同側の手で覆ってもらう．
③患者に開いている眼で検者の眼を見てもらう．
④検者は患者が覆ったほうの眼と向かい合ったほうの眼を閉じる．
⑤患者と検者との距離の中間点の右上端と左下端に，検者の指を置く．
⑥片方ずつ指を動かし，患者に動いたほうの指を指してもらう．
⑦同様に，右下端と左上端で行う．
⑧左右の眼で実施し，視野障害の有無を観察する．

> 正常からの逸脱

・ある方向で指や指の動きが見えない．視野欠損を疑い脳梗塞などの可能性を考える．

(3) 動眼神経（第Ⅲ脳神経）・滑車神経（第Ⅳ脳神経）・外転神経（第Ⅵ脳神経）の診察
方法についてはp.194を参照．
眼振による中枢性と末梢性の鑑別について，輻輳・調節反射の検査手順を以下に示す．
①患者に正面遠方を見てもらい，そのときの瞳孔の大きさを確認する．
②患者の前方50〜60cmのところに検者の示指を置き，指先を注視するように言う．
③患者が注視した状態でゆっくり15〜20cmまで近づける．
④両側で実施し，眼球運動の異常，眼振，複視の観察をする．

> 正常からの逸脱

・ある方向に指先を眼だけで追うことができなかったり，眼位がずれていたり，外眼筋の運動障害が起こる．

めまい（時に回転性）症状が出現したときは診療協力を得られないこともあるため，しっかり声をかけたり，ある程度症状が治まってから行う．

(4) 三叉神経（第Ⅴ脳神経）の診察
①三叉神経の3枝の各領域（額，頬，あご）の左右同部位を触れる．
②左右差がないか確認する．
　3領域のうちいずれか1領域の異常は末梢性障害と考える．3領域に関係なく異常がある場合は中枢性障害と考える．

(5) 顔面神経（第Ⅶ脳神経）の診察
方法についてはp.195を参照．
片側の麻痺は中枢性めまい，末梢性めまいとも考えられるため，他の症状と合わせてアセスメントする．

(6) 内耳神経（第Ⅷ脳神経）の診察
①健康歴聴取で確認する．
②はっきりしないときは，片側ずつ耳の後方で指をこすり合わせて音が聴こえるか確認する．

(7) 舌咽神経（第Ⅸ脳神経）・迷走神経（第Ⅹ脳神経）の診察
①口を大きく開けて「あーっ」と発声してもらう．

②軟口蓋を観察し，カーテン徴候（発声時に咽頭壁の収縮が健側にしか生じず，咽頭後壁が健側に引かれて動く）の有無を確認する。

（8）副神経（第Ⅺ脳神経）の診察
以下は，脳の障害では起こらない。
- **胸鎖乳突筋負荷試験**：患者に顔を側方に向けてもらい下顎に手を当てる。検者は手で顔を押し，それに抗うよう力を入れてもらい，反対の手で胸鎖乳突筋を触診する。胸鎖乳突筋が萎縮している場合には，抗力が低下する。
- **肩挙上試験**：両肩を挙上してもらう。検者が患者の両肩を押さえるように力を加えても十分抵抗できるか確認する。

（9）舌下神経（第Ⅻ脳神経）の診察
①患者に舌をまっすぐ出してもらう。
②舌の萎縮・偏位の有無を確認する。

（10）深部腱反射
下顎腱反射，上腕二頭筋反射，上腕三頭筋反射，橈骨反射，膝蓋腱反射，アキレス腱反射をみる。
このほかにもバビンスキー反射をみることで錐体路障害の有無を確認する。

（11）錐体路障害（中枢性麻痺の有無）
- **バレー試験**：中枢性の原因による片側性の筋力低下の有無を確認する。

①患者に両手を前に伸ばして指をつけ手掌を上に向けてもらう。
②両眼を閉じてもらい観察する。
③上肢の下降，前腕回内，肘関節の屈曲がないか確認する。

（12）小脳機能評価
小脳梗塞の鑑別に重要になるため，しっかり声をかけ，診療に協力してもらう。方法についてはp.196を参照。

5）体平衡機能検査
以下は起き上がって行う検査であり，症状の出現に注意しながら行う。

（1）ロンベルグ試験
①つま先をそろえて立ってもらい，安定しているか確認する。
②そのまま眼を閉じてもらい観察する。万が一ぐらついても近くで支える旨を伝えておく。

正常からの逸脱
開眼時は視覚による補正で安定して立っていられるが，脊髄後索障害で閉眼にて視覚をさえぎると大きく揺れて倒れてしまう。開眼時・閉眼時ともに安定し変化がない場合はロンベルグ陰性。開眼時は安定し変化がなく，閉眼時に大きく揺れ転倒する場合はロンベルグ陽性となる。
・開眼時に不安定な場合は，中枢性病変を疑う。
・ロンベルグ陽性の場合は深部知覚の障害または両側前庭障害を疑う。

（2）マン試験
①足を前後一直線につけて立ってもらい，安定しているか確認する。

②そのまま眼を閉じてもらい観察する。万が一ぐらついても近くで支える旨を伝えておく。

ロンベルグ試験より鋭敏に検出できる。正常からの逸脱についてはロンベルグ試験と同様である。

(3) 足踏み検査

①患者に平坦な床の上で両手を水平に上げ，閉眼してもらい，その場で50〜100歩，足踏みをしてもらう。

②足踏みをした後の身体の動揺の程度や身体の偏倚の角度を調べる。

100歩足踏み後の身体回転角度が0〜44度：正常，45度〜90度：移行帯，90度以上：正常からの逸脱。

・一方向への偏倚は同側の末梢前庭障害を疑う。
・不安定な場合は両側前庭障害，中枢障害深部知覚障害を疑う。

6) 眼振検査

(1) 注視眼振検査

①患者の正面から50cm離れた位置で，検者が示した指先などの指標を左右上下30度の方向で静止させ，これを30秒間注視した際の眼振の有無を調べる。

②顔を動かさないで眼で追うように伝える。30度以上外側へ角度をつけると，生理的眼振を検出することがあるので注意する。

正常からの逸脱

・注視方向性眼振，純回旋性眼振，垂直性眼振がみられる場合は，中枢性疾患が疑われる。末梢性めまいの場合，注視時の眼振はない（フレンツェル眼鏡を用いて非注視状態での検査を行う）。

(2) 頭位変換眼振検査

①患者にフレンツェル眼鏡をかけてもらう。フレンツェル眼鏡をかけると焦点が合わなくなるが，できるだけ大きく眼を開いておくよう患者に伝える。

②診察ベッドで頭をベッドの端から出し，検者が患者の頭を保持する。

③仰臥位，左右下頭位，懸垂頭位，懸垂左右下頭位へ3〜5秒かけてゆっくり動かした後，各頭位で10秒ぐらい眼振所見を観察する。

7) 自律神経機能検査

(1) 起立検査

①患者を10分間安静臥床させ，脈拍数，血圧を測定する。
②その後，起立させて1・5・10分後の脈拍数，血圧を測定する。

＜陽性基準＞

・脈圧狭小16mmHg以上。
・収縮期血圧低下21mmHg以上。
・脈拍数増加21回/分以上。
・検査中に気分不快が生じて検査を中断した場合。

臨床推論トレーニング

めまいを訴えるケースをもとに，健康歴の聴取，フィジカルアセスメントの実践例を紹介する。

大学院の高度実践看護コースを修了したKさんは，外来看護師長から今年3年目の看護師Jさんに対して，フィジカルアセスメントの能力向上のために指導してほしいと依頼された。Kさんは，Jさんと一緒に学習できる機会をもちたいと思い承諾した。

ある日，救急搬送の依頼があり，KさんはJさんに一緒に初期対応するよう伝えた。

●患者の状態

Yさん，47歳，女性。本日の朝，ベッドから起き上がったところめまいが起き，救急車を要請し救急外来に搬送となった。

外来の診察台に移ると「また，回っている」と訴えるが，1分程度で治まった。Jさんはすぐにバイタルサインを測定した。結果，体温35.6℃，血圧126/64mmHg，脈拍88回/分，呼吸16回/分，SpO_2 99％であった。

Jさんはバイタルサインから急を要する状況ではないことを確認し，患者に現在の症状をじっくり聞く時間があると判断し症状を尋ねた。

Yさんは，朝，いつもどおりに起床しようとしたところにめまいが起こり，起き上がろうとしても起き上がれないため救急車を呼んだとのことだった。

以上，JさんはYさんの情報収集を行い，Kさんに相談した。

K：バイタルサインを確認してから，これからどうするのかを決めたのはよかったです。ここまで情報収集してみて，すぐに医師に連絡する必要があると思いますか？

J：バイタルサインで特に気になる値はなく，症状も悪心が続いている程度です。もう少し情報収集し，フィジカルアセスメントを行ってから医師に連絡してもよいと思います。いいでしょうか。

K：それでよいと思います。どのような情報が足りないのか，「OPQRST」で整理してみたらどうでしょう？

J：はい。系統的に情報が収集されていないと思うので「OPQRST」で整理してみます。

JさんはKさんからアドバイスを受け，情報を整理した。皆さんもどの情報がたりないのか，一緒に考えてみてください。

●OPQRSTによる情報整理

JさんがOPQRSTで整理した内容は，以下のとおりである。下線の部分が，最初の情報収集で得られなかった内容である。

O（発症）：本日の朝突然。
P（誘発）：朝起き上がって，<u>さあ，立ち上がろうと思ったときに起きた。2回目は，</u>

> 起き上がれないと思って少し休んで治まったと思って再度起き上がって，大丈夫かなと思った瞬間にまた回り始めた。
> Q（性状）：ぐるぐると景色が回るようなめまい。
> R（放散痛，改善）：少し休んで治まった。外来の診察台で「また，回っている」と訴えるが，1分程度で治まった。
> S（つらさ，程度，徴候と随伴症状）：嘔吐があり，悪心が続いている。耳鳴りはなく聴こえ方はいつもと変わらない。最初は景色の流れが速く感じたが今は少し慣れたような気がする。
> T（タイミング）：数秒から1分程度で治まっている。

J：こうして見てみると，多くの情報が抜けていたことがわかります。

K：OPQRSTなどの系統的に情報収集するツールが必要ということがわかるでしょう。

J：はい。

K：あと，Jさんが書いてくれた内容をそのまま記録にすると長くなるので，semantic qualifier（SQ）を使って記録してみましょう。もちろん，患者さんに症状を尋ねるときは，患者さん自身の言葉で語ってもらうのだけど，記録は簡潔にわかりやすいことが大切です。

J：はい。

K：既往歴も取り入れてアセスメントした内容も記載してみてください。

●semantic qualifier（SQ）を用いた記録

Jさんは，以下のように情報を記録した。

> ●**現在の症状**：Yさん，47歳，女性。本日の朝突然，頭位変換により回転性めまいが出現。持続時間は1分程度で嘔吐を伴う。現在，症状は改善しているが悪心は持続している。耳鳴，難聴の自覚なし。
> ●**その他の症状**：頭痛，胸痛，呼吸困難なし。
> ●**既往歴**
> ①37歳のとき，子宮筋腫のため手術。
> ②2年前に脂質異常症と診断。食事療法中。
> ●**内服薬**：なし。
> ●**アレルギー**：なし。
> ●**入院歴**：子宮筋腫の手術時のみ。
> ●**家族歴**：父は心筋梗塞で65歳のとき死亡，母は脳出血で56歳のとき死亡。2人姉がいるが健在。
> ●**バイタルサイン**：T 35.6℃，BP 126/64mmHg，P 88回/分，R 16回/分，SpO_2 99%。

K：きちんと記録できましたね。こうすると簡潔でわかりやすいでしょう？

J：はい。必要な情報がまとまっている感じがします。

K：では，次にフィジカルアセスメントを実施してください。

J：はい，頑張ります。

● フィジカルアセスメントの実施

　JさんはYさんのベッドサイドでフィジカルアセスメントを実施した。

K：ひととおり，終わりましたね。

J：何とか，Kさんに教えてもらったとおりやってみました。

＜フィジカルアセスメントの結果＞

- ●**全身状態**：体格は普通の40歳代，女性。顔色はやや蒼白い。
- ●**胸部**
  心臓：心拍・リズム整，心雑音（－），S3・S4（－）。
  肺：air入り，R＝L。
- ●**リンパ節**：腫長なし。
- ●**腹部**
  視診：平坦・隆起なし，左右対称，皮膚変色なし。
  聴診：亢進・減弱なし，血管雑音聴診されず。
  打診：鼓音なし。
  触診：硬直なし，反兆痛なし。

＜神経学的所見＞
- ・嗅覚異常なし，視覚・視野異常なし，眼位・眼球運動異常なし，輻輳反応異常なし。
- ・顔面知覚・運動異常なし，聴覚異常なし，耳鳴なし。
- ・カーテン徴候なし，舌偏位なし。
- ・バレー徴候陰性，指鼻指試験異常なし。
- ・手回内・回外試験異常なし，踵膝試験・膝叩き試験異常なし。

＜注視眼振，頭位変換眼振検査＞
- ・注視眼振（－），頭位変換眼振検査は左下頭位で眼振（＋）。

● 臨床推論

J：質問があるのですが，今回のめまいは比較的落ち着いていて，フィジカルアセスメントを行ったのですが，どの時点で医師に報告すべきなのか迷いました。実際，注視眼振はみることはできても，頭位変換眼振は難しく，慣れていないので時間がかかります。

K：めまいの症状で来院する患者さんで，一番除外しなければならない疾患は何だと思いますか。

J：脳血管疾患や心疾患です。

K：そうですね。アセスメントをするために網羅的にすべての情報を得ることも必要だけれど，同時に緊急なのか重症なのかを判断しながら進めなければいけません。

J：はい。

K：頭位変換眼振については，フレンツェル眼鏡を置いていない救急外来もあるため，総合病院で耳鼻咽喉科に依頼できる場合は，症状がなくなる前に早急に依頼してもよいでしょう。今回は救急車で搬送された患者で，ベッド上でできるフィジカルアセスメ

トのみを行いましたが，このほかに必要なことはないですか．

J：体平衡機能検査と自律神経機能検査ですね．

K：外来では入院の必要性を判断しなければならないので，症状が落ち着いていて立つことができる患者さんであれば引き続いて検査を行うといいでしょう．もし患者さんが立てそうにない場合は，入院を考えます．Yさんの場合，現時点ではどのような疾患が考えられますか．

J：頭位を変えることで回転性めまいを起こし，そのめまいは1分程度の持続で，バイタルサインは落ち着いており，意識レベルの低下はなく，不整脈も認めず，神経学的所見がないことから，良性発作性頭位めまい症を考えます．

K：私もそう考えます．ただ，先ほどJさんが言ったように，体平衡機能検査や自律神経機能検査を行ってみて，医師にフィジカルアセスメントの結果を伝えましょう．

【文　献】
1）坂倉健：脳卒中とめまい，日本医師会雑誌134（8）：1485-1490，2005．
2）箕輪良行編：もう怖くないめまいの診かた，帰し方—致死的疾患の見逃しを防ぎ，一歩進んだ診断と治療を行うために＜救急・ERノート1＞，羊土社，2011．
3）林竜一郎・大生定義：めまい，診断力を強化する！症候からの内科診療，増刊レジデントノート，13（2）：95-105，2011．
4）川城麻里・川島篤志：めまい，キーワードから展開する 攻める診断学，増刊レジデントノート，14（1）：107-114，2012．
5）二木　隆：めまいの診かた・考えかた，医学書院，2011．
6）田村乾一：めまい，救急医学，36（3）：270-273，2012．
7）國弘幸伸：めまい，ふらつき，診断と治療，98：119-126，2010．
8）古谷伸之編：診察と手技がみえる1，第2版，メディックメディア，2007．
9）前野哲博・松村真司編：帰してはいけない外来患者，医学書院，2012，p.50-51．

20 リンパ節腫脹

リンパ節腫脹を呈する人へのアプローチ

リンパ節腫脹は，炎症性細胞や腫瘍細胞のリンパ節浸潤，リンパ球の増殖，出血・膿瘍形成により生じる。一般に，感染症や外傷などによる反応性の腫脹で予後良好なものが多いが，高齢者では時に悪性腫瘍（悪性リンパ腫）によるリンパ節腫脹がみられる。悪性腫瘍や重篤な全身感染症（HIV感染症，梅毒，結核）の場合は，診断や適切な治療が開始された時期，個々の患者の条件などによって予後が異なる。

最初のアプローチは，リンパ節腫脹が局所性か全身性かの判別である。局所性の場合は，異常所見のみられるリンパ節の部位から病巣を推定する。全身性の場合，悪性腫瘍や結核などを想定し，発熱，体重減少，盗汗などの全身症状を詳しく医療面接し，フィジカルアセスメントにつなげていく。

1 リンパ節腫脹とは

リンパ節腫脹（リンパ節症）とは，1個以上のリンパ節の異常な腫脹をさす。異常な腫脹とは一般に，成人では＞1.0cm，小児や青年では＞1.5cmである[1]。全身性リンパ節腫脹とは，複数の身体領域に及ぶリンパ節腫脹をいい，局所性リンパ節腫脹とは，1つの部位に限局するリンパ節腫脹をいう。

2 トリアージ

リンパ節腫脹をきたす緊急性の高い疾患は，喉頭蓋炎，深頸部・縦隔感染症，頸部・縦隔悪性腫瘍（悪性リンパ腫）である。

＜ドクターコール＞

リンパ節腫脹に加え，バイタルサインの異常，全身性炎症反応症候群（SIRS）の基準を満たす場合はドクターコールする。

頸部リンパ節腫脹に加え，呼吸困難，強い嚥下痛，流涎を伴う場合は気道閉塞のおそれがあるので要注意である。

＜次の場合はすぐに受診＞
高齢者や悪性腫瘍のリスク・既往のある患者で、石のように硬い無痛性の局所リンパ節腫脹がある場合は、悪性腫瘍の可能性があるため、すぐに受診を勧める。

3 リンパ節腫脹を起こす疾患

リンパ節腫脹をきたす疾患は様々あるが、主なものを表20-1に示す。

4 リンパ節腫脹のある患者の健康歴の聴取

OLDCARTSでリンパ節腫脹をアセスメントする。

1）いまある症状のアセスメント（現症）
（1）Onset（症状の始まり）

> **質問例**
> 「腫れ（しこり）に最初に気づいたのはいつですか？」

腫脹のできた時期（気づいた時期）を確認する。

表20-1 リンパ節腫脹をきたす疾患

	疾患	症状・身体所見・特異的エピソード
局所性	喉頭蓋炎，深頸部感染症	・嗄声，咽頭痛，嚥下痛，流涎，呼吸困難，高熱 ・頸部の喘鳴（吸気性喘鳴）
	川崎病	・小児，5日以上続く熱，頸部リンパ節腫脹 ・結膜炎，咽頭粘膜発赤，イチゴ舌，浮腫，四肢の紅斑，BCG痕部の発赤
	壊死性筋膜炎	・免疫不全者，肘窩・鼠径・大腿部のリンパ節腫張 ・局所症状からは考えにくい激痛，進行すると皮膚変色・水疱形成
全身・局所性	悪性腫瘍 ・急性・慢性リンパ性白血病 ・悪性リンパ腫 ・転移性悪性腫瘍など	・高齢者，悪性腫瘍の既往，リスクのある患者 ・発熱，倦怠感，体重減少，息切れ，鼻出血など ・病変部位の局所症状，倦怠感，食欲不振，体重減少，発熱など
	感染症（ウイルス，細菌，真菌，原虫，寄生虫による）	・外傷歴，活動的な性交歴，動物接触歴，海外渡航歴 ・発熱，発赤・疼痛・腫脹・圧痛・排膿などの局所の炎症反応
全身性	アレルギー，自己免疫疾患（膠原病，サルコイドーシスなど）	・肝・脾腫大，皮膚症状，関節症状など
	薬剤性	・薬剤の副作用によるリンパ節腫脹 ・アロプリノール，抗菌薬，降圧薬，抗てんかん薬，抗甲状腺薬，非ステロイド性抗炎症薬（NSAIDs）

（2）Location（部位）

> 質問例
> 「腫れ（しこり）はどこにありますか？　その場所をさしてください」

腫脹したリンパ節の部位を確認する。

（3）Duration（持続時間）

> 質問例
> 「どのくらい続いていますか？」
> 「1か月以上続いていますか？」
> 「大きくなり続けていますか？」

リンパ節腫脹の持続期間を確認する。数週間または数か月にわたって持続・拡大するリンパ節腫脹は，悪性腫瘍または全身感染症に多い。

（4）Characteristic（特徴）

> 質問例
> 「どんな感じですか？」
> 「赤くなっていますか？（押すと）痛みますか？」
> 「硬いですか？」
> 「分泌物が出ていますか？」

リンパ節腫脹の特徴を確認する。

（5）Alleviating/Aggravating（寛解・増悪因子）

> 質問例
> 「抗菌薬を使いましたか？　その抗菌薬の名前はわかりますか？」
> 「抗菌薬を使うとリンパ節の腫れは改善しますか？　悪化しますか？」
> 「痛み止めや解熱薬を使いましたか？　その薬の名前はわかりますか？」
> 「痛み止めや解熱薬を使うとリンパ節の腫れは改善しますか？　悪化しますか？」

リンパ節腫脹が軽快する因子（寛解因子），症状が悪化する因子を確認する。
　抗菌薬の使用で悪化した場合，ペニシリン系，セファロスポリン系，ST合剤，イソニアジドかどうか確認する。解熱鎮痛薬の場合，非ステロイド性抗炎症薬（NSAIDs）かどうかを確認する。

（6）Radiation（放散）

> 質問例
> 「腫れ（しこり）は，大きくなり続けていますか？」
> 「腫れ（しこり）は，複数か所に増えていますか？」

リンパ節腫脹の広がり具合を確認する。

(7) Timing（タイミング）

> **質問例**
> 「何をするとリンパ節が腫れますか？」

通常，「Timing」は，何をすると症状が起きるかを問う質問である。急性のリンパ節腫脹では適切でないことがある。場合によって省略する。

(8) Severity（程度）

> **質問例**
> 「リンパ節の腫れによって苦痛を感じている症状はありますか？」

通常，「Severity」は患者にとっての苦痛の度合いを問う質問である。痛みや機能障害が生じている場合は別として，リンパ節が腫脹していること自体はそれほどの患者の苦痛とならない場合が多い。場合によって省略する。

上記に加え，随伴症状を確認する。随伴症状の聴取は特に重要である。
＜随伴症状＞
表20-1参照。

2）リンパ節腫脹の生活への影響

リンパ節の腫れがあっても，痛みなどがない場合は，患者の日常生活にそれほど影響を与えていないことが多い。痛みや機能障害などの随伴症状について尋ね，日常生活にどの程度影響を与えているのか，1日の生活の流れを確認しながらていねいにアセスメントする。

3）既往歴

既往歴については，以下のような点を意識して確認する。

(1) 過去に罹患した疾患
- 悪性疾患の既往→転移性悪性腫瘍の可能性。
- 結核の既往，結核患者との接触歴→結核の可能性。
- 治療選択や予後に影響を及ぼす疾患：糖尿病，心血管疾患，肝疾患，慢性閉塞性肺疾患（chronic obstructive pulmonary disease：COPD），腎疾患，悪性腫瘍など。

(2) 過去の手術歴や外傷
- 放射線の治療歴→がんの可能性。
- 術後1か月→手術部位感染の可能性。
- 外傷→蜂窩織炎・膿瘍・菌血症の原因。

(3) 月経周期
最終月経と月経周期，妊娠の可能性について確認する。

(4) 薬剤歴
●服用歴：リンパ節腫脹を起こす薬剤は表20-2参照。

表20-2 リンパ節腫脹を起こす薬剤

降圧薬	アテノロール，カプトプリル，ヒドララジン
抗菌薬	ペニシリン系，セファロスポリン系，サルファ剤
その他	アロプリノール スリンダク 金製剤 フェニトイン カルバマゼピン ピリメタミン キニジン プリミドン

・注射歴（薬物中毒が疑われる）→注射針の使い回しによるヒト免疫不全ウイルス（human immunodeficiency virus：HIV），B型肝炎ウイルス（hepatitis B virus：HBV），梅毒などの血液媒介性感染症の可能性。

4）家族歴
家族構成を聴取する。家族のがんの既往を確認する。

5）個人歴・社会歴
個人歴・社会歴については，以下の項目について確認する。
（1）喫煙・アルコール
喫煙および飲酒は，がん（頭頸部，肺，消化管）のリスク要因である。
（2）渡航歴
渡航歴があれば，感染性の原因を確認する。
（3）性交歴
避妊具を用いない性交渉がある場合は，性感染症を疑う。
（4）動物接触歴
ペットの飼育など，濃厚な動物との接触歴，またはダニや猫などの動物にかまれた経験がある場合は，人畜共通感染症（トキソプラズマ症や猫ひっかき病など）を疑う。

6）Review of systems (ROS)
現病歴を補完するために，全身状態の聴き取りを行う。
- **意識状態**：清明か，不安・焦燥・興奮はないか。
- **頭部**：頭痛・頭皮の痛みの有無。
- **眼**：眼瞼結膜の色，瘙痒・眼脂の有無。
- **耳**：耳痛・耳漏・聞こえの悪さ・耳閉感の有無。
- **咽頭**：咽頭痛・くぐもった声・嗄声・嚥下痛・嚥下障害の有無。
- **口腔**：咽頭痛・嚥下困難・嚥下痛・歯痛・歯肉痛・出血の有無。
- **胸部**：胸痛・動悸・息切れ・呼吸困難感・咳・痰・背部痛の有無。

- ●**腹部**：腹痛・腰痛・食欲不振・悪心・嘔吐・下痢・排便時痛・排尿痛・頻尿・性交痛・異常帯下の有無。
- ●**皮膚**：発赤・腫脹・疼痛・熱感・排膿・発疹・出血斑の有無。
- ●**四肢**：脱力・筋痛・関節痛の有無。

5 フィジカルアセスメント

体表から比較的容易に触知できるリンパ節は，頸部，鎖骨上窩，腋窩，肘窩，鼠径である。まず，どのリンパ節が腫脹しているかを観察し，全身性か局所性かを判断する。リンパ節腫脹が全身性か局所性かで大きく病態が絞られる（表20-1参照）。

腫脹しているリンパ節の部位から，リンパ液の還流部位に病巣（炎症性疾患，悪性疾患）があることが推察できる（表20-3）。

局所感染症では，リンパ節は急速に増大し，発赤や痛みを伴うことが多く，悪性リンパ腫では，大きく弾力のある硬さを呈す。悪性腫瘍のリンパ節転移では，石のように硬く，癒着し可動性が乏しいのが特徴である。

1）手　順

頸部，鎖骨上窩，腋窩，肘窩，鼠径の4つの場所について，①大きさ，②発赤　③圧痛，④硬さ，⑤可動性を観察する。小さく可動性のある境界明瞭な無痛性リンパ節は，正常でも触れることがある。

表20-3 リンパ節の還流部位と主な疾患

リンパ節の部位	還流部位	主にみられる疾患
耳介前リンパ節	前頭部・顔面上部，眼瞼，結膜	外耳炎，耳介湿疹，流行性角結膜炎，顔のアトピー性皮膚炎など
耳介後リンパ節	側頭部	側頭部の湿疹，化膿創，外耳炎
後頭リンパ節	頭頂部・後頭部表層	後頭部の湿疹，化膿創
扁桃リンパ節	扁桃，鼻腔，副鼻腔，鼓室，耳管	咽頭炎，扁桃腺炎，副鼻腔炎，咽頭膿瘍，麻疹など
顎下リンパ節	顔面，口腔，鼻腔，副鼻腔，舌，あご，歯，口唇	頭頸部感染症，歯性感染症，舌がん，口腔がん，歯肉がん
オトガイ下リンパ節	下口唇，前歯	下口唇の炎症，下顎前歯の感染症，伝染性単核球症，トキソプラズマ症
後頸リンパ節	頭皮，頸部，上皮皮膚，頬筋，胸郭	結核，リンパ腫，頭頸部悪性腫瘍
鎖骨上リンパ節（右）	縦隔，肺，食道	胸部悪性腫瘍，悪性リンパ腫
鎖骨上リンパ節（左）	胸郭，腹部	胸部・消化管悪性腫瘍，悪性リンパ腫
腋窩リンパ節	上肢，胸部	乳がん，悪性リンパ腫，メラノーマ
肘窩リンパ節	前腕	悪性リンパ腫，リンパ性白血病など
鼠径・大腿リンパ節	陰部，下肢	悪性リンパ腫，陰部扁平上皮がん，肛門がん

2）頸部・鎖骨上リンパ節の診察（図20-1）

①耳介前リンパ節（図20-2），②耳介後リンパ節，③後頭リンパ節，④扁桃リンパ節，⑤顎下リンパ節，⑥オトガイ下リンパ節，⑦浅頸リンパ節（図20-3），⑧後頸リンパ節，⑨鎖骨上リンパ節（図20-4）の順に触診する。

深頸リンパ節は胸鎖乳突筋の深いところにあり，表面からの触診は難しい。

3）腋窩・肘窩リンパ節の診察（図20-5）

上肢からのリンパ液は，ほとんどが腋窩リンパ節へ還流する。前腕，手の尺側，第3～5指尺側のリンパ液は，いったん内側上顆リンパ節（図20-6）に還流する。

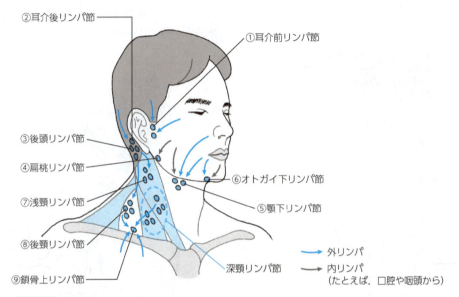

図20-1 頸部・鎖骨上リンパ節の部位

①～⑨の番号は触診する順番

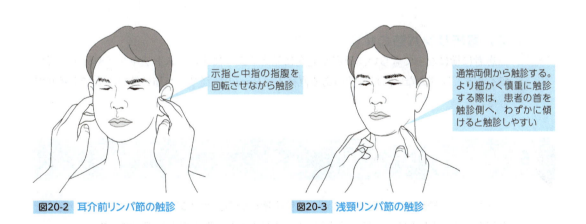

図20-2 耳介前リンパ節の触診

図20-3 浅頸リンパ節の触診

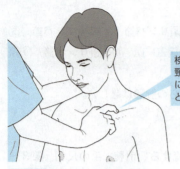

図20-4 鎖骨上リンパ節の触診

検者の手を患者の後頸部に置き、わずかに前方へ屈曲させると触診しやすい

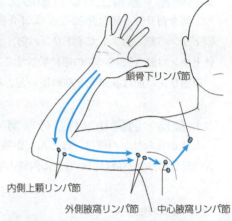

図20-5 上肢のリンパ節

患者の肘を約90度に屈曲させる。検者の左手で患者の前腕を保持し、右手で患者の腕の内側上腕二頭筋と上腕三頭筋の間の溝を内側上顆の上3cmで触知する

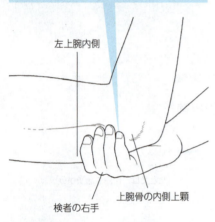

図20-6 内側上顆リンパ節の触診

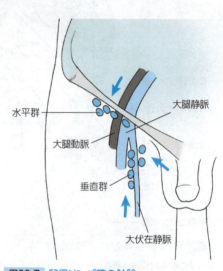

図20-7 鼠径リンパ節の触診

4）鼠径リンパ節の診察（図20-7）

患者に横になってもらい、両脚が完全に見えるようにする。ストッキングや靴下は脱いでもらう。圧痛のない、可動性のある直径1～2cmの鼠径リンパ節は健康な人でも触知できる。

6 臨床推論トレーニング

リンパ節の腫脹を生じたケースから、健康歴の聴取、フィジカルアセスメントの実践例を紹介する。Aさんは3年目の看護師、KさんはAさんの指導担当看護師である。

●患者の状態
　Bさん，83歳，男性。誤嚥性肺炎で入院中，アルツハイマー型認知症。

Ⓐ：最近，Bさんが食事をあまり食べてくれません。ご飯はいつもおいしそうに食べてくれていたのに。また，誤嚥性肺炎を起こしたのでしょうか。

Ⓚ：意識状態とバイタルサインはどうですか？

Ⓐ：少し元気はないですが，意識状態もバイタルサインも問題ありません。言葉でのコミュニケーションが難しいので，どこがつらいのか，はっきりしないのですが。そういえば，ここ2，3日は体温が37℃前半になることがあって，珍しいと思いました。

Ⓚ：高齢者では，病気があっても健康な成人と同じように高熱が出ないことが多いので注意が必要です。変だと思ったらよく患者さんをみること。一緒にBさんのところへ行ってみましょうか。

Ⓐ：はい。ありがとうございます。Bさんの入院時の医療面接での情報はこれです。

<入院時の医療面接の情報>

　　Bさん，83歳，男性。
●主訴：発熱，低酸素症。
●診断名：誤嚥性肺炎。現在，肺炎改善，抗菌薬療法は終了。回復後，施設に戻る予定。
●既往歴：アルツハイマー型認知症，労作性狭心症，心房細動，胃がん術後。
●薬剤歴
　アリセプト®錠5mg，1錠，分1
　ワーファリン®錠2.5mg，1錠，分1
　リスモダン®100mg，3錠，分3
　センノサイド®錠12mg，1錠，分1
　インフルエンザワクチン毎年接種，ニューモバックス®，2011年接種
●アレルギー：なし。
●喫煙歴：禁煙中，1 pack/日×46年。
●飲酒歴：機会飲酒。
●食事：全介助。
●排泄：おむつ使用。
●ADL：車椅子使用，全介助。
●住居：特別養護高齢者施設に入所中。
●家族歴：母親は糖尿病で死去（詳細不明）。

●既存の情報からのリスクアセスメント

Ⓚ：今日の体温は37.4℃ですか。たしかにBさんの平熱を考えるとちょっと高いですね。医療面接での情報収集が難しければ，よりていねいにフィジカルイグザミネーションをする必要がありますね。「高齢者，微熱，誤嚥性肺炎の既往，心房細動」のキーワードか

らどんな病態が想定されますか？

A：熱があるので，やっぱり感染症じゃないですか？ 誤嚥性肺炎をぶり返したと思います。

K：そうですね。それが一番疑わしいと思いますが，それだけですか？

A：考えてみれば，ほかにもいろいろありました。尿路感染や，抗菌薬療法を受けていたのでクロストリジウム感染症も考えられます。

K：そうですね。感染症ならば結核や感染性心内膜炎もあります。Bさんのように胃切除を受けている人は結核の発症リスクが高いといわれています。感染巣がはっきりしない感染症の一つに感染性心内膜炎がありますが，心房細動のある人はリスクが高いです。発熱の原因は，感染症のほかに何が考えられますか？

A：そうですね。がん，膠原病，薬剤熱ですか？

K：Bさんの場合，抗菌薬の薬剤熱が考えられますが，薬剤熱の特徴は患者さんが比較的元気なこと，そして原因薬剤を中止すると72時間以内に解熱することといわれています。Bさんは元気がないようだし，抗菌薬を止めて5日目以降に始まった微熱なので，これはあまり考えにくいですね。あとは？

A：がんですか？

K：高齢者の場合は，がんも考えるべきですね。Bさんには確か胃がんの既往がありましたね。リンパ節の腫脹はありませんでしたか？

A：全然考えていませんでした。確か胃がんの転移では，左の鎖骨上窩のリンパ節が腫れるんでしたね。

K：そう，ウィルヒョウ転移は有名です。でも，リンパ節腫脹だけで決めつけるのは早いですよ。発熱のフィジカルアセスメントは"頭の先からつま先まで"でしょう？ あわてないでね。

A：はい，そうでした。

K：ほかにどのような情報がたりないのか，「OLDCARTS」で整理してみたらどうですか。

A：はい。わかりました。

　AさんはKさんからアドバイスを受け，情報を整理した。皆さんもどの情報がたりないのか，一緒に考えてみてください。

●OLDCARTSによる情報整理

AさんがOLDCARTSで整理した内容は，以下のとおりである。

O（症状の始まり）：2，3日前から。
L（部位）：なし。
D（持続時間）：2，3日間。
C（特徴）：微熱。
A（寛解・増悪因子）：不明（情報不足）。
R（放散）：なし。
T（タイミング）：抗菌薬を止めて5日目以降に始まった微熱。

S（程度）：軽度の活動性低下。
　　＜随伴症状＞
　　食欲不振。
🅐：OLDCARTSで情報を整理しましたが，観察不足でまだ何が起こっているか推論できません。
🅚：では，今までに得られた情報を頭に入れながらフィジカルエグザミネーションを行って，もっと患者さんをみてみましょう。

●フィジカルアセスメントの実施
　Aさんは，Bさんのベッドサイドでフィジカルアセスメントを実施した。
🅚：ひととおり，終わりましたね。
🅐：はい。Kさんに教えていただいたとおりにやってみました。

＜フィジカルアセスメントの結果＞
●眼・耳・鼻：異常所見なし。
●口腔
　開口3横指。
　残存歯：右下第1大臼歯，動揺あり。歯肉発赤・腫脹あり。
　義歯：不適合にて使用せず。
　舌：滑，亀裂あり。
●顔面：頬部腫脹・発赤なし。
●リンパ節
　顎下リンパ節2か所に腫脹あり，径1.3～1.5cm，熱感あり。
　鎖骨上窩・腋窩・鼠径リンパ節に腫脹なし。
●胸部
　呼吸音：清明，減弱認めず。打診にて濁音なし。
　心音：リズム不整あり。心雑音（−）。
●腹部
　平坦・軟，腸蠕動音は正常範囲内。
　肋骨脊柱角叩打：表情変化なし。
●皮膚：異常所見なし。

●臨床推論
🅐：胸腹部に異常はありませんでした。あごの下のリンパ節が腫れているようです。もしかして，歯が原因ですか？
🅚：歯周炎やう歯の炎症が歯槽骨，顎骨，上顎洞などに波及する場合もあります。Bさんの場合，下顎の残存歯に炎症所見があって，顎下リンパ節が腫れているのでここが感染源の可能性があります。顎下リンパ節は，歯以外の組織，顔面・口腔・鼻腔・副鼻腔・舌・あご・口唇などの病変でも腫脹しますよ。

🅐：Bさんは，歯や舌の痛みで食事がとれなかったのかもしれないですね。義歯も合っていないようですし。いずれにしても歯科治療と口腔ケアが必要ですね。主治医に相談してみます。

【文献】
1) Ferrer R：Lymphadenopathy：differential diagnosis and evaluation, *American Family Physician*, 58 (6)：1313-1320, 1998.
2) Williamson HA Jr：Lymphadenopathy in a family practice：a descriptive study of 249 cases, *Journal of Family Practice*, 20 (5)：449-452, 1985.
3) Anthony PP, Knowles SA：Lymphadenopathy as a primary presenting sign：a clinic opathological study of 228 cases, *British journal of Surgery*, 70 (7)：412-414, 1983.
4) Tierney LM Jr, Henderson MC, 山内豊明監訳：聞く技術―答えは患者の中にある, 上巻, 日経BP社, 2006, p.83-90.
5) Bickley LS：B Bates' Guide to Physical Examination & History Taking, 9th ed, Lippincott Williams & Wilkins, 2004.

索 引

数／欧

4 killer chest pain　124
ABCD^2 スコア　50
ABPM　158
ACS　89
AIUEO TIPS　42
BPPV　88, 303, 304
CPSS　40
CRT　180
CTZ　84
CVA　87
GCS　18, 39
IBS　66, 250
IPSS　205
JCS　18, 39
jolt accentuation　47
MMT　48
NAVSEA　90
NRS　28
OABSS　205
obstructive 呼吸　24
OLDCARTS　14
OPQRST　14
Review of systems　15
ROS　15
SAMPLE 法　177
SIRS　215
snap diagnosis　3
SSNOOP　186
SSRI　66
TIA　235
VAS　28

あ

アイウエオチップス　42
赤ガラス試験　240
足踏み検査　310
圧痛覚　33
アトピー性皮膚炎　288
アナフィラキシー　289
アネロイド式血圧計　22
アルコール　124
アルツハイマー病　67
意識　17, 38
意識障害　38
意識レベル　17
萎縮　286
痛み　27
痛みの評価　28
一次性頭痛　186
一過性虚血発作　235
一過性高血圧　157
一発診断　3
溢流性尿失禁　201
いびき様音　113, 224
医療面接　12
イレウス　145
うつ　56
うっ滞性皮膚炎　288
うつ熱　25
うつ病　56
腕落下試験　49
壊死性筋膜炎　289, 316
嚥下困難　73
延長性排尿　201
嘔気　84
嘔吐　84
悪心　84
温覚　33
音声振盪　32, 112, 125

か

疥癬　288
咳嗽　104
外転神経麻痺　232
潰瘍　286
下顎呼吸　24
下顎反射　49
過活動膀胱症状質問票　205
踵落とし試験　97
踵脛試験　196
過換気症候群　65
拡張期血圧　21
過呼吸　24
かぜ症候群　65
家族歴　15
肩挙上試験　195, 309
滑車神経麻痺　232
褐色細胞腫　160
カーテン徴候　47, 80
カナダルール　299
痂皮　286
過敏性腸症候群　66, 145, 250
仮面高血圧　158
体性痛　249
カレン徴候　94
川崎病　290, 316
眼位　45
眼窩筋炎　232
眼窩底骨折　231
眼球運動　238
間欠熱　26
カンジダ感染症　288
乾性咳嗽　104
感染性胃腸炎　94
感染性心内膜炎　225, 289
陥没呼吸　24
関連痛　28, 249
既往歴　15
気管支音　112
気管支喘息　65
気管支肺胞音　112
気胸　125
起座呼吸　110
機能性胃腸症　66
機能性頭痛　186
ギャロップリズム　167
丘疹　286
急性咳嗽　104
急性冠症候群　89

急性下痢　143
急性動脈閉塞症　289
急性尿閉　202
急性腹痛　245
胸鎖乳突筋負荷試験　309
狭心症　65
胸痛　118
共同偏視　45
胸壁痛　118
胸膜痛　118
局所性リンパ節腫脹　315
虚血性心疾患　65
起立検査　310
筋性防御　96
緊張型頭痛　189
緊張性気胸　125, 127
クスマウル大呼吸　24
口すぼめ呼吸　110
クッシング症候群　160
グラスゴーコーマスケール　18, 38
グレイ・ターナー徴候　94
憩室炎　260
頸静脈圧　268
頸静脈圧の測定法　130
傾眠　17
稽留熱　26
下血　132
血圧　21
血圧計　22
血液分布異常型ショック　176
血液量減少性ショック　176
血管拡張　286
血管拡張性ショック　176
月経随伴性気胸　108
結節　286
血痰　113
血便　132
下痢　143
ケルニッヒ徴候　47
減呼吸　24

原発性アルドステロン症　160
現病歴　13
構音障害　47
口角挙上試験　195
後脛骨動脈　20
硬結　286
高血圧　157
高血圧患者　158
高血圧緊急症　158
高血圧症　65, 157
高血圧の基準値　157
交互脈　20
好酸球性血管浮腫　269
甲状腺眼症　232
甲状腺機能亢進症　66
甲状腺機能障害　66
甲状腺機能低下症　66
甲状腺の触診　222
叩打痛　34
口頭式評価スケール　28
紅斑　286
項部硬直　47
項部硬直　222
肛門周囲の触診　138
呼吸　23
呼吸音　269
呼吸補助筋　111
国際前立腺症状スコア　205
個人歴　15
鼓腸　255
昏睡　17
昏迷　17

さ

最小血圧　21
最大血圧　21
サマリー　15
残尿　201
シェーグレン症候群　290
視覚アナログ尺度　28

色素斑　286
脂質欠乏性皮膚炎　288
視診　31
弛張熱　26
湿性咳嗽　104
失調性呼吸　24
紫斑　286
シフティングダルネス　95
社会歴　15
視野検査　237
ジャパンコーマスケール　18, 38
縦隔痛　118
収縮期血圧　21
重症筋無力症　232
主訴　13
出血性ショック　133
漿液性痰　113
消化管出血　132
消化性潰瘍　66
症候性頭痛　186
猩紅熱　289
少呼吸　24
上室性不整脈　275
小児ストロフルス　288
触診　32
徐呼吸　24
触覚　32
ショック　174
ショックスコア　180
ショックの5P　175
除脳硬直　46
除皮質硬直　46
徐脈　19
徐脈性不整脈　275
脂漏性皮膚炎　288
心音　126
侵害受容器　27
心筋梗塞　65, 94
神経循環無力症　65
神経性咳嗽　65
神経性大食症　67

328

神経性無食欲症　67
腎血管性高血圧　160
心原性ショック　176
腎実質性高血圧　160
心室性不整脈　275
シンシナティ病院前脳卒中
　スケール　40
尋常性天疱瘡　290
心臓神経症　65
心電図モニター　281
振動覚　32
心拍数　18
じん麻疹　288
深部腱反射　49
心膜摩擦音　127
水銀血圧計　22
水痘　288
水疱　286
水泡音　113, 269
水疱性類天疱瘡　290
髄膜炎菌感染症　289
髄膜刺激症候　46, 196
数値評価スケール　28
筋性防御　256
スターリングの法則　261
頭痛　186
スティーブンス・ジョンソン症候群
　　289
ストレス　124
ストレス下高血圧　158
摂食障害　67
接触性皮膚炎　288
切迫性尿失禁　201
攻める問診　3
セロトニン症候群　68
遷延性咳嗽　104
遷延性排尿　201
再延性排尿　201
全身性エリテマトーデス　290
全身性炎症反応症候群　215
全身性リンパ節腫脹　315

選択的セロトニン再取り込み
　阻害薬　66
前庭神経炎　303
前立腺の触診　209
早朝高血圧　158
足背動脈　20
速脈　20

た

体温　25
体温計　25
対光反射　45
対座法　237
代償性ショック　175
帯状疱疹　288
大動脈縮窄症　160
多呼吸　24
打診　33
単眼性複視　230
単純ヘルペス　288
断続性ラ音　269
たんぱく尿　269
チアノーゼ　111
チェーン - ストークス呼吸　24
遅延性排尿　201
蓄尿障害　202
遅脈　20
注視眼振検査　310
虫垂炎　254
中枢性チアノーゼ　111
中枢性めまい　301
中毒性表皮壊死症　289
聴診　35
腸蠕動音　94, 254
腸閉塞　94
直腸の触診　138
痛覚　27
通過症候群　67
手足口病　289
低血圧性ショック　175

低体温　25
低容量性ショック　176
笛声音　113, 224
電子血圧計　22
伝染性紅斑　289
伝染性単核球症　289
伝染性軟属腫　289
伝染性膿痂疹　289
頭位変換眼振検査　310
動眼神経麻痺　231, 232, 240
瞳孔　45
瞳孔の大きさ　45
瞳孔不同　238
糖尿病　66
動脈解離　94
毒素性ショック症候群　289
特発性血小板減少性紫斑病　290
徒手筋力検査　48

な

内頸動脈解離　194
内臓痛　249
二次性高血圧　157, 160
二次性頭痛　186
24時間自由行動下血圧測定
　　157
尿失禁　202
尿排出障害　202
尿閉　201
熱型　26
ネフローゼ症候群　269
粘液性痰　113
捻髪音　113, 224
脳血管障害　67
囊腫　286
膿性痰　113
脳卒中後うつ　67
膿疱　286

は

敗血症　289
肺血栓塞栓症　127
バイタルサイン　16
排尿困難　201
排尿障害　201
排尿状態のQOLスコア　205
肺胞音　112
パーキンソン病　67
白衣高血圧　23, 158
白癬　288
波状熱　26
バセドウ病眼症　232
ばち指　111
発熱　25, 214
パニック障害　66
羽ばたき振戦　46
バレー試験　48, 309
半昏睡　17
反跳痛　97, 256
ビオー呼吸　24
比較的徐脈　225
比較的頻脈　225
膝落下試験　49
皮膚筋炎　290
鼻翼呼吸　24
びらん　286
昼間頻尿　201
頻呼吸　24
頻脈　19
頻脈性不整脈　275
フィジカルアセスメント　11
フィジカルイグザミネーション　15, 31
フィッシャー症候群　232
風疹　288
フェイススケール　28
腹圧性尿失禁　201
複合神経麻痺　232
副雑音　113, 269

複視　230
腹水　95
腹痛　245
副鼻腔炎　193
腹部9分割　253
腹壁反射　49
浮腫　261
不整脈　65, 273
ブドウ球菌性熱傷様皮膚症候群　289
不明熱　215
ブリンクマン指数　109, 266
ブルンベルグ徴候　97
ブロック　275
閉眼運動　195
閉塞性・拘束性ショック　176
ヘス検査　240
片頭痛　67, 189, 304
片側臥位呼吸　110
便秘　143
膨疹　286
泡沫性痰　113
発疹　285
本態性高血圧　157
奔馬調律　167

ま

麻疹　288
マックバーニー点　97
末梢性チアノーゼ　111
末梢性めまい　301
マーフィー徴候　97, 256
眉持ち上げ運動　195
マンシェット　22
マン試験　309
慢性咳嗽　104
慢性下痢　143
慢性呼吸不全　65
慢性腹痛　245
脈拍　18

脈拍数　19
無呼吸　24
迷路振盪症　303
メニエール病　303
めまい　301
メレナ　132
毛細血管再充満時間　180
問診　12

や・ら

夜間高血圧　158
夜間頻尿　201
薬疹　288
指鼻指試験　196
痒疹　288
ラ音　269
ラムゼイ・ハント症候群　289
ランツ圧痛点　97
リズムの異常　20
両眼性複視　230
良性発作性頭位　88
良性発作性頭位めまい症　303, 304
緑内障　89
臨床推論　2
鱗屑　286
リンパ節腫脹　315
リンパ節症　315
連続性ラ音　269
肋骨脊柱角　87
ロブシング徴候　225, 256
ロンベルグ試験　309

ナースが症状をマネジメントする！症状別アセスメント

2016年1月28日 第1版第1刷発行	定価（本体3,400円＋税）
2024年9月5日 第1版第3刷発行	

編　著　　塚本容子・石川倫子・福田広美Ⓒ　　　　　　　　　　＜検印省略＞

発行者　　亀井　淳

発行所　　株式会社メヂカルフレンド社

〒102-0073　東京都千代田区九段北3丁目2番4号
麹町郵便局私書箱48号　電話(03)3264-6611　振替00100-0-114708
https://www.medical-friend.jp

Printed in Japan　落丁・乱丁本はお取り替えいたします　　DTP／(株)広英社　印刷・製本／大日本印刷(株)
ISBN978-4-8392-1602-3　C3047　　　　　　　　　　　　　　　　　　　　　　　106094-093

●本書に掲載する著作物の著作権の一切〔複製権・上映権・翻訳権・譲渡権・公衆送信権（送信可能化権を含む）など〕は、すべて株式会社メヂカルフレンド社に帰属します。
●本書および掲載する著作物の一部あるいは全部を無断で転載したり、インターネットなどへ掲載したりすることは、株式会社メヂカルフレンド社の上記著作権を侵害することになりますので、行わないようお願いいたします。
●また、本書を無断で複製する行為（コピー、スキャン、デジタルデータ化など）および公衆送信する行為（ホームページの掲載やSNSへの投稿など）も、著作権を侵害する行為となります。
●学校教育上においても、著作権者である弊社の許可なく著作権法第35条（学校その他の教育機関における複製等）で必要と認められる範囲を超えた複製や公衆送信は、著作権法に違反することになりますので、行わないようお願いいたします。
●複写される場合はそのつど事前に弊社（編集部直通 TEL03-3264-6615）の許諾を得てください。